T0211358

Die geburtshilfliche Betreuung von Frauen mit Fluchterfahrung

Anne Kasper

Die geburtshilfliche Betreuung von Frauen mit Fluchterfahrung

Eine qualitative Untersuchung zum professionellen Handeln geburtshilflicher Akteur*innen

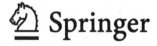 Springer

Anne Kasper
Lippstadt, Deutschland

Dissertation Universität Bielefeld, Bielefeld 2020

ISBN 978-3-658-33412-3   ISBN 978-3-658-33413-0 (eBook)
https://doi.org/10.1007/978-3-658-33413-0

Die Deutsche Nationalbibliothek verzeichnet diese Publikation in der Deutschen Nationalbibliografie; detaillierte bibliografische Daten sind im Internet über http://dnb.d-nb.de abrufbar.

Planung/Lektorat: Renate Scheddin
Springer ist ein Imprint der eingetragenen Gesellschaft Springer Fachmedien Wiesbaden GmbH und ist ein Teil von Springer Nature.
Die Anschrift der Gesellschaft ist: Abraham-Lincoln-Str. 46, 65189 Wiesbaden, Germany

Sie kamen für Kiwis und Bananen
Für Grundgesetz und freie Wahlen
Für Immobilien ohne Wert
Sie kamen für Udo Lindenberg
Für den VW mit sieben Sitzen
Für die schlechten Ossi-Witze
Kamen für Reisen um die Welt
Für Hartz IV und Begrüßungsgeld
Sie kamen für Besser-Wessi-Sprüche
Für die neue Einbauküche
Und genau für diesen Traum
Schnitt er Löcher in den Zaun

Ausschnitt des Songs
Sommer '89 (Er schnitt Löcher in den Zaun) von Kettcar
erschienen im August 2017

Danksagung

Die vorliegende Arbeit ist das Ergebnis eines langen sowie spannenden Forschungs- und Schreibprozesses, welcher durch viele Menschen begleitet und motiviert wurde. Deshalb möchte ich mich bei all jenen bedanken, ohne deren Unterstützung das Fertigstellen und das Gelingen dieser Arbeit nicht möglich gewesen wäre.

Insbesondere danke ich den Frauenärzt*innen und Hebammen – durch Ihre und Eure Interviewteilnahme sowie Offenheit gegenüber meinem Forschungsprojekt konnte diese Arbeit überhaupt entstehen.

Liebe Frau Kolip – ich danke Ihnen als Doktormutter für die Begleitung und die Förderung in den letzten Jahren. Ihre konstruktiven Anregungen sowie wertvollen Ideen waren mir stets eine Orientierung und bereicherten meinen Promotionsweg. Danke Ihnen für die Freiheiten und das Vertrauen, welche Sie mir entgegengebracht haben. Sie boten mir den optimalen Rahmen für mein Arbeiten und Denken.

Mein Dank gilt auch meinem Zweitbetreuer Herrn Meyer – Sie haben mein methodisches Denken entscheidend mitgeformt.

Viele Begegnungen und der Austausch mit unterschiedlichsten Menschen an der Universität Bielefeld und darüber hinaus haben meinen Promotionsalltag aufgewertet und mein Arbeiten inspiriert. Ich danke meinen Wegbegleiter*innen für die aufgeschlossene, engagierte und konstruktive Unterstützung, die inhaltlichen Ratschläge, die fachlichen Hilfestellungen, die praktischen Tipps und die zwischendurch durchaus willkommenen Ablenkungen!

Danke dem FlüGe-Kolleg – Bewaffnet mit einem White Café Mocca habe ich mit Euch so manches Meeting überstanden! Besonders danken möchte ich Sylvia, Lea, Anna, Eva, Victoria, Ines, Corinna und Phillip für unsere inhaltlichen sowie methodischen Auseinandersetzungen und unseren Zusammenhalt in schwierigen Zeiten!

Danke Euch Mädels von der AG 4 – Britta, Johanna, Katharina, Hannah, Zarah, Marina, Emily, Janna, Leyla und Julia – für die Kurzweil während der Mensa-Gänge und dem Kuchengenießen, aber auch für Eure Unterstützung bei der Ausreifung meiner Ideen, Eure Ermunterungen sowie Euer offenes Ohr bei meinen kleinen und großen Lebensereignissen der letzten Jahre.

Meine Familie hat mir in jeglicher Hinsicht die Grundsteine für meinen Weg gelegt und mich in diesem fortwährend und bedingungslos unterstützt!

Danke Mama und Papa – Ihr habt das Fundament für meine Zukunft gelegt und mir die Möglichkeiten gegeben, meinen Weg zu gehen. Durch den Einsatz innerhalb Eurer eigenen Biographie habt Ihr mir Türen geöffnet und mir somit die Freiheit gegeben, unbeschwert und selbstbestimmt zu leben, die Welt zu entdecken und meinen ganz eigenen Platz darin zu finden. Danke, dass Ihr an meiner Seite seid und mich zugleich alleine gehen lasst (auch wenn dies für Euch nicht immer leicht war)!

Mein größter Dank gilt meinem Steffen! Ich danke Dir von ganzem Herzen dafür, dass Du meinen Weg voller Begeisterung mit mir gehst. Dich an meiner Seite zu wissen, mit Deiner unendlichen Geduld und Nachsicht sowie bedingungslosen Unterstützung während aller Höhen und Tiefen meiner Promotionsphase und darüber hinaus, ist eines der wertvollsten Dinge in meinem Leben. Danke, dass Du mir den Rücken in herausfordernden Zeiten freihältst sowie mich stets daran erinnerst, das Leben abseits der Arbeit zu genießen!

Liebste Enna – Du bist mein Antrieb und Halt! Danke, dass Du mich stets in das Hier und Jetzt zurückholst und mich auf das Wesentliche besinnen lässt!

im August 2020

Anne Kasper
Lippstadt

Zusammenfassung

Weltweit sind im Jahr 2019 knapp 80 Millionen Menschen auf der Flucht. Dabei ist etwa ein Drittel der in Deutschland schutzsuchenden Menschen weiblich. Circa die Hälfte dieser Frauen befindet sich im gebärfähigen Alter. Frauen mit Fluchterfahrung in der Phase des Mutterwerdens weisen aufgrund ihrer Schwangerschaft einen erhöhten gesundheitlichen Versorgungsbedarf auf. Erfahrungen und Erlebnisse im Zusammenhang mit der Flucht können eine zusätzliche physische und psychosoziale Belastung in dieser Lebensphase darstellen. Geburtshilfliche Akteur*innen unterstützen durch professionelles Handeln die physiologischen Prozesse des Mutterwerdens, um einen komplikationslosen Übergang zur Mutterschaft zu ermöglichen. Der Handlungsmodus des professionellen Handelns in der geburtshilflichen Betreuung beschreibt wiederum die Problemdefinition (Erfassen der Bedarfe und Bedürfnisse der Frau) und die Problembewältigung (Erreichen der gewünschten Zielsituation) unter Berücksichtigung der individuellen Situation der Frau. Das Ziel des Dissertationsprojektes ist es, die Gestaltung der geburtshilflichen Betreuung von Frauen mit Fluchterfahrung zu verdeutlichen sowie das professionelle Handeln geburtshilflicher Akteur*innen zu untersuchen.

Geburtshilfliche Akteur*innen, Frauenärzt*innen und (Familien-)Hebammen, wurden hierzu als Expert*innen der geburtshilflichen Versorgung mittels leitfadengestützter Interviews nach ihrer Problemperspektive zur Betreuung von Frauen mit Fluchterfahrung befragt. Die Beschreibungen zum Arbeits- und Betreuungskontext sowie das Handeln in jenen Situationen wurde mittels inhaltlich strukturierender qualitativer Inhaltsanalyse nach Kuckartz ausgewertet.

Insgesamt wurden 31 geburtshilfliche Akteur*innen zu ihren Erfahrungen und Erlebnissen in der Betreuung von Frauen mit Fluchterfahrung befragt. Die geburtshilflichen Akteur*innen sehen drei wesentliche Besonderheiten, die

die Gestaltung der geburtshilflichen Betreuung von Frauen mit Fluchterfahrung bedingen:

1.) Spezifika der Betreuungssituation aufgrund der Fluchterfahrung und individuellen Problemkonstellation der Frauen. Die Bedarfe und Bedürfnisse der Frauen mit Fluchterfahrung in der Phase des Mutterwerdens ähneln denen der Frauen ohne Fluchterfahrung, allerdings beobachten befragte geburtshilfliche Akteur*innen, dass ein Mehrbedarf an psychosozialer Betreuung besteht, um psychosomatischen Auswirkungen zu begegnen.

2.) Die andersartige Arbeitssituation sowie herausfordernde Arbeitsbedingungen im Umfeld von Frauen mit Fluchterfahrung. Diese nehmen Einfluss auf den Handlungs- und Verantwortungsbereich sowie die Interaktionsmuster in der geburtshilflichen Betreuung.

3.) Herausforderungen und Probleme in der Kommunikation zwischen geburtshilflichen Akteur*innen und Frauen mit Fluchterfahrung. So beeinflussen auch Schwierigkeiten in der Kommunikation den Handlungs- und Verantwortungsbereich der geburtshilflichen Akteur*innen sowie die Interaktionsmuster mit der Frau.

Die befragten geburtshilflichen Akteur*innen reagieren mit Anpassungen in ihrem Handeln gegenüber Frauen mit Fluchterfahrung, welche das Modifizieren, das Aufrechterhalten und das Unterlassen allgemein etablierter Handlungen umfassen.

Im Handeln der geburtshilflichen Akteur*innen gegenüber Frauen mit Fluchterfahrung sind Elemente und Konzepte des professionellen Handelns erkennbar. Die empirischen Ergebnisse zeigen darüber hinaus zusätzliche Aspekte, die in einen Vorschlag zur Theorieerweiterung eingearbeitet wurden. Schließlich konnten auf Basis der Ergebnisdiskussion vor dem wissenschaftlichen und theoretischen Hintergrund Handlungsempfehlungen für geburtshilfliche Akteur*innen in der Betreuung von Frauen mit Fluchterfahrung abgeleitet werden. Diese richten sich an die persönlichen Anforderungen der geburtshilflichen Akteur*innen, allgemeine Prinzipien in der geburtshilflichen Betreuung und Strukturen der geburtshilflichen Versorgung.

Abstract

In 2019 there are almost 80 million refugees worldwide. About one third of refugees seeking asylum in Germany are female. About half of these women are of childbearing age. Women who are fleeing during the perinatal period have an increased need for health care due to pregnancy. Experiences in connection with fleeing the country of origin add to the physical and psycho-social burden at this stage in life. Maternal health care providers support the physiological processes of becoming a mother by professional actions in order to facilitate an uncomplicated transition to motherhood. The mode of professional action in maternal health care describes the problem definition (needs and demands of the woman) and problem solving (attain the desired situation) taking into account the individual context of the woman. The aim of the research project is to explain the establishment of maternal health care for refugee women and to examine the professional actions of maternal health care providers.

Maternal health care providers, gynecologists and midwives, were interviewed as experts in maternal health care and asked about their perspective on the problems of caring for refugee women. The descriptions of the workplace, care context and their actions regarding refugee women were analyzed following the standards of content-structuring qualitative text analysis by Kuckartz.

A total of 31 maternal health care providers were interviewed about their experiences in the care of refugee women. The maternal health care providers identified three essential characteristics, which determine the establishment of the maternal health care of refugee women:

1.) Specifics of the care situation due to the flight experience and individual problem constellation of women. The needs and demands of refugee women

when becoming mothers are similar to those of non-refugee women, howe-
ver, the interviewed maternal health care providers observed that there is an
increased need for psycho-social care in order to counteract psychosomatic
effects.

2.) The different workplace as well as challenging working conditions with refugee women. These have an impact on the scope of actions and responsibilities
as well as the patterns of interaction in maternal health care.

3.) Challenges and problems in communication between maternal health care
providers and refugee women. Difficulties in communication influence the
scope of actions and responsibilities of maternal health care providers and the
patterns of interaction with the woman additionally.

The interviewed maternal health care providers react with adjustments in their
actions towards refugee women, which include modifying, maintaining and
reducing general actions.

Elements and concepts of Professional Action Theory are identifiable in the
conducts and actions of the maternal health care providers towards refugee
women. The empirical results also show additional aspects which have been incor-
porated in the proposal for theory derivation. Finally, based on the discussion of
results as well as the scientific and theoretical background, recommendations and
guidelines for action in maternal health care were generated for maternal health
care providers in the care of refugee women. These recommendations are directed
at the personal requirements of maternal health care providers, general principles
as well as structures of maternal health care.

Inhaltverzeichnis

Abkürzungsverzeichnis

AKF	Arbeitskreis Frauengesundheit in Medizin, Psychotherapie und Gesellschaft
APA	American Psychological Association – Amerikanische Gesellschaft für Psychologie
BAMF	Bundesamt für Migration und Flüchtlinge
BMG	Bundesministerium für Gesundheit
BPtK	Bundespsychotherapeutenkammer
BVF	Berufsverband der Frauenärzte
CASP	Critical Appraisal Skills Programme
CK	Cervikalkanal/Gebärmutterhals
CTG	Cardiotokographie/Herztonwehenschreiber
DGGG	Deutsche Gesellschaft für Gynäkologie und Geburtshilfe
DGHWi	Deutsche Gesellschaft für Hebammenwissenschaft
DGPH	Deutsche Gesellschaft für Public Health
DHV	Deutscher Hebammenverband
eGKA	elektronische Gesundheitskarte für Asylbewerber*innen
EU	Europäische Union
GBA	Gemeinsamer Bundesausschuss
GBCOG	German Board and College of Obstetrics and Gynecology
GG	Grundgesetz der Bundesrepublik Deutschland
HebG	Hebammengesetz
IAWG	Inter-agency Working Group on Reproductive Health in Crises – Übergreifende Arbeitsgruppe zur reproduktiven Gesundheit in Krisensituationen
ICM	International Confederation of Midwives – Internationaler Hebammenverband

IGeL	Individuelle Gesundheitsleistungen
IOM	International Organization for Migration – Internationale Organisation für Migration
IPFCC	Institute for Patient- and Family-Centered Care – Institut für patient*innen- und familienzentrierte Pflege
ITN	Intubationsnarkose
MDS	Medizinischer Dienst des Spitzenverbandes Bund der Krankenkassen
MGEPA	Ministerium für Gesundheit Emanzipation Pflege und Alter des Landes Nordrhein-Westfalen
NZFH	Nationales Zentrum Frühe Hilfen
OECD	Organisation for Economic Co-operation and Development – Organisation für wirtschaftliche Zusammenarbeit und Entwicklung
PDA	Periduralanästhesie
PTBS	posttraumatische Belastungsstörung
QUAG	Gesellschaft für Qualität in der außerklinischen Geburtshilfe
SGB V	Sozialgesetzbuch Fünf
SPA	Spinalanästhesie
UN	United Nations – Vereinte Nationen
UNFPA	United Nations Population Fund – Bevölkerungsfonds der Vereinten Nationen
UNHCR	United Nations Refugee Agency – Flüchtlingshilfswerk der Vereinten Nationen
WHO	World Health Organization – Weltgesundheitsorganisation
WRC	Women's Refugee Commission – Frauen-Flüchtlingskommission

Abbildungsverzeichnis

Tabellenverzeichnis

Einleitung

Nach Angaben des Flüchtlingshilfswerks der Vereinten Nationen (UNHCR) sind im Jahr 2019 weltweit knapp 80 Millionen Menschen innerhalb des eigenen Landes oder über Staatsgrenzen hinweg auf der Flucht. Der überwiegende Anteil der Menschen mit Fluchterfahrung stammt aus nur wenigen Ländern der Erde: Syrien, Venezuela, Afghanistan, Süd-Sudan und Myanmar. Die Fluchtursachen sind häufig in kriegerischen Auseinandersetzungen begründet. Außerdem zwingen Verfolgung und Diskriminierung, aber auch wirtschaftliche Umstände und die daraus resultierenden persönlichen Lebensbedingungen, Menschen dazu, in einem anderen Land Schutz zu suchen (Brücker, Rother & Schupp, 2016; United Nations High Commissioner for Refugees (UNHCR), 2020). Etwa ein Drittel der in Deutschland schutzsuchenden Menschen mit Fluchterfahrung sind weiblich (Bundesamt für Migration und Flüchtlinge (BAMF), 2016, 2017, 2018, 2019a, 2020).

Wie viele Frauen sich während der Phase des Mutterwerdens von der Schwangerschaft über die Geburt bis hin zum Wochenbett auf der Flucht befinden, ist nicht präzise untersucht bzw. es existieren keine Daten oder Statistiken. Beobachtungen einer Erkundungsmission der United Nations Refugee Agency (UNHCR), des United Nations Population Fund (UNFPA) und der Women's Refugee Commission (WRC) unter anderem in Griechenland Ende 2015 berichten von einem hohen Anteil von Frauen in der Phase des Mutterwerdens unter Geflüchteten, darunter Frauen mit bereits weit fortgeschrittenen Schwangerschaften sowie stillende Mütter, die den schwierigen und gefährlichen Weg auf sich nehmen (United Nations Refugee Agency, United Nations Population Fund & Women's Refugee Commission, 2016). Dabei weisen Frauen mit Fluchterfahrung in der Phase des Mutterwerdens nicht nur aufgrund der Schwangerschaft, der Geburt oder der Wochenbettzeit einen besonderen Versorgungsbedarf auf.

A. Kasper, *Die geburtshilfliche Betreuung von Frauen mit Fluchterfahrung*, https://doi.org/10.1007/978-3-658-33413-0_1

Erfahrungen und Erlebnisse im Zusammenhang mit dem Fluchtprozess können eine zusätzliche physische und psychosoziale Belastung in Lebensphase darstellen (Bundespsychotherapeutenkammer (BPtK), 2015; Schouler-Ocak & Kurmeyer, 2017).

Das Europäische Parlament fordert einen uneingeschränkten Zugang zur geburtshilflichen Versorgung für Frauen mit Fluchterfahrung in der Phase des Mutterwerdens und damit einhergehend auch die Bereitstellung entsprechender Ressourcen durch die europäischen Staaten (Europäisches Parlament, 2016). So wird auch Frauen mit Fluchterfahrung in Deutschland die pflegerische und ärztliche Betreuung sowie Hebammenhilfe vor und nach der Geburt nach dem Asylbewerberleistungsgesetz (AsylbLG) gewährt (§4 AsylbLG). Formell haben Frauen mit Fluchterfahrung damit den gleichen Zugang und Leistungsanspruch zur geburtshilflichen Betreuung in Deutschland wie einheimische Frauen. Die Akteur*innen der geburtshilflichen Versorgung (vorrangig Frauenärzt*innen und Hebammen) unterstützen die physiologischen Prozesse des Mutterwerdens, um einen komplikationslosen Übergang zur Mutterschaft zu ermöglichen. Die geburtshilfliche Versorgung umfasst dabei die medizinische Betreuung und berücksichtigt die psychosozialen sowie emotionalen Bedürfnisse der Frauen (Arbeitskreis Frauengesundheit in Medizin Psychotherapie und Gesellschaft e. V. (AKF), 2016; Bundesministerium für Gesundheit (BMG), 2017; Gemeinsamer Bundesausschuss (GBA), 2016).

Diverse Forschungsergebnisse und weitere Informationsquellen stellen übereinstimmend fest, dass die Datenlage rund um die Gesundheit und Versorgung von Frauen mit Fluchterfahrung in der Phase des Mutterwerdens in Deutschland ungenügend ist (Biddle & Bozorgmehr, 2019; Bozorgmehr et al., 2016; Bozorgmehr, Nöst, Thaiss & Razum, 2016; pro familia Bundesverband, 2018a, 2018b). Eine systematische Übersicht empirischer Studien über den Zeitraum von 1990–2014 ermittelt, dass in Deutschland keine Studien zum Gesundheitszustand oder zur geburtshilflichen Versorgung von Frauen mit Fluchterfahrung existieren (Bozorgmehr et al., 2016). Auch das *Fachdialognetz für schwangere, geflüchtete Frauen* des pro familia Bundesverbandes registriert grundlegende Forschungslücken zur gesundheitlichen (Versorgungs-)Situation von Frauen mit Fluchterfahrung in der Phase des Mutterwerdens in Deutschland (pro familia Bundesverband, 2018a, 2018b). Darüber hinaus zeigt eine Bestandsaufnahme der Gesundheitsämter in Deutschland auf, dass identifizierte Bedarfe insbesondere bei schwangeren Frauen in Erstaufnahmeeinrichtungen nicht berücksichtigt werden können (Bozorgmehr et al., 2016).

Lediglich ab 2018 untersuchen wenige Studien die gesundheitliche (Versorgungs-)Situation von Frauen mit Fluchterfahrung in Deutschland. So befragten Gewalt et al. asylsuchende Schwangere und junge Mütter in Erstaufnahmeeinrichtungen in Deutschland zu ihren Erlebnissen und Bedürfnissen (Gewalt, Berger, Szecsenyi & Bozorgmehr, 2019; Gewalt, Berger, Ziegler, Szecsenyi & Bozorgmehr, 2018). Sie stellen materielle und psychosoziale Beeinträchtigungen bei Frauen mit Fluchterfahrung fest. Hierzu zählen sie bspw. unsichere Zukunftsaussichten, inadäquate Unterbringungs- und Wohnsituationen sowie ungünstige Ernährungsformen. Diese Beeinträchtigungen wirken sich negativ auf die Gesundheit und das Wohlbefinden der Frauen aus. Überdies messen Gewalt et al. der professionellen Unterstützung von Frauen mit Fluchterfahrung durch geburtshilfliche Akteur*innen zum Abbau von psychischen Belastungen eine relevante Bedeutung bei (Gewalt et al., 2019, 2018). Auch die Bestandsaufnahme des pro-familia-Projektes *Fachdialognetz für schwangere geflüchtete Frauen* betont die Besonderheiten der physischen und psychischen Belastung von Frauen mit Fluchterfahrung und nennt hier stellvertretend laufende Asylverfahren, unzureichende Wohnverhältnisse sowie Erlebnisse und Erfahrungen der Frauen im Herkunftsland oder auf der Flucht (pro familia Bundesverband, 2018a, 2018b). Zudem stellte das Projekt fest, dass trotz der formellen Zugangsberechtigung und des Leistungsanspruches zur geburtshilflichen Versorgung Frauen mit Fluchterfahrung eher zufällig geburtshilfliche Betreuung erfahren. In der Regelversorgung treffen Frauen mit Fluchterfahrung auf unterschiedliche Barrieren, beginnend bei dem unzureichenden Zurechtfinden im Gesundheitssystem bis hin zu Kommunikationsproblemen mit den geburtshilflichen Akteur*innen in der geburtshilflichen Betreuung. Die Arbeitsgruppe des pro-familia-Projektes schließt, dass es spezieller Betreuungskonzepte bedarf, um bestehende informelle Zugangsbarrieren zur Regelversorgung abzubauen. Zudem seien ergänzende Angebote sowie Initiativen, die bereits bestehen, zu identifizieren oder, falls nicht, zu etablieren, um diese für Frauen mit Fluchterfahrung zugänglich und nutzbar zu machen. Dies verlangt einen differenzierten Blick auf Frauen mit Fluchterfahrung, da es sich bzgl. der Herkunft, der Aufenthaltsdauer, des Aufenthaltsstatus, der Sprachkenntnisse oder des sozioökonomischen Status um eine sehr heterogene Gruppe handelt (pro familia Bundesverband, 2018a, 2018b, 2019).

Forschungsgegenstand

Eine Schwangerschaft und die Zeit danach mit dem Kind erfordern eine gezielte Versorgung, Betreuung und Begleitung – so auch bei Frauen mit Fluchterfahrung. Darüber hinaus weisen Frauen mit Fluchterfahrung aufgrund ihrer Erfahrungen und Erlebnisse im Zusammenhang mit der Flucht eine besondere körperliche sowie psychosoziale Belastung auf. Aus den bisherigen Einschätzungen und Erkenntnissen zu Frauen mit Fluchterfahrung in der Phase des

Mutterwerdens lässt sich eine Vulnerabilität der Frauen ableiten. Sie sind aufgrund ihrer Situation und der fluchtgebundenen Rahmenbedingungen (Prä-, Peri- und Postfluchtfaktoren) anfällig für Risiken und Komplikationen rund um die Schwangerschaft, die Geburt und das Wochenbett. Es ist unklar, wie geburtshilfliche Akteur*innen in Deutschland auf diese Umstände reagieren: Wie betreuen sie Frauen mit Fluchterfahrung in der Phase des Mutterwerdens? Wie berücksichtigen sie die Mehrfachbelastung von Frauen mit Fluchterfahrung, wenn Schwangerschaft und Flucht zusammentreffen? Eine differenzierte Betrachtung und Analyse der geburtshilflichen Versorgungssituation und -praxis der geburtshilflichen Akteur*innen gegenüber Frauen mit Fluchterfahrung in Deutschland ist Gegenstand des vorliegenden Dissertationsprojekts.

Die Betrachtung und Untersuchung der gesundheitlichen sowie geburtshilflichen (Versorgungs-)Situation von vulnerablen Subpopulationen ist Gegenstand und Praxis von Public Health (Deutsche Gesellschaft für Public Health (DGPH), 2020; Winslow, 1920). Das erklärte Ziel von Public-Health-Maßnahmen ist die Gesunderhaltung, Förderung von Gesundheit, Verbesserung der gesundheitlichen Lage und die Vermeidung von Krankheit in der Bevölkerung (Franzkowiak, 2018). Parallel gilt es, Ungleichheiten innerhalb einer Bevölkerung bzw. unter Subpopulationen zu vermindern und Ressourcen Einzelner zu stärken (Franzkowiak, 2018). Aktivitäten, die die Public-Health-Disziplin hier einsetzt, sind unter anderem die Gestaltung des Gesundheitssystems bzw. der Versorgungspraxis, z. B. durch eine Verbesserung des Zugangs zu Gesundheitsangeboten oder die bedarfs- und bedürfnisorientierte Versorgung auf der Mikroebene (Franzkowiak, 2018). Somit bewegt sich das vorliegende Dissertationsprojekt in einem Public-Health-relevanten Bereich, wenn die Versorgungssituation und -praxis von geburtshilflichen Akteur*innen gegenüber Frauen mit Fluchterfahrung in der Phase des Mutterwerdens untersucht werden, um daraus Erkenntnisse sowie Implikationen für die geburtshilfliche Versorgung und Betreuung abzuleiten.

Da geburtshilfliche Akteur*innen in ihrem Berufsalltag vor dem Hintergrund der jüngsten und gegenwärtigen Fluchtbewegungen auch Frauen mit Fluchterfahrung betreuen, stellt sich die Frage, wie die spezifischen Betreuungssituationen in der Realität gestaltet werden. Das Dissertationsprojekt greift bestehende Forschungslücken auf und soll explizit das Handeln der geburtshilflichen Akteur*innen in der Betreuung von Frauen mit Fluchterfahrung ergründen. Die spezifische Problemkonstellation von Frauen mit Fluchterfahrung – der Umstand der Schwangerschaft und mögliche Beeinträchtigungen aufgrund der Fluchterfahrungen treffen aufeinander – gibt Anlass, die Bedingungen der Betreuungssituation näher zu erforschen. Zudem ist das konkrete Versorgungsgeschehen im Kontext von Frauen mit Fluchterfahrung bisher kaum erforscht. Das Dissertationsprojekt untersucht die Versorgungspraxis geburtshilflicher Akteur*innen im Kontext der qualitativen Versorgungsforschung. So hat die *Versorgungsforschung* die gesundheitliche bzw. krankheitsbezogene Versorgung zum Forschungsgegenstand, insbesondere die Beobachtung, die Analyse, die Bewertung und die Weiterentwicklung von Versorgungssituationen, -hintergründen und -problemen im gesundheitlichen Kontext (Karbach et al., 2012; Meyer et al., 2012; Stamer et al., 2015). Neben unterschiedlicher Perspektiven (z. B. der Akteur*innen) werden in der Versorgungsforschung auch zugrundeliegende Komplexitäten (z. B. Versorgungsbedarfe und -bedürfnisse) und bedingende Faktoren (z. B. Zugangsbarrieren) der Versorgung berücksichtigt, um hierdurch Veränderungspotentiale aufzuzeigen (Karbach et al., 2012; Meyer et al., 2012; Stamer et al., 2015). Die *qualitative* Versorgungsforschung dient unter anderem der Analyse und Rekonstruktion subjektiver Vorstellungen und Handlungsorientierungen relevanter Akteur*innen in der Gesundheitsversorgung und zeigt Interaktionen z. B. zwischen Akteur*innen und Patient*innen sowie deren Auswirkungen in der Praxis auf (Stamer et al., 2015). Das vorliegende Dissertationsprojekt zur geburtshilflichen Betreuung von Frauen mit Fluchterfahrung möchte im Rahmen der qualitativen Versorgungsforschung einen Beitrag dazu leisten, das Forschungsdesiderat zu schließen und die Versorgungspraxis von geburtshilflichen Akteur*Innen gegenüber Frauen mit Fluchterfahrung zu verdeutlichen. Aus der Perspektive der geburtshilflichen Akteur*innen wird die geburtshilfliche Versorgungspraxis von Frauen mit Fluchterfahrung in Deutschland untersucht. Dabei sollen Herausforderungen und Lösungsansätze, die sich für geburtshilfliche Akteur*innen in der Betreuung von Frauen mit Fluchterfahrung ergeben, erläutert werden. Durch das Identifizieren von Herausforderungen und bereits erarbeiteter Lösungsansätze für eine effektive Betreuung können Empfehlungen für die Versorgung von Frauen mit Fluchterfahrung in der Phase des Mutterwerdens formuliert und (weiter-)entwickelt werden.

Aufbau der Arbeit
Nach der kurzen Einführung in das Dissertationsprojekt und der Darlegung des Forschungs- und Erkenntnisinteresses werden der Hintergrund des Forschungsgegenstandes aufgespannt und Anregungen bzw. Motivationen für das vorliegende Erkenntnisinteresse offengelegt. Das Kapitel 2 erläutert hierzu zunächst die jüngsten Flucht- und Migrationsbewegungen nach Deutschland sowie Einblicke in die gesundheitliche Situation und Gesundheitsversorgung von Frauen mit Fluchterfahrung. Das Kapitel 3 führt nachfolgend in das geburtshilfliche Versorgungssystem Deutschlands ein und ordnet den geburtshilflichen Akteur*innen

Aufgaben und Zuständigkeiten zu. Ferner werden Strukturen und Betreuungskonzepte der geburtshilflichen Versorgung veranschaulicht. Diese Grundlagenkapitel ermöglichen es auf der einen Seite, die aktuellen Entwicklungen und Umstände zum Flucht- und Migrationsgeschehen zu erfassen, und auf der anderen Seite, das geburtshilfliche Versorgungssystem in Deutschland zu erschließen. Das Kapitel 4 verknüpft die erläuterten Hintergründe und Betrachtungen der vorangegangenen Kapitel miteinander und erweitert diese, indem Erkenntnisse zur geburtshilflichen Versorgung von Frauen mit Fluchterfahrung zusammengetragen werden (Kapitel 4). Neben formalen Ansprüchen werden Beeinträchtigungen und Konzepte in der Betreuung von Frauen bzw. Menschen mit Fluchterfahrung veranschaulicht. Das Kapitel 5 präsentiert den internationalen Forschungsstand zur Gestaltung der geburtshilflichen Betreuung von Frauen mit Flucht- bzw. Migrationserfahrung. Hierin werden das Wissensspektrum zum Interessensgegenstand dargelegt und weiterführende Forschungslücken aufgedeckt, sodass das Erkenntnisinteresse des Dissertationsprojektes zusätzlich begründet werden kann. Die Darstellung der bisherigen empirischen Beobachtungen und Erkenntnisse (Kapitel 2 – Kapitel 5) inspirieren zum einen die Forschungsfrage und heben zum anderen die Bedeutung der Untersuchung bzw. Klärung der Forschungsfrage hervor.

Eine theoretische Rahmung des Projekts bietet das Kapitel 6, welches das professionelle Handeln im Allgemeinen erläutert und jene theoretischen Zusammenhänge zum Handeln mit dem Handeln der geburtshilflichen Akteur*innen verbindet. Die Theorie des professionellen Handelns liefert zudem Impulse für die Forschungsfrage und betont die Relevanz der Thematik aus der theoretischen Perspektive.

Das Kapitel 7 spezifiziert auf der Grundlage des Hintergrundes, des Forschungsstandes und der theoretischen Ausführungen die Fragestellung, die dem Dissertationsprojekt zugrunde liegt und durch die anschließende empirische Untersuchung beantwortet werden soll.

In Kapitel 8 wird das methodische Vorgehen umfassend dargestellt, indem die Datenerhebungsmethode des Expert*innen-Interviews und das Analyseverfahren der qualitativen Inhaltsanalyse offengelegt und begründet werden. Das Kapitel 9 präsentiert ausführlich die empirischen Ergebnisse des Dissertationsprojektes und orientiert sich dabei an den vier identifizierten Themenfeldern „Selbstverständnis der geburtshilflichen Akteur*innen in der Betreuung von Frauen mit Fluchterfahrung", „Kontexte und Rahmenbedingungen in der Betreuung von Frauen mit Fluchterfahrung", „Arbeitsbündnis zwischen geburtshilflichen Akteur*innen und Frauen mit Fluchterfahrung" sowie „Versorgungspraxis in der Betreuung von Frauen mit Fluchterfahrung". Diese Ergebnisse werden schließlich in Kapitel 10 vor dem wissenschaftlichen Hintergrund diskutiert und an die Theorie des professionellen Handelns angebunden. Außerdem werden Handlungsempfehlungen formuliert sowie das methodische Vorgehen reflektiert. Das Fazit fasst die Ergebnisse des Dissertationsprojekts sowie deren Diskussion zusammen und gibt einen Ausblick zu forschungsbezogenen und anwendungsbezogenen Implikationen.

In der Ausformulierung dieser Arbeit werden im Rahmen der geschlechter- und gendergerechten Sprache geschlechtsneutrale Begriffe oder der Gender-Stern verwendet. Der Gender-Stern verdeutlicht als Platzhalter weitere denkbare Geschlechter bzw. Geschlechtsidentitäten und ermöglicht eine Gleichbehandlung, indem auch Personen berücksichtigt werden, die sich im zweigeschlechtlichen System nicht wiederfinden.

Dieser Arbeit zugrundeliegende zentrale Begrifflichkeiten und Terminologien sind

- Frauen in der Phase des Mutterwerdens,
- geburtshilfliche Akteur*innen,
- geburtshilfliche Betreuung,
- geburtshilfliche Versorgung,
- Menschen bzw. Frauen mit Fluchterfahrung und
- professionelles Handeln.

Diese werden sowohl im Text eingeführt und erläutert als auch in einem Glossar zusammengefasst.[1]

---

[1]Das Glossar mit zentralen Begriffen und Terminologien befindet sich auf Seite 231.

Migration und Flucht

2

In der jüngeren Vergangenheit ist weltweit ein Anstieg der Menschen auf der Flucht zu beobachten. Im Jahr 2015 ist die Zahl der Menschen auf der Flucht weltweit auf über 63 Millionen Menschen gestiegen (UNHCR, 2016, 2017). Ende 2019 lag die Zahl bereits bei knapp 80 Millionen. Davon haben 26 Millionen Menschen ihr Herkunftsland verlassen und Schutz in einem anderen Land gesucht (UNHCR, 2020). Mit 16,6 Millionen Menschen stammt der überwiegende Anteil aller Menschen mit Fluchterfahrung aus nur wenigen Ländern der Erde: Syrien (6,6 Millionen Menschen), Venezuela (3,7 Millionen Menschen), Afghanistan (2,7 Millionen Menschen), Süd-Sudan (2,2 Millionen Menschen) und Myanmar (1,1 Millionen Menschen) (UNHCR, 2020). Die Fluchtursachen sind in verschiedenen Konfliktsituationen bzw. kriegerischen Auseinandersetzungen begründet (UNHCR, 2016, 2017, 2018, 2019, 2020). Ferner zwingen Verfolgung und Diskriminierung, aber auch die allgemeine wirtschaftliche Situation und die daraus resultierenden persönlichen Lebensbedingungen Menschen dazu, in einem anderen Land Schutz zu suchen (Brücker et al., 2016). Als ergänzende geschlechtsspezifische Fluchtursachen für Mädchen und Frauen spielen die drohende bzw. vollzogene Zwangsverheiratung oder Zwangsprostitution (Menschenhandel), aber auch die weibliche Genitalverstümmelung eine Rolle bei der Fluchtmigration (Binder & Tosic, 2003; Parusel, 2009; Wiese-Batista Pinto & Burhorst, 2007).

Von Ende 2015 bis zum Ende des Jahres 2016 sind sowohl in Europa als auch in Deutschland vermehrt schutzsuchende Menschen mit Fluchterfahrung registriert worden. In Europa stellt Deutschland das aufnahmestärkste Land für Menschen mit Fluchterfahrung dar (UNHCR, 2019). In dem Zeitraum zwischen 2015 bis 2020 sind in Deutschland über 1,6 Millionen Asylanträge gestellt worden (BAMF, 2016, 2017, 2018, 2019a, 2020) (siehe dazu auch die Abbildung

2.1). Die Mehrzahl jener Asylanträge stammt von Menschen aus Syrien, Irak, Afghanistan, Iran, Eritrea, Nigeria, Somalia und Osteuropa (Albanien, Serbien) (BAMF, 2016, 2017, 2018, 2019a, 2020).

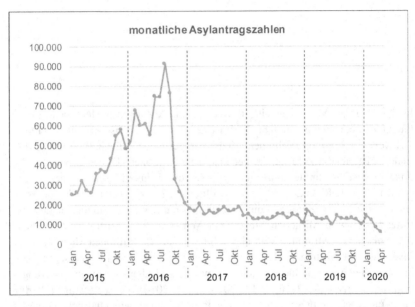

Abbildung 2.1 Monatliche Asylantragszahlen in Deutschland im Vergleich (eigene Darstellung; Quelle: BAMF, 2016, 2017, 2018, 2019a, 2020)

2.1 Flucht als Form der Migration

Die Migration umfasst jegliche Form der räumlichen Mobilität. So definiert die Internationale Organisation für Migration (IOM) Migrant*innen wie folgt:

> Personen, die sich von ihrem gewöhnlichen Wohnort, sei es innerhalb eines Landes oder über eine internationale Grenze hinweg, vorübergehend oder dauerhaft und aus verschiedenen Gründen entfernen (International Organization for Migration (IOM), 2019, S. 132 f.).

Eine Form der Migration ist die Zwangsmigration bzw. Flucht, bei welcher Menschen ihre Herkunft aufgrund einer Notlage respektive Zwang verlassen. Die Ursache, die letztlich zur Migrationsentscheidung und damit zur Flucht führt, stellt eine komplexe Situation dar, die von dem subjektiven Empfinden einer Notsituation bis hin zu einer objektiv erfassbaren Notlage wie beispielsweise Krieg und Verfolgung reichen kann. Infolgedessen können sowohl kriegerische Konflikte als auch ökonomische und soziale sowie ökologische Beweggründe für die individuelle Fluchtmigration ausschlaggebend sein.

Menschen mit Fluchterfahrung sind demnach eine besondere Kategorie von Migrant*innen, die aufgrund externer Faktoren zur Flucht aus ihrem Herkunftsland gezwungen werden. Die Genfer Flüchtlingskonvention definiert Menschen mit Fluchterfahrung als Flüchtlinge, „[…] die aus begründeter Angst vor Verfolgung aufgrund ihrer Rasse, Glaubenszugehörigkeit, politischen Überzeugung, Zugehörigkeit zu einer sozialen Gruppe oder Nationalität ihr Herkunftsland verlassen und in einem anderen Land Schutz sowie Zuflucht suchen" (UNHCR, 1951, Art. 1 Abs. 2). Diese enge Definition eines Flüchtlings umfasst nicht alle Zwangslagen, die einen Menschen zur Flucht zwingen können. So sind beispielsweise ökonomische und ökologische Notlagen nicht berücksichtigt. Das Flüchtlingshilfswerk der Vereinten Nationen versucht in einem aktuelleren Ansatz, alle Menschen mit Fluchterfahrung – Flüchtlinge, Geflüchtete, Asylsuchende, Staatenlose und andere – in der Kategorie „persons of concern" zusammenzufassen (UNHCR, 2019). Hierdurch wird versucht, die zahlreichen Bezeichnungen und damit einhergehende Definitionen für Menschen mit Fluchterfahrung gleichermaßen zu erfassen. Neben den unterschiedlichen Termini für Menschen auf der Flucht bzw. mit Fluchterfahrung weisen diese zudem keine einheitliche Definition und auch kein übereinstimmendes Verständnis von Menschen auf der Flucht auf. An dieser Stelle wird auf eine Sammlung und Gegenüberstellung der verschiedenen Begriffe für Menschen mit Fluchterfahrung verzichtet. Stattdessen wird der in dieser Arbeit verwendete Begriff – **Menschen mit Fluchterfahrung** – eingeführt und wie folgt definiert:

- Menschen, die aus einer individuellen Notlage bzw. Zwang ihr Herkunftsland verlassen und anderswo Schutz und Zuflucht suchen
- der rechtliche Status dieser Menschen bleibt unbeachtet (z. B. Entscheidung im Asylverfahren)

Die Definition von Menschen mit Fluchterfahrung ist bewusst breit gewählt, um alle Menschen zu berücksichtigen, die ihre Migrationsentscheidung aufgrund einer Notlage bzw. unter Zwang getroffen haben und anderswo Schutz suchen.

2.2   Das Asylverfahren in Deutschland

Menschen mit Fluchterfahrung, die in Deutschland Schutz suchen, werden zuerst an die zuständige Erstaufnahmeeinrichtung eines Bundeslandes weitergeleitet. Häufig handelt es sich hierbei um zentrale Anlaufstellen mit einer Unterbringung in provisorischen Gemeinschaftsunterkünften. Insbesondere in den Jahren 2015 und 2016 wurden hier auch Sport- oder Messehallen oder Container vorgehalten. Menschen mit Fluchterfahrung stellen in dieser Erstaufnahmeeinrichtung bzw. dem dort ansässigen Bundesamt für Migration und Flüchtlinge (BAMF) einen Asylantrag, um in Deutschland einen Aufenthaltsstatus zu erhalten (Asylgesetz (AsylG); BAMF, 2019b). Das BAMF bearbeitet die Anträge im sogenannten Asylverfahren und entscheidet, ob eine Person hierzulande Schutz erfährt. Mögliche Ausgänge des Asylverfahrens sind:

- Anerkennung der Asylberechtigung für politisch Verfolgte (Artikel 16a Grundgesetz der Bundesrepublik Deutschland (GG))
- Zuerkennung des Flüchtlingsschutzes bei begründeter Furcht vor Verfolgung aufgrund von Rasse, Religion, Nationalität, politischer Überzeugung oder Zugehörigkeit zu einer bestimmten sozialen Gruppe (§3 AsylG)
- Zuerkennung des subsidiären Schutzes, wenn der Person in ihrem Herkunftsland ein ernsthafter Schaden droht (§4 AsylG)
- Ausreisepflicht mit Abschiebungsverbot (auch Duldung), wenn durch die Rückführung in das Herkunftsland eine konkrete Gefahr für Leib, Leben oder Freiheit der Person besteht
- Ausreisepflicht
  (BAMF, 2019b)

Nachdem Menschen mit Fluchterfahrung in der Erstaufnahmeeinrichtung untergebracht wurden, erfolgt die landesinterne Verteilung in Gemeinden und Kommunen (AsylG). Bis zum Ende des Asylverfahrens bzw. dem endgültigen Entscheid leben die Menschen mit Fluchterfahrung in der ihnen zugeteilten Unterkunft einer Kommune. Die Unterbringung und Wohnverhältnisse variieren dabei stark zwischen den einzelnen Bundesländern sowie den verschiedenen Kommunen. So reicht das Spektrum von provisorischen Unterkünften mit wenig bis kaum Privatsphäre über Gemeinschaftsunterkünfte mit Privatzimmern und kollektiv zu nutzender Küche und Bad bis hin zu eigenen Wohnungen (Christ, Meininghaus & Röing, 2017; Loncarevic, 2007). Die Rechte und Pflichten von Menschen mit Fluchterfahrung sind im nationalen sowie europäischen Ausländerrecht geregelt.

Anzumerken ist an dieser Stelle, dass dabei bestimmte Gesetze definierte Personengruppen abdecken (z. B. das Asylbewerberleistungsgesetz für Asylsuchende) und keine umfassende Gültigkeit für die breitgefasste zugrundeliegende Definition von Menschen mit Fluchterfahrung besteht.

2.3   Einflussfaktoren auf die Gesundheit von Menschen mit Fluchterfahrung

Menschen mit Fluchterfahrung sind aufgrund

- der Lebensumstände in ihren Herkunftsländern,
- ihrer individuellen Fluchtgeschichte sowie
- der Situation im Aufnahmeland

verschiedenen gesundheitlichen Belastungen ausgesetzt (Domenig, 2001, 2007; Loncarevic, 2007).

Noch bevor Menschen mit Fluchterfahrung den Entschluss fassen, ihr Land zu verlassen, beeinflussen die **Situation und die Lebensbedingungen im Herkunftsland** ihren Gesundheitszustand. Vorort bedingen die allgemeinen Gesundheitsdeterminanten die Gesundheit der Bevölkerung: Dazu zählen unter anderem die Wohnverhältnisse sowie die Ernährungsgewohnheiten. Möglicher Krieg oder bewaffnete Auseinandersetzungen wirken sich negativ auf die Lebensumstände aus. Weitere Formen von direkt und indirekt erlebter Gewalt (z. B. Folter, Vergewaltigung) beeinflussen das Wohlbefinden der Menschen. Infolgedessen kann die Gesundheit der Menschen nicht nur in physischer, sondern auch in psychischer Hinsicht beeinträchtigt sein (Gäbel, Ruf, Schauer, Odenwald & Neuner, 2006; Spallek, Zeeb & Razum, 2010). Überdies ist häufig das Gesundheitssystem in Ländern mit unzureichender Infrastruktur (aufgrund von Krieg oder anderer Faktoren) überlastet bzw. nicht (mehr) angemessen funktionsfähig, sodass der Zugang zur Gesundheitsversorgung erschwert ist und/oder Gesundheitsleistungen nur defizitär angeboten werden (Razum, Saß & Bozorgmehr, 2016).

Sobald sich **Menschen auf der Flucht** befinden, sind sie weiterer Gesundheitsrisiken ausgesetzt. Die Versorgung mit Nahrungsmitteln und auch eine angemessene Gesundheitsversorgung kann auf der Flucht nicht ausreichend gewährleistet werden (Razum et al., 2016; Spallek et al., 2010). Die körperliche Anstrengung und psycho-soziale Belastung während der Flucht beeinflussen die gesundheitliche Verfassung der Menschen auf der Flucht. Während des Migrations- bzw. Fluchtprozesses wählen die Menschen mitunter riskante Fluchtwege, z. B.

überqueren sie in inadäquaten und zudem überfüllten Booten das Mittelmeer. Außerdem steigt das Risiko für Infektionskrankheiten durch das Aufsuchen von Sammelunterkünften und die dortigen hygienischen Bedingungen (Geisel et al., 2015).

Mit der **Ankunft in einem Aufnahmeland** wirken verschiedene Faktoren negativ auf die Gesundheit von Menschen mit Fluchterfahrung. Die Unterbringungssituation in vorübergehenden Gemeinschaftsunterkünften wird hinsichtlich der Quantität, der Diversität sowie Erfahrungen der Menschen mit Fluchterfahrungen als problematisch angesehen (Christ et al., 2017). Diese Bedingungen begünstigen auf der einen Seite das Risiko für Infektionskrankheiten und bergen auf der anderen Seite auch Konfliktpotentiale (z. B. zwischen Religionsgemeinschaften). Zudem ist die Privatsphäre eingeschränkt. Hinzu kommt das Verarbeiten des Erlebten vor und auf der Flucht. Diese psychosoziale Belastung wird durch den Stress der unsicheren Zukunftsperspektive sowie akkulturativen Stress verstärkt. Unzureichende Kenntnisse über das Gesundheitssystem im Aufnahmeland sowie vorhandene Sprachbarrieren erschweren den Zugang zur gesundheitlichen Versorgung für Menschen mit Fluchterfahrung (Razum et al., 2016).

Menschen mit Fluchterfahrung sind nicht per se krank. Dennoch sind sie aufgrund der komplexen Zusammenhänge hinsichtlich der Lebensumstände und Erlebnisse im Zusammenhang mit der Flucht beeinträchtigt bzw. dem Risiko von Krankheit in besonderem Maße ausgesetzt. Demgegenüber stehen die Ressourcen, die Menschen mit Fluchterfahrung mitbringen. Das Konzept der Resilienz oder auch „Widerstandsfähigkeit" beschreibt die Annahme, dass Personen über Schutzmechanismen verfügen, die sie vor negativen gesundheitlichen Auswirkungen bewahren (American Psychological Association (APA), 2019). Die Amerikanische Gesellschaft für Psychologie definiert Resilienz als Prozess der effektiven Anpassung an bedeutende Stressquellen wie Widrigkeiten, Traumata, Tragödien oder Bedrohungen (APA, 2019).

So zeigen auch Menschen mit Fluchterfahrung trotz erheblicher Stressfaktoren und potentieller Gesundheitsrisiken Widerstandsfähigkeit (Hutchinson & Dorsett, 2012). Obwohl viele Menschen mit Fluchterfahrung aus Krisengebieten traumatische Ereignisse (mit-)erlebten, entwickelt die Mehrheit nicht zwingend ein psychisches Leiden (Rosner, Powell & Butollo, 2003; Tiong et al., 2006). Etwa 70 Prozent der Menschen mit Fluchterfahrung waren in ihrem Herkunftsland sowie auf der Flucht traumatischen Ereignissen ausgesetzt (BPtK, 2015). Diese traumatischen Erlebnisse können die Entstehung einer posttraumatischen Belastungsstörung (PTBS) oder einer Depression begünstigen (Flatten et al., 2011; Perkonigg, Kessler, Storz & Wittchen, 2000). Internationale Studienergebnisse zeigen, dass mehr als 20 Prozent der Menschen mit Fluchterfahrung unter einer PTBS und etwa 20 Prozent unter einer Depressionen leiden (Lindert, Brähler, Wittig, Mielck & Priebe, 2008). Deutsche Studien konstatieren hier höhere Raten – zwischen 40 bis 50 Prozent der Menschen mit Fluchterfahrung leiden unter einer PTBS bzw. einer Depression (Gäbel et al., 2006; Lersner, Rieder & Elbert, 2008).

2.4 Rechtlicher Kontext der Gesundheitsversorgung von Menschen mit Fluchterfahrung in Deutschland

Die Gesundheitsversorgung von Menschen mit Fluchterfahrung ist in Deutschland durch das Asylbewerberleistungsgesetz geregelt. So sind Leistungsansprüche im Rahmen der gesundheitlichen Versorgung innerhalb der ersten 18 Monate in Deutschland eingeschränkt. Eine medizinische Basisversorgung bei akuter Krankheit oder Schmerzen sowie Schwangerschaft wird jedoch durch die zuständige Gemeinde bzw. Kommune gewährleistet (AsylbLG).

Im konkreten Fall der Inanspruchnahme von Gesundheitsleistungen ist im Vorfeld einer Behandlung die Genehmigung der zuständigen Behörde einzuholen. Diese Genehmigung erteilt das zuständige Gesundheits- bzw. Sozialamt in Form des sogenannten Behandlungsscheines. Das Gesundheits- bzw. Sozialamt regelt auch die Kostenübernahme bzw. Abrechnung der entstehenden Kosten durch die gesundheitliche Behandlung. Über das „Regelangebot" für Menschen mit Fluchterfahrung innerhalb der ersten 18 Monate in Deutschland hinaus bieten Hilfsorganisationen insbesondere in Erstaufnahmeeinrichtungen, aber auch in den Kommunen, medizinische Versorgung an (BMG, 2015; Ministerium für Gesundheit, Emanzipation, Pflege und Alter des Landes Nordrhein-Westfalen (MGEPA), 2015). Nach 18 Monaten Aufenthalt in Deutschland erhalten Menschen mit Fluchterfahrung formal den gleichen Zugang zur Gesundheitsversorgung wie gesetzlich versicherte Bürger*innen in Deutschland (AsylbLG; Die Beauftragte der Bundesregierung für Migration, Flüchtlinge und Integration, 2014). Menschen mit Fluchterfahrung haben dann Anspruch auf die Gesundheitsleistungen analog dem Leistungskatalog der Gesetzlichen Krankenversicherung. In einigen Bundesländern (z. B. Hamburg, Bremen und Teilen Nordrhein-Westfalens) wurde die elektronische Gesundheitskarte für Asylbewerber*innen (eGKA) eingeführt, um den bürokratischen Weg des Behandlungsscheins zu umgehen. Die eGKA ersetzt nicht nur den Behandlungsschein bei der Inanspruchnahme gesundheitlicher Leistungen, sondern erweitert auch das Leistungsspektrum innerhalb der ersten 18 Monate in Deutschland und eröffnet Menschen mit Fluchterfahrung den

Zugang zu gesundheitlichen Leistungen. In diesen ausgewählten Bundesländern werden Menschen mit Fluchterfahrung hinsichtlich der Gesundheitsversorgung der Mehrheitsbevölkerung in Deutschland annähernd gleichgestellt (Bozorgmehr, Razum & Noest, 2018; Bozorgmehr, Wenner, Noest, Stock & Razum, 2018; Wächter-Raquet, 2016).

2.5   Frauen mit Fluchterfahrung in Deutschland

Dieses Kapitel widmet sich den Frauen mit Fluchterfahrung und betrachtet deren spezifische Situation sowie Umstände im Zusammenhang mit der Flucht. Hierzu werden zunächst allgemeine demographische Charakteristika vorgestellt und anschließend die gesundheitliche Situation von Frauen mit Fluchterfahrung im Kontext von Schwangerschaft, Geburt und Wochenbett aufgezeigt, um die Relevanz der geburtshilflichen Betreuung von Frauen mit Fluchterfahrung in Deutschland zu begründen.

Etwa ein Drittel der Menschen mit Fluchterfahrung in Deutschland sind weiblich. Etwa die Hälfte der Frauen mit Fluchterfahrung befinden sich im gebärfähigen Alter bzw. der reproduktiven Phase ihres Frauenlebens (16–45 Jahre) (BAMF, 2016, 2017, 2018, 2019a, 2020). Eine repräsentative Umfrage zu Frauen mit Fluchterfahrung in Deutschland *Study in Female Refugees* ermittelte, dass über 70 % der Frauen mit Fluchterfahrung verheiratet sind (Schouler-Ocak & Kurmeyer, 2017). Zudem haben die meisten Frauen (83 %) mindestens eine grundständige Schulbildung erfahren. Etwa ein Drittel der Frauen gaben an, in ihrem Herkunftsland niemals gearbeitet zu haben bzw. als Hausfrau tätig gewesen zu sein. Berufe, denen Frauen nachgegangen sind, waren überwiegend Schneiderinnen, Weberinnen und Lehrerinnen (Schouler-Ocak & Kurmeyer, 2017). In dieser Studie konnte zudem gezeigt werden, dass 16 % der Frauen mit Fluchterfahrung auf der Flucht Kinder geboren haben (Schouler-Ocak & Kurmeyer, 2017). Die Aussagekraft und Übertragbarkeit dieser Erkenntnisse sind eingeschränkt, da es sich hierbei lediglich um die Ergebnisse einer Studie mit knapp 650 Teilnehmerinnen handelt. Dennoch können sie bei der allgemein überschaubaren Datenlage als Anhaltspunkt dienen.

Im Migrationsprozess werden Familien oft voneinander getrennt. Dabei sind es vermehrt die Frauen, die mit den Kindern auf sich allein gestellt sind. Sie tragen die alleinige Verantwortung dafür, den vorausgeflohenen Männern nachzureisen (Schouler-Ocak & Kurmeyer, 2017). Hinzu kommt, dass Frauen, die ohne männliche Begleitung fliehen, besonders hinsichtlich (sexueller) Übergriffe gefährdet sind. Außerdem können Frauen und Mädchen in Gemeinschaftsunterkünften, so auch in Deutschland, leichter Opfer von Gewalt werden (Bundesregierung der Bundesrepublik Deutschland, 2015; Rabe, 2015).

Zur gesundheitlichen Situation von Frauen mit Fluchterfahrung existieren Erkenntnisse aus unterschiedlichen internationalen Kontexten. Der Gesundheitszustand von Frauen mit Fluchterfahrung wird als mangelhaft beschrieben (Carolan, 2010; Gibson-Helm et al., 2014). Insbesondere Frauen vom afrikanischen Kontinent weisen einen suboptimalen allgemeinen Gesundheitsstaus auf, welcher insbesondere auf eine Mangelernährung, sozioökonomische Benachteiligung und psychische Belastungen zurückzuführen ist (Carolan, 2010; Gibson-Helm et al., 2014). Außerdem leiden vorwiegend Frauen vom afrikanischen Kontinent unter den Folgen kultureller Rituale wie der weiblichen Genitalverstümmelung (Correa-Velez & Ryan, 2012; Gibson-Helm et al., 2014). Darüber hinaus weisen Frauen mit Fluchterfahrung häufig mehrere Krankheiten zeitgleich auf. Sie sind von Multimorbidität hinsichtlich

- sexuell übertragbarer Krankheiten,
- Infektionskrankheiten wie Malaria oder
- Magen-Darm-Krankheiten durch Parasiten, aber auch von
- chronischen Krankheiten sowie
- Anämie oder
- Vitamin-D-Mangel

betroffen (Alemayehu, Gedefaw, Yemane & Asres, 2016; Carolan, 2010; Khanlou, Haque, Skinner & Landy, 2017; Stewart, Gagnon, Merry & Dennis, 2012).

Frauen mit Fluchterfahrung sind psychisch besonders belastet. Sie haben politische Unruhen, Vertreibung und Hunger erlebt (Carolan, 2010; Fellmeth et al., 2015; Khanlou et al., 2017; Russo, Lewis, Joyce, Crockett & Luchters, 2015; Stewart et al., 2012). Neben möglichen Gewalterfahrungen im Herkunftsland, auf der Flucht und im Aufnahmeland leiden Frauen vielfach auch unter den Folgen sexuellen Missbrauchs (Byrskog, Olsson, Essén & Allvin, 2015; Kurth, Jaeger, Zemp, Tschudin & Bischoff, 2010). Durch diesen Umstand entstandene, ungewollte Schwangerschaften führen bei Frauen mit Fluchterfahrung oftmals zu induzierten Schwangerschaftsabbrüchen (Goosen, Uitenbroek, Wijsen & Stronks, 2009; Kurth et al., 2010). Zudem treten psychische Beschwerden wie Traurigkeit, die Neigung zum Weinen und Schlafschwierigkeiten, aber auch Depressionen, Angst- und Stressproblematiken bei Frauen mit Fluchterfahrung vermehrt auf (Brown-Bowers, McShane, Wilson-Mitchell & Gurevich, 2015; BPtK, 2015; Schouler-Ocak & Kurmeyer, 2017; Stewart et al., 2012). Frauen mit Fluchterfahrung sind neben der Beeinträchtigung ihrer psychischen Gesundheit auch sozialen

Belastungen ausgesetzt, die sich negativ auf ihre Gesundheit und ihr Wohlbefinden auswirken können (Brown-Bowers et al., 2015; Gibson-Helm et al., 2014; Haith-Cooper & Bradshaw, 2013a, 2013b; Mantovani & Thomas, 2014; Yelland et al., 2015). Frauen unterliegen in ihrem Lebensverlauf einer Vielzahl von Einflüssen. Aufgrund verschiedenartiger Prozesse oder möglicher benachteiligender Lebensbedingungen können Frauen bzw. deren Gesundheit und Wohlbefinden als vulnerabel bezeichnet werden (Bargfrede, Pauli & Hornberg, 2004). Insbesondere schwangere Frauen sind aus Public-Health-Perspektive eine schutzbedürftige, vulnerable Bevölkerungsgruppe (World Health Organization, 2002). Frauen mit Fluchterfahrung sind aufgrund ihrer Erfahrungen und Erlebnisse vor, während und auch nach der Flucht besonderen Gesundheitsrisiken und komplexen Stressoren ausgesetzt, die ihren Gesundheitszustand nachhaltig beeinträchtigen können (Schouler-Ocak & Kurmeyer, 2017). Frauen mit Fluchterfahrung sind rund um die Geburt besonders vulnerabel. Die Schnittmenge dieser vulnerablen Bevölkerungsgruppen – Frauen in der Phase des Mutterwerdens mit Fluchterfahrung – zeigt die Relevanz der geburtshilflichen Versorgung auf, da sie in mehrfacher Hinsicht Schutzes und adäquater Betreuung bedürfen. Die gesundheitliche Situation von Frauen mit Fluchterfahrung rund um Schwangerschaft, Geburt und Wochenbett wird im Folgenden näher betrachtet.

2.6   Maternale Gesundheit von Frauen mit Fluchterfahrung

Internationale Studien zeigen: Der allgemeine Gesundheitszustand von Frauen mit Fluchterfahrung ist in der Lebensphase Schwangerschaft, Geburt und Wochenbett beeinträchtigt (Carolan, 2010; Gibson-Helm et al., 2014). Schwangere Frauen mit Fluchterfahrung sind häufig Mehrgebärende und weisen in vielen Fällen eine rasche Schwangerschaftsfolge auf (Carolan, 2010; Correa-Velez & Ryan, 2012). Zudem sind vermehrt der aktuellen Schwangerschaft vorausgegangene Komplikationen zu beobachten wie z. B. eine erhöhte induzierte sowie spontane Abort-/Fehlgeburtenrate. Die Abtreibungsrate bei Asylbewerberinnen in den Niederlanden war im Vergleich zur allgemeinen Bevölkerung überdurchschnittlich hoch (ca. anderthalb Mal höher) (Goosen et al., 2009).

Der Schwangerschaftsverlauf von Frauen mit Fluchterfahrung innerhalb des afrikanischen Kontinents weist häufiger eine erhöhte Anämie-Rate und einen hohen Anteil an hypertensiven Schwangerschaftserkrankungen im Vergleich zu nicht-geflüchteten Frauen auf (Alemayehu et al., 2016; Carolan, 2010; Correa-Velez & Ryan, 2012). Alemanyehu und Kollegen konstatieren ein moderates Public-Health-Problem bezüglich der Anämieprävalenz bei Frauen mit Fluchterfahrung (Alemayehu et al., 2016). Auch Correa-Velez und Ryan identifizieren Anämie und Bluthochdruck bzw. Präeklampsie als Risikofaktoren im Schwangerschaftsverlauf von Frauen mit Fluchterfahrungen vom afrikanischen Kontinent gegenüber Frauen im Aufnahmeland Australien (Correa-Velez & Ryan, 2012). Für Deutschland fanden Bozorgmehr et al. hingegen heraus, dass Frauen mit Fluchterfahrung seltener Risikoschwangerschaften aufweisen als einheimische Frauen (Bozorgmehr, Biddle, Preussler, Mueller & Szecsenyi, 2018).

Laut internationaler Forschung weisen schwangere Mehrgebärende mit Fluchterfahrung in ihrer Anamnese überwiegend Spontangeburten bzw. eine niedrige Kaiserschnittrate auf (Bouchghoul, Hornez, Duval-Arnould, Philippe & Nizard, 2015; Wilson-Mitchel & Rummens, 2013). Wenn eine operative Schnittentbindung notwendig ist, dann oft aufgrund einer kindlichen Indikation. Bouchghoul et al. benennen folgende Indikationen für einen sekundären/Notkaiserschnitt: fetaler Distress, geburtsunmögliche Lagen/Einstellungen des Kindes und prolongierte Geburtsverläufe (Bouchghoul et al., 2015). Unter der Geburt wird für Frauen mit Fluchterfahrung im Vergleich zu einheimischen Frauen ferner ein erhöhtes Risiko für Komplikationen beobachtet (z. B. vermehrte vaginale Blutungen), welche unter anderem auch im Zusammenhang mit vorbestehenden Beeinträchtigungen stehen wie z. B. der Genitalverstümmelung (Bouchghoul et al., 2015).

Ein Unterschied in der Frühgeburtlichkeit zwischen Kindern von Frauen mit Flucht-erfahrung im Vergleich zu einheimischen Frauen können aktuelle, internationale Erkenntnisse nicht bestätigen (Carolan, 2010; Heslehurst, Brown, Pemu, Coleman & Rankin, 2018; Wilson-Mitchel & Rummens, 2013). Ähnlich verhält es sich mit den Erkenntnissen bzgl. des Geburtsgewichts. Auch hier können keine grundsätzlichen Unterschiede zwischen Frauen mit Fluchterfahrung und einheimischen Frauen beob-achtet werden. Vielmehr ist ein geringes Geburtsgewicht mit der Ernährung der Mutter oder Infektionskrankheiten (z. B. Malaria) während der Schwangerschaft bzw. schwangerschaftsbedingter Erkrankungen assoziiert (Carolan, 2010). Aufgrund der besonderen psychischen und sozialen Belastungen von Frauen mit Fluchterfahrung ist das Risiko für eine postpartale Depression im Wochenbett erhöht (Bozorgmehr et al., 2018; Brown-Bowers et al., 2015; Fellmeth et al., 2015; Heslehurst et al., 2018; Stewart et al., 2012).

Die gegenwärtig international identifizierbaren Studienergebnisse und Erkenntnisse zur Müttergesundheit von Frauen mit Fluchterfahrung sind sehr heterogen hinsichtlich der betrachteten Population, ihrer Herkunfts- und Aufnahmeländer,

der Migrationsursache als auch des Zeitraums der Migration sowie der betrachteten Gesundheitssysteme (Heslehurst et al., 2018). Zudem bilden sie die aktuellen Flucht- und Migrationsbewegungen noch unzureichend ab. Aus diesem Grund sind die dargestellten Erkenntnisse nicht problemlos auf die jüngst zugezogene Population der Frauen mit Fluchterfahrung in Deutschland übertragbar.

Geburtshilfliche Versorgung in Deutschland

3

Die Phase des Mutterwerdens ist ein physiologischer Prozess im Leben einer Frau, der sich über die Schwangerschaft, die Geburt und das Wochenbett erstreckt (AKF, 2016; BMG, 2017; Sayn-Wittgenstein, 2007).[1] Ein gestörter Schwangerschaftsverlauf sowie Komplikationen während des Geburtsvorgangs oder im Wochenbett können jedoch die Gesundheit von Mutter und Kind beeinträchtigen bzw. gefährden (GBA, 2016; Razum, Reeske & Spallek, 2011). Aus diesem Grund bedarf es während dieser Lebensphase der gesundheitlichen Betreuung und Versorgung. Die geburtshilfliche Versorgung beschreibt jene Form der Gesundheitsversorgung, die sich an Frauen in der Lebensphase Schwangerschaft, Geburt und Wochenbett richtet. Die geburtshilfliche Versorgung umfasst dabei die medizinische Versorgung. Von ebenso bedeutender Relevanz ist die Berücksichtigung der psychosozialen und emotionalen Bedürfnisse der Frauen (AKF, 2016; BMG, 2017; Reeske, 2011). Akteur*innen der geburtshilflichen Versorgung unterstützen und beobachten die physiologischen Prozesse des Mutterwerdens, um einen komplikationslosen Übergang zur Mutterschaft zu ermöglichen. Ferner können Gesundheitsstörungen von Mutter und Kind oder gar Komplikationen im Rahmen der geburtshilflichen Versorgung frühzeitig erkannt und entsprechend behandelt werden.

In Deutschland haben Frauen Anspruch auf ärztliche Betreuung und Hebammenbetreuung in der Phase des Mutterwerdens. Die beiden Berufsgruppen der Frauenärzt*innen und Hebammen weisen in der Betreuung von Frauen viele Gemeinsamkeiten auf, jedoch auch einige Unterschiede. Aus diesem Grund

---

[1] Wenn im Folgenden von *Frauen* die Rede ist, sind, sofern nicht differenzierter dargestellt, *Frauen in der Phase des Mutterwerdens* gemeint, um den Lesefluss nicht zu stören.

werden die geburtshilflichen Akteur*innen im Folgenden getrennt voneinander betrachtet und vorgestellt.

3.1 Geburtshilfliche Akteur*innen

Frauenärzt*innen sind Ärzt*innen mit der Fachweiterbildung in dem Gebiet Frauenheilkunde und Geburtshilfe. Im Anschluss an das Medizinstudium erwerben sie unter Anleitung und im Rahmen der praktischen Tätigkeit die Fähigkeiten und Kenntnisse zur Betreuung und Überwachung physiologischer sowie pathologischer Schwangerschaften, Geburten und Wochenbettverläufe (Ärztekammer Westfalen-Lippe, 2019). Im Jahr 2018 waren über 18.500 Frauenärzt*innen in der ambulanten und stationären Versorgung in Deutschland tätig. Knapp 70 % der Frauenärzt*innen sind weiblich (Bundesärztekammer, 2019).

Hebammen sind aufgrund ihrer Ausbildung befugt, Frauen während der Schwangerschaft, der Geburt und des Wochenbetts zu unterstützen, zu beraten und zu betreuen. Außerdem betreuen Hebammen auch das Neugeborene bzw. Kind bis zum Ende der Stillzeit. Hebammen unterstützen die physiologischen Abläufe in der Schwangerschaft, der Geburt sowie im Wochenbett und können Komplikationen bei Mutter und Kind frühzeitig erkennen sowie entsprechende Maßnahmen einleiten bzw. diese assistierend ausführen (International Confederation of Midwives (ICM), 2013, 2014a, 2017a, 2017b). Im Jahr 2017 waren in Deutschland ungefähr 24.000 Hebammen gemeldet (Deutscher Hebammenverband (DHV), 2019a). Die Anzahl der weiblichen Hebammen in Deutschland ist nahezu 100 % (DHV, 2019a; Statistisches Bundesamt, 2018).

Familienhebammen sind Hebammen, die über eine Zusatzqualifikation verfügen. Diese befähigt sie, Frauen mit besonderen Bedarfen und Bedürfnissen verstärkt zu unterstützen. Familienhebammen helfen z. B. Teenagermüttern oder Familien mit Migrationserfahrung im Alltag und im Umgang mit dem Kind. Die Betreuung erfolgt meist im Rahmen der *Frühen Hilfen*[2] und reicht bis zum Ende des ersten Lebensjahres des Kindes (Nationales Zentrum Frühe Hilfen (NZFH), 2014).

---

[2]*Frühe Hilfen* sind ein Versorgungselement, das Unterstützungsformen für Familien in belastenden Lebenslagen anbietet und hierzu bestehende Leistungen bündelt. Sie haben zum Ziel, die Entwicklungsbedingungen von Kindern frühzeitig und nachhaltig zu verbessern (NZFH, 2014).

Kooperationen geburtshilflicher Akteur*innen

Geburtshilfliche Akteur*innen, Frauenärzt*innen und Hebammen, sind dazu angehalten, bei der Betreuung von Frauen zusammenzuwirken (BMG, 2017; GBA, 2016). Dabei sind Kooperationen innerhalb der Berufsgruppen, aber auch zwischen Frauenärzt*innen und Hebammen eine wichtige Ressource. Auf der einen Seite können die Angebote und Leistungen der einzelnen geburtshilflichen Akteur*innen ergänzend wahrgenommen werden. Auf der anderen Seite kann die Zusammenarbeit bei spezifischen Fragen und Problemen eine Unterstützung bei der Betreuung von Frauen darstellen. Ferner kann ein Netzwerk, welches über die geburtshilflichen Akteur*innen hinaus reicht, einen weiteren Beitrag in der Betreuung von Frauen leisten (Kizilhan, 2007). Als Beispiel seien hier Sozialpädagog*innen bzw. -arbeiter*innen der Schwangerschaftsberatungseinrichtungen, Psycholog*innen, Psychotherapeut*innen und Kinderärzt*innen genannt. Innerhalb von Netzwerken können Unterstützungsmöglichkeiten offengelegt, Aktivitäten koordiniert und Informationen ausgetauscht werden, die im Zusammenhang mit der geburtshilflichen Betreuung stehen und diese wiederum verbessern. Demgegenüber können parallele Behandlungen ohne das Wissen der übrigen Akteur*innen die Versorgung der Frauen erschweren bzw. die Behandlungserfolge mindern (Kizilhan, 2007).

3.2   Angebote und Leistungen der geburtshilflichen Versorgung

Geburtshilfliche Leistungen und Angebote für Frauen verfolgen das Ziel, die Gesundheit der Frauen und Kinder zu erhalten bzw. zu verbessern. Dies bedeutet im Konkreten, Gesundheitsstörungen von Mutter und Kind oder gar die Gefahren für beider Leben während der Phase des Mutterwerdens frühzeitig zu erkennen und diese entsprechend zu behandeln (BMG, 2017; GBA, 2016). Neben der medizinischen Überwachung berücksichtigen geburtshilfliche Akteur*innen auch psychosoziale Komponenten in der Betreuung von Frauen. Im Folgenden werden die verschiedenen Leistungen, gegliedert nach Schwangerschaft, Geburt und Wochenbett, vorgestellt.

Versorgung in der Schwangerschaft

Ein zentrales Element der geburtshilflichen Versorgung in der Schwangerschaft ist die Schwangerenvorsorge. Die Leistungen der Schwangerenvorsorge sind in den Mutterschaftsrichtlinien aufgelistet und im Folgenden zusammengefasst (GBA, 2016).

Mit dem Feststellen der Schwangerschaft sind nachfolgende Untersuchungen und Tätigkeiten im Rahmen der Schwangerenvorsorge angezeigt:

- die Anamnese der Frau, einschließlich der Eigen-, Familien-, Schwangerschafts-, Arbeits- und Sozialanamnese
- die allgemeine sowie gynäkologische Untersuchung
- serologische Untersuchungen, wie z. B. die Blutgruppenbestimmung oder der Rötelnimmunstatus
- im Rhythmus von vier Wochen (ab der 32. Schwangerschaftswoche zweiwöchentlich) durchzuführen: Blutdruckmessung, Körpergewicht, Untersuchung des Mittelstrahlurins, Hämoglobinbestimmung im Blut

Einmalig in der Schwangerschaft wird das Screening auf Gestationsdiabetes angeboten sowie der Schutztiter einer Hepatitis-B-Infektion bestimmt. All jene Maßnahmen und Untersuchungen dienen der Kontrolle des Gesundheitszustandes der schwangeren Frau.

Neben (Kontroll-)Untersuchungen ist die Schwangere zu beraten und aufzuklären (BMG, 2017). In den Mutterschaftsrichtlinien besonders hervorgehobene Themen sind:

- Ernährungsberatung
- Mundgesundheit für Mutter und Kind
- Wahl des Geburtsortes
- Humangenetische Beratung hinsichtlich möglicher Untersuchungen
- Rechtsanspruch auf Beratung zu allgemeinen Fragen der Schwangerschaft
- HIV-Infektion in der Schwangerschaft

Außerdem erfolgt im Rahmen der Schwangerenvorsorge auch die Beurteilung des Gesundheitszustandes des ungeborenen Kindes (Feten). Hierzu erfolgt ebenfalls im vierwöchentlichen Rhythmus bzw. zweiwöchentlich in den letzten acht Schwangerschaftswochen die Kontrolle des Gebärmutterstandes, die Kontrolle der Lage des Kindes sowie die Kontrolle der kindlichen Herztöne. Zusätzlich sind drei Ultraschalluntersuchungen während der Schwangerschaft vorgesehen, die dazu dienen,

- das genaue Schwangerschaftsalter zu bestimmen,
- Mehrlingsschwangerschaften zu erkennen,
- die körperliche Entwicklung des Feten zu beurteilen und
- auffällige Merkmale des Feten zu entdecken.

Sowohl mütterliche Indikationen als auch Auffälligkeiten bei der kindlichen Entwicklung können zur Einschätzung einer Risikoschwangerschaft führen und eine engmaschigere Überwachung erfordern. Zusätzlich ergänzende Maßnahmen sind z. B. die Herztonüberwachung (Cardiotokographie – CTG), die erweiterte Ultraschalluntersuchung oder die Fruchtwasseruntersuchung. Über die Schwangerenvorsorge hinaus stellen auch unterschiedliche Kurse, wie der weit verbreitete Geburtsvorbereitungskurs oder Sportkurse, die sich speziell an Schwangere richten, ein weiteres Angebot in der Schwangerschaft dar (GBA, 2016).

Über die Regelleistungen der Schwangerenvorsorge hinaus können Schwangere sogenannte Individuelle Gesundheitsleistungen (IGeL) in Anspruch nehmen (BMG, 2017). Die IGeL sind Gesundheitsleistungen, die nicht vom Leistungskatalog der gesetzlichen Krankenversicherung abgedeckt werden, da sie nach dem Wirtschaftlichkeitsgebot nicht für ausreichend, zweckmäßig und wirtschaftlich befunden wurden (§12 Sozialgesetzbuch Fünf (SGB V)). Die Schwangere trägt die Kosten in den meisten Fällen selbst (Medizinischer Dienst des Spitzenverbandes Bund der Krankenkassen e. V. (MDS), o. J.). Beispiele für IGeL in der Schwangerschaft sind über die drei vorgesehenen Ultraschalluntersuchungen hinausgehende Ultraschalluntersuchungen sowie die 3D-Ultraschall-Untersuchung oder das Screening auf Beta-Streptokokken. Auch bestimmte Naturheilverfahren bzw. alternative Medizin wie z. B. die Akupunktur oder Homöopathie können zu den IGeL während der Schwangerschaft gezählt werden (MDS, o. J.). Das Leistungsangebot rund um die Mutterschaft ist durch Intransparenz geprägt; so ist es Frauen nicht immer möglich, Regelleistungen und IGeL-Leistungen klar voneinander abzugrenzen (Schäfers & Kolip, 2015).

Geburtsbegleitung

Während der Geburt umfasst die geburtshilfliche Versorgung die Unterstützung und Kontrolle der werdenden Mutter von Beginn der Wehen an sowie das Erkennen und Behandeln von Komplikationen im Geburtsverlauf (Ärztekammer Westfalen-Lippe, 2019; BMG, 2017; Hebammengesetz (HebG); World Health Organization (WHO), 2017). Zur Geburtsbegleitung zählen auch die Plazentarperiode sowie die Versorgung von Geburtsverletzungen. Zusätzlich versorgen und betreuen geburtshilfliche Akteur*innen das Neugeborene, dabei erkennen und behandeln sie mögliche Anpassungsstörungen nach der Geburt (Ärztekammer Westfalen-Lippe, 2019; BMG, 2017; WHO, 2017).

Wochenbettbetreuung

Während der Zeit nach der Geburt beobachten geburtshilfliche Akteur*innen den Verlauf des sogenannten Wochenbetts und die damit verbundenen Rückbildungsprozesse der Frau. Auf diese Weise sollen Komplikationen im Wochenbett rechtzeitig erkannt werden (HebG). Geburtshilfliche Akteur*innen beraten Frauen bei Fragen rund um die Versorgung des Kindes und unterstützen den Aufbau der Stillbeziehung (ICM, 2017b, o. J.). Zusätzlich beobachten sie die Entwicklung des neugeborenen Kindes, um auch hier frühzeitig Abweichungen zu erkennen und Maßnahmen einleiten zu können (HebG). Im Wochenbett und darüber hinaus existiert ein breites Angebot an Kursen für Wöchnerinnen und junge Mütter sowie Familien. Dazu zählen beispielsweise die Rückbildungsgymnastik, die Beratung in Stillgruppen, die Beikostberatung oder die Frühförderung in Krabbelgruppen.

3.3   Zuständigkeiten geburtshilflicher Akteur*innen

Die Tabelle 3.1 fasst die Regelungen und Zuständigkeiten der geburtshilflichen Akteur*innen zusammen und zeigt auf, welche geburtshilflichen Akteur*innen in welcher Form an der Betreuung von Schwangeren, Gebärenden und Wöchnerinnen sowie deren Kindern beteiligt sind.

Aus dem SGB V geht hervor, dass Schwangere die *Schwangerenvorsorge* sowohl bei Hebammen als auch bei Frauenärzt*innen wahrnehmen können (§24c, d SGB V). Dies verdeutlicht zudem der Vertrag über Hebammenhilfe nach §134a SGB V, welcher die abrechenbaren Hebammen-Leistungen in der Schwangerschaft auflistet. Eine Eingrenzung für Hebammen, die in der Betreuung von Schwangeren tätig sind, nehmen die Mutterschaftsrichtlinien vor. Hiernach dürfen Hebammen in der Schwangerenvorsorge nur dann tätig werden, wenn ein physiologischer Verlauf vorliegt und ihnen diese Aufgabe von der Frauenärztin bzw. dem Frauenarzt delegiert wurde (GBA, 2016).

Die *Betreuung der Geburt* ist in Deutschland Hebammen und Frauenärzt*innen vorbehalten (§4 HebG; §24d SGB V). Das Hebammengesetz verpflichtet Frauenärzt*innen zudem dazu, bei jeder Geburt eine Hebamme hinzuzuziehen (§4 HebG).

Das Hebammengesetz sowie das SGB V sehen in der *Überwachung des Wochenbetts* eine vorbehaltene Tätigkeit der Hebamme. Der Vertrag über Hebammenhilfe nach §134a SGB V differenziert die Leistungen der Hebammen im Rahmen der Wochenbettbetreuung. So haben die Wöchnerin sowie das Kind zwölf Wochen Anspruch auf Hebammenhilfe. Erst wenn die Unterstützung der Hebamme darüber hinaus angezeigt ist, bedarf es einer ärztlichen Anordnung (§4 HebG; §24d SGB V). Frauenärzt*innen bieten der Wöchnerin eine Beratung und eine Untersuchung lediglich innerhalb der ersten Woche sowie einmalig sechs bis acht Wochen nach der Geburt an (GBA, 2016).

Tabelle 3.1 Regelungen zur geburtshilflichen Betreuung

Angebot	Regelung
Schwangerenvorsorge	• **§24c SGB V:** „Die Leistungen bei Schwangerschaft und Mutterschaft umfassen ärztliche Betreuung und Hebammenhilfe" • **§24d SGB V:** „Die Versicherte hat während der Schwangerschaft, [...] Anspruch auf ärztliche Betreuung sowie auf Hebammenhilfe einschließlich der Untersuchungen zur Feststellung der Schwangerschaft und zur Schwangerenvorsorge [...]" • **Mutterschaftsrichtlinien:** „Untersuchungen [...] können auch von einer Hebamme im Umfang ihrer beruflichen Befugnisse (Gewichtskontrolle, Blutdruckmessung, Urinuntersuchung auf Eiweiß und Zucker, Kontrolle des Standes der Gebärmutter, Feststellung der Lage, Stellung und Haltung des Kindes, Kontrolle der kindlichen Herztöne sowie allgemeine Beratung der Schwangeren) durchgeführt und im Mutterpass dokumentiert werden, wenn der Arzt dies im Einzelfall angeordnet hat oder wenn der Arzt einen normalen Schwangerschaftsverlauf festgestellt hat und daher seinerseits keine Bedenken gegenüber weiteren Vorsorgeuntersuchungen durch die Hebamme bestehen" (GBA, 2016). • **Vertrag über Hebammenhilfe nach § 134a SGB V:** Liste der Hebammen-Leistungen in der Schwangerschaft
Geburtsbegleitung	• **§24d SGB V:** „Die Versicherte hat [...] bei und nach der Entbindung Anspruch auf ärztliche Betreuung sowie auf Hebammenhilfe [...]" • **§4 HebG:** „Zur Leistung von Geburtshilfe sind, abgesehen von Notfällen, außer Ärztinnen und Ärzten nur Personen mit einer Erlaubnis zur Führung der Berufsbezeichnung „Hebamme" [...] berechtigt. Die Ärztin und der Arzt sind verpflichtet, dafür Sorge zu tragen, dass bei einer Entbindung eine Hebamme oder ein Entbindungspfleger zugezogen wird" • **Vertrag über Hebammenhilfe nach § 134a SGB V:** Liste der Hebammen-Leistungen während der Geburt
Wochenbettbetreuung	• **§4 HebG:** „Geburtshilfe [...] umfasst [...] die Überwachung des Wochenbettverlaufs" • **§24d SGB V:** „[...] ein Anspruch auf Hebammenhilfe im Hinblick auf die Wochenbettbetreuung besteht bis zum Ablauf von zwölf Wochen nach der Geburt, weitergehende Leistungen bedürfen der ärztlichen Anordnung" „[...] Kind [hat] Anspruch auf die Leistungen der Hebammenhilfe [...]" • **Mutterschaftsrichtlinien:** Ärztliche Untersuchungen und Beratungen der Wöchnerin (etwa sechs Wochen, spätestens jedoch acht Wochen nach der Entbindung) (GBA, 2016) • **Vertrag über Hebammenhilfe nach § 134a SGB V:** Liste der Hebammen-Leistungen in Wochenbett und Stillzeit

3.4 Strukturen und Settings der geburtshilflichen Versorgung

Akteur*innen der geburtshilflichen Versorgung sind in unterschiedlichen Settings tätig und bieten ihre Leistungen dementsprechend unter verschiedenen Rahmenbedingungen an. An dieser Stelle soll die Komplexität der Versorgungsstrukturen sowie der Verknüpfungen untereinander kurz aufgezeigt werden.

Grob kann die Einteilung zwischen ambulantem und stationärem Sektor gegliedert werden, wobei unter ambulanter Versorgung alle Gesundheitsleistungen zusammengefasst werden, die außerhalb von Kliniken erbracht werden (Gerlinger & Burkhardt, 2014). Hierunter fallen demnach überwiegend die Leistungen der niedergelassenen Frauenärzt*innen und freiberuflich tätigen Hebammen. Demgegenüber sind Leistungen, die innerhalb einer Klinik erbracht werden, generell der stationären Versorgung zuzuordnen. Entsprechend kann zumeist die Leistung der Klinikfrauenärzt*innen und Klinikhebammen der stationären Versorgung zugeordnet werden. Dabei sind die geburtshilflichen Akteur*innen in vielen Fällen in einer Klinik angestellt. Allerdings gibt es auch Modelle, die es Frauenärzt*innen und Hebammen erlauben, als sogenannte Belegärzt*innen bzw. Beleghebammen selbstständig zu arbeiten und dennoch die Infrastruktur der Klinik zu nutzen sowie entsprechende Leistungen in der Klinik anzubieten (Bundesverband der Belegärzte, o. J.).

Ca. 40 % der Frauenärzt*innen sind in Kliniken angestellt und 60 % der Frauenärzt*innen sind im ambulanten Sektor tätig (Bundesärztekammer, 2019). Die Gesundheitsberichterstattung des Bundes zählte knapp 10.000 angestellte Hebammen sowie knapp 2.000 Beleghebammen in Kliniken (DHV, 2019). Etwa 14.000 Hebammen arbeiten (auch) freiberuflich in der Betreuung von Frauen. Sie arbeiten zum Teil freiberuflich parallel zur Teilzeit-Angestelltentätigkeit in der Klinik (DHV, 2019).

Die Schwangerenvorsorge bieten niedergelassene Frauenärzt*innen in ihren Praxen sowie freiberufliche Hebammen in Hebammenpraxen oder bei der Frau zu Hause (aufsuchende Tätigkeit) an. Die Schwangerenvorsorge findet also vorwiegend im ambulanten Sektor statt.

Frauen haben nach den SGB V (§24f) Anspruch auf eine ambulante oder stationäre Geburtsbegleitung. Infolgedessen kann die Frau zwischen einer ambulanten Geburt in einer ärztlichen oder von einer Hebamme geleiteten Einrichtung, in einer Hebammenpraxis, im Rahmen einer Hausgeburt, im Krankenhaus oder einer stationären Geburt im Krankenhaus wählen (§24f SGB V). Somit können auch die Settings der geburtshilflichen Akteur*innen in der Geburtsbegleitung vielfältig sein. In Deutschland wurden im Jahr 2017 ca. 785.000 Geburten registriert. Etwa 99 % dieser Geburten wurden in einer Klinik betreut. Demgegenüber sind etwa 1 % der Kinder außerklinisch (im Geburtshaus oder zu Hause) geboren (Gesellschaft für Qualität in der außerklinischen Geburtshilfe e.V (QUAG), 2018).

Die frühe Wochenbettbetreuung kann im Anschluss an die stationäre Geburt im Krankenhaus ebenfalls stationär erfolgen. Zumeist wird die Wochenbettbetreuung jedoch im Rahmen der ambulanten Versorgung von freiberuflichen Hebammen im häuslichen Umfeld der Familie erbracht. Auch die Untersuchung der Wöchnerin nach sechs bis acht Wochen wird von niedergelassenen Frauenärzt*innen und damit in der ambulanten Versorgung durchgeführt.

3.5 Betreuungskonzepte der geburtshilflichen Betreuung

Während die geburtshilfliche Versorgung eine Form der Gesundheitsversorgung beschreibt, die die medizinische Behandlung der Frauen umfasst, ist die *geburtshilfliche Betreuung* gekennzeichnet von der Betreuung auf der Mikroebene. Sie reflektiert die Interaktionen zwischen Frauen (und Familie) und geburtshilflichen Akteur*innen. Im Folgenden werden allgemeine Betreuungskonzepte vorgestellt, die insbesondere in der geburtshilflichen Betreuung von Frauen von besonderer Bedeutung sind bzw. sein können. So werden die Betreuungskontinuität und der familienzentrierte bzw. der frau-zentrierte Betreuungsansatz eingeführt und erläutert.

Betreuungskontinuität

Das Ziel der kontinuierlichen Betreuung ist es, eine koordinierte und für die Frau ungestörte Betreuung zu gestalten (Haggerty et al., 2003). Freeman et al. unterscheiden die Betreuungskontinuität in drei Formen: Management, Information und Beziehung (Freeman et al., 2007; Haggerty et al., 2003).

Die *Managementkontinuität* beinhaltet die Kommunikation über Informationen, Diagnosen und Befunde sowohl zwischen den geburtshilflichen Akteur*innen und den Frauen als auch zwischen geburtshilflichen Akteur*innen untereinander im Team sowie über institutionelle und fachliche Grenzen hinweg (Freeman et al., 2007).

Demgegenüber beschreibt die *Informationskontinuität* die rechtzeitige Zugänglichkeit und Verfügbarkeit relevanter Informationen (Freeman et al., 2007). Sie stellt die Verbindung zwischen den unterschiedlichen Akteur*innen der geburtshilflichen und der gesundheitlichen Versorgung dar und verknüpft verschiedene

Ereignisse in der Versorgung miteinander (z. B. wesentliche Informationen zum Geburtsverlauf mit Relevanz für die Wochenbettbetreuung) (Haggerty et al., 2003). Eine Form der Informationskontinuität ist die Dokumentation (z. B. im Mutterpass). Die dabei dokumentierten Informationen fokussieren zumeist den medizinischen Zustand der Frau. Der persönliche Hintergrund der Frau samt ihrer Präferenzen und Wertvorstellungen sowie ihrer individuellen Situation sind oftmals nicht schriftlich erfasst, sondern vielmehr im Gedächtnis der jeweiligen Akteur*innen gespeichert, sodass bei einem Betreuungswechsel häufig die Kontinuität der Informationen unterbrochen wird (Haggerty et al., 2003).

Die *Beziehungskontinuität* bezeichnet die Beziehung zwischen der/dem geburtshilflichen Akteur*in und der Frau über die Zeit (Freeman et al., 2007). Dabei können die geburtshilflichen Leistungen und Angebote durch eine geburtshilfliche Akteurin/einen geburtshilflichen Akteur oder auch durch ein Team von geburtshilflichen Akteur*innen während der Schwangerschaft, der Geburt und im Wochenbett vorgehalten werden (Hodnett, 2008). Die persönliche Beziehungskontinuität ist für die Versorgungsqualität von besonderer Bedeutung (Saultz & Albedaiwi, 2004; Saultz & Lochner, 2005). Frauen, die kontinuierlich betreut werden, fühlen sich auf die Geburt gut vorbereitet oder brauchen weniger Schmerzmittel unter der Geburt und sprechen im Allgemeinen häufiger ihre Sorgen und Bedenken an (Hodnett, 2008).

Abschließend lässt sich die kontinuierliche Betreuung wie folgt zusammenfassen:

- eine effektive Kommunikation zwischen den (geburtshilflichen) Akteur*innen, die an der Versorgung der Frauen beteiligt sind (Managementkontinuität)
- eine angemessene Informationsweitergabe z. B. in Form der Dokumentation (Informationskontinuität)
- eine Betreuung durch wenige geburtshilfliche Akteur*innen, um eine Beziehung zwischen geburtshilflicher/m Akteur*in und der Frau zu etablieren (Beziehungskontinuität)
(Freeman et al., 2007; Haggerty et al., 2003).

Familienzentrierte Betreuung
Das Betreuungskonzept der Familienzentrierung hat seinen Ursprung in der Pädiatrie (Shields, Pratt & Hunter, 2006). Diese Form der Betreuung von Kindern und ihren Familien soll sicherstellen, dass die Betreuung rund um die ganze Familie und nicht nur um das einzelne Kind bzw. die einzelne Person geplant wird (Shields, 2015; Shields et al., 2006). Dieser ganzheitliche Ansatz spiegelt die Zusammenarbeit zwischen Akteur*innen der Gesundheitsversorgung, der betreuten Patientin/des betreuten Patienten und deren/dessen Familie wider, wobei stets die individuellen

Bedürfnisse und der situative Kontext berücksichtigt werden (Maputle & Donavon, 2013). Nach dem Institute for Patient- and Family-Centered Care (IPFCC) wird die Familie von der Patientin/vom Patienten definiert. Infolgedessen ist „Familie" also jede Person, die mit der zu betreuenden Person emotional in Verbindung steht (Institute for Patient- and Family-Centered Care (IPFCC), o. J.). Dabei werden die Fähigkeiten und Expertisen aller Beteiligten respektiert sowie die individuellen Bedürfnisse und familiären Werte wahrgenommen und berücksichtigt (Bruce et al., 2002; Hutchfield, 1999; Maputle & Donavon, 2013). Ziele der familienzentrieten Betreuung sind die Förderung des Wohlbefindens und die Steigerung der Zufriedenheit der Patient*innen, aber auch die Stärkung ihres Selbstvertrauens (Bruce et al., 2002; Petersen, Cohen & Parsons, 2004). Zudem werden die Beziehungen innerhalb der Familie gefestigt und ausgebaut.

Hindernisse in der Umsetzung der familienzentrierten Betreuung stellen zum einen mangelnde Kenntnisse und Kompetenzen in der Beziehungsgestaltung oder Gesprächsführung dar. Zum anderen lässt sich aufgrund begrenzter zeitlicher Ressourcen der Akteur*innen seltener ein Einbezug der Familie beobachten. Aber auch eine unzureichende Anerkennung des Konzeptes der familienzentrierten Betreuung steht einer erfolgreichen Umsetzung im Weg (Bruce et al., 2002; Petersen et al., 2004).

Frau-zentrierte Betreuung

Das Konzept der familienzentrierten Betreuung ist auf den geburtshilflichen Kontext übertragen worden: die frau-zentrierte Betreuung stellt die Bedürfnisse der Frau in den Fokus und berücksichtigt den Wunsch der Frau, ihre Familie in die Betreuung einzubeziehen (Bechell, Myers & Smith, 2000). Die frau-zentrierte Betreuung setzt ihren Schwerpunkt auf die Frau und befähigt sie, ihre Geburt an ihre Bedürfnisse und die ihrer Familie anzupassen (Maputle & Donavon, 2013). Das Konzept beschreibt also die Beziehung zwischen der betreuten Frau sowie ihrer Familie zu den geburtshilflichen Akteur*innen. Die zentrale Rolle der Familie für das Wohlbefinden der Frau sowie die soziale Unterstützung werden bei der Betreuung berücksichtigt (Johnson, Stewart, Langdon, Kelly & Yong, 2003; Maputle & Donavon, 2013).

Die frau-zentrierte Betreuung ist gekennzeichnet durch:

- Zusammenarbeit und gegenseitigen Respekt aller Beteiligten (Frau, Partner*in und Familie sowie geburtshilflichen Akteur*innen)
- individuelle Betreuung und Zuhören sowie Wahrnehmen der Ansichten der Frau, um ihre Individualität sowie Vielfalt zu erkennen und zu berücksichtigen; zudem das Ermutigen der Frau, ihre Ideen und Ansichten zu artikulieren

- Berücksichtigung der Partner*innen, Familien und des sozialen Umfelds der Frau, um diese/s gegebenenfalls zu beteiligen
- Beratung und offene Kommunikation sowie einen Austausch vollständiger und unvoreingenommener Informationen zur Unterstützung von Diskussionen
- Beteiligung der Frau und ihrer Familie an der gemeinsamen Entscheidungsfindung
  (Bechell et al., 2000; Johnson et al., 2003; Maputle & Donavon, 2013).

Sowohl die vorgestellten Betreuungskonzepte zur Frau-Zentrierung und der Betreuungskontinuität in der geburtshilflichen Betreuung als auch die präsentierte geburtshilfliche Versorgung im Allgemeinen mit ihren Strukturen und Zuständigkeiten soll im Folgenden fokussiert für Frauen mit Fluchterfahrung betrachtet werden bzw. aktuelle Erkenntnisse zur geburtshilflichen Versorgung von Frauen mit Fluchterfahrung zusammengetragen werden.

Geburtshilfliche Versorgung von Frauen mit Fluchterfahrung

4

Dieses Kapitel verknüpft die Gegenstandsbereiche rund um die Frauen mit Fluchterfahrung, die Eigenschaften und Umstände rund um die Flucht (Kapitel 2) sowie die Merkmale und Prozesse der geburtshilflichen Versorgung und Betreuung (Kapitel 3) miteinander. Während diese Aspekte in den vorherigen Kapiteln zunächst losgelöst voneinander betrachtet wurden, sollen deren Verknüpfung hier zusammengefasst dargestellt sowie in der Literatur beschriebene Kennzeichen der geburtshilflichen Versorgung und Betreuung von Frauen mit Fluchterfahrung beleuchtet werden.

Etwa die Hälfte der in Deutschland schutzsuchenden Frauen befindet sich im gebärfähigen Alter und weist somit einen potentiellen Bedarf an geburtshilflicher Betreuung auf. Über die Anzahl und die Situation der schwangeren Frauen oder Wöchnerinnen mit Fluchterfahrung in Deutschland existieren keine genauen Angaben (Bozorgmehr et al., 2016; pro familia Bundesverband, 2018a; UNHCR et al., 2016). Wie die Bedarfe und Bedürfnisse von Frauen mit Fluchterfahrung in der Phase des Mutterwerdens durch geburtshilfliche Akteur*innen gedeckt werden, wenn diese auch Frauen mit Fluchterfahrung in der geburtshilflichen Versorgung und Betreuung begegnen, soll im Folgenden erläutert werden.

4.1 Rechtlich-formaler Anspruch auf geburtshilfliche Betreuung

Die Weltgesundheitsorganisation (WHO) hebt das Recht auf geburtshilfliche Versorgung auch in besonderen Lebenssituationen wie beispielsweise der Flucht hervor, sodass Frauen mit Fluchterfahrung der Zugang zu geburtshilflicher Betreuung zu gewähren ist (Inter-agency Working Group on Reproductive Health in

Crises (IAWG), 2010). In Deutschland regelt das Asylbewerberleistungsgesetz die Leistungen für Menschen mit Fluchterfahrung bei Krankheit, Schwangerschaft und Geburt. Hierin wird die geburtshilfliche Betreuung von Frauen mit Fluchterfahrung explizit ermöglicht:

> „Werdenden Müttern und Wöchnerinnen sind ärztliche und pflegerische Hilfe und Betreuung, Hebammenhilfe, Arznei-, Verband- und Heilmittel zu gewähren" (§4 AsylbLG).

Somit wird Frauen mit Fluchterfahrung das gleiche Recht auf geburtshilfliche Betreuung zugesprochen wie Frauen ohne Fluchterfahrung bzw. in Deutschland lebenden Frauen. Die Leistungen umfassen:

- die Überwachung des Schwangerschaftsverlaufs und damit einhergehende Routineuntersuchungen,
- die Geburtsbegleitung sowie
- die Betreuung von Mutter und Kind im Wochenbett

(AsylbLG; BMG, 2015; Seyler, 2015).

Die formelle Zugangsberechtigung und Gewährleistung geburtshilflicher Leistungen für Frauen mit Fluchterfahrung ist jedoch nicht gleichbedeutend mit einer tatsächlichen Inanspruchnahme der Angebote in der geburtshilflichen Versorgung. Geburtshilfliche Leistungen sind praktisch nicht verfügbar bzw. werden von Frauen mit Fluchterfahrung nicht in Anspruch genommen, da sich für Frauen mit Fluchterfahrung Hindernisse und Barrieren auf struktureller, organisatorischer, bürokratischer und sprachlicher Ebene ergeben (Biddle & Bozorgmehr, 2019; pro familia Bundesverband, 2018a, 2018b), die im Folgenden ausführlicher dargestellt werden.

4.2   Beeinträchtigungen in der geburtshilflichen Betreuung von Frauen mit Fluchterfahrung

Trotz eines formalen Anspruchs auf geburtshilfliche Versorgung begegnen Frauen mit Fluchterfahrung Hürden bei der Inanspruchnahme der gesundheitlichen und geburtshilflichen Versorgung. Aus internationalen Studienergebnissen sind folgende Beeinträchtigungen für Frauen mit Fluchterfahrung zur geburtshilflichen Versorgung bekannt:

- Frauen mit Fluchterfahrung finden sich aufgrund ihrer kurzen Aufenthaltsdauer im Aufnahmeland unzureichend im jeweiligen Gesundheitssystem zurecht (Carolan, 2010; Correa-Velez & Ryan, 2012; Lephard & Haith-Cooper, 2016; Mccarthy & Haith-Cooper, 2014)
- Aufgrund von Verlegungen, die durch das Asylverfahren bedingt sind, mangelt es an Kontinuität in der Betreuung von Frauen mit Fluchterfahrung. Es liegen vermehrt fragmentierte Betreuungsverläufe vor. Hinzu kommt, dass kein einheitliches Dokumentationssystem existiert, das eine Informationskontinuität sicherstellt (Biddle & Bozorgmehr, 2019; Correa-Velez & Ryan, 2012; pro familia Bundesverband, 2018a, 2018b, 2019).
- Das Gesundheitswesen sowie geburtshilfliche Akteur*innen zeigen unzureichende transkulturelle Kompetenz bzw. es mangelt an Kultur-/Diversitätssensibilität (Byrskog et al., 2015; Correa-Velez & Ryan, 2012; McCarthy & Haith-Cooper, 2013; Pangas et al., 2019).
- Es existieren Sprachbarrieren, die keine adäquate Kommunikation zwischen der Frau und den geburtshilflichen Akteur*innen erlauben. Um die Verständigung zu ermöglichen, sind häufig Sprachmittler*innen erforderlich (Carolan, 2010; Correa-Velez & Ryan, 2012; Gibson-Helm et al., 2014; Kennedy & Murphy-Lawless, 2001; McCarthy & Haith-Cooper, 2013).
- Die allgemeine Zunahme an Patientinnen mit besonderen Bedarfen sowie der Frauen mit Fluchterfahrung schränkt die zeitlichen Ressourcen der geburtshilflichen Akteur*innen ein. Infolgedessen kommt es zu längeren Wartezeiten auf Termine sowie Zeitdruck und Stress der geburtshilflichen Akteur*innen bei der Konsultation. Aus der knapp bemessenen Zeit resultiert auch eine fehlende Flexibilität der geburtshilflichen Akteur*innen in der Betreuung, sodass nicht angemessen auf individuelle und spezifische Bedürfnisse der Frauen eingegangen werden kann (Bouchghoul et al., 2015; Correa-Velez & Ryan, 2012).

In der geburtshilflichen Versorgung und Betreuung von Frauen mit Fluchterfahrung scheinen insbesondere Praktiken und Vorgehensweisen einer angemessenen Kultur- bzw. Diversitätssensibilität der geburtshilflichen Akteur*innen gegenüber Frauen sowie zur Überwindung von Sprachbarrieren wesentlich für eine adäquate Betreuung. Vor diesem Hintergrund sollen im Folgenden die Konzepte von Kultur sowie Transkulturalität erläutert (Abschnitt 4.3) sowie in der Literatur beschriebene Kommunikationsformen zur Überwindung von Sprachbarrieren eingeführt (Abschnitt 4.4) werden.

4.3   Kultursensibilität in der geburtshilflichen Versorgung

Der klassische Kulturbegriff ist sehr umstritten und beschreibt „Kultur" als holistische Einheit sozialer Kollektive (Drechsel, Schmidt & Gölz, 2000; Tylor, 1970; Welsch, 1998). Das damit verbundene Kulturkonzept beruht auf der Vorstellung von Homogenität der Menschen jener „Kultur" hinsichtlich des Wissens, des Glaubens, der Moralauffassung, der Sitten und Bräuche sowie der Verhaltens- und der Denkweisen (Wicker, 1996). Die Verbreitung einer „Kultur" sei dabei deckungsgleich mit der territorialen und sprachlichen Ausdehnung eines Volkes. Dabei entsteht der Eindruck, als sei „Kultur" etwas, das jemand als Mitglied einer Gesellschaft in der Kindheit auferlegt bekommt bzw. „einatmet" (Tylor, 1970; Welsch, 1998).

Der Kulturbegriff dient einerseits der Beschreibung einer Gruppe, indem dieser Gruppe bestimmte Merkmale zugeschrieben werden (Dornheim, 2007; Welsch, 1998). Andererseits fungiert der Kulturbegriff auch als Abgrenzung des Eigenen vom Anderen und Fremden. Diese Abgrenzung resultiert aus Beobachtungen, welche mit dem Eigenen und dem Bekannten verknüpft werden und schließlich als fremd wahrnehmbar werden (Dornheim, 2007). Das Fremde ist demnach nur in Beziehung zu dem Eigenen bzw. sich selbst als fremd erfahrbar. Jenes als fremd Wahrgenommene kann zur Abgrenzung oder gar zur Ausgrenzung von Menschen führen. Eine Konzentration auf die Fremdheit bzw. Differenzen versperrt außerdem die Möglichkeiten der Interaktion miteinander, in welcher man sich auf Gemeinsamkeiten konzentrieren kann (Andrews & Boyle, 2015; Dornheim, 2007).

Spätestens mit der Globalisierung und den komplexer werdenden gesellschaftlichen Zusammenhängen ist der klassische Kulturbegriff überholt (Drechsel et al., 2000). Es existieren keine in sich klar abgrenzbaren „Kulturen". Kulturen sind vielmehr von Durchmischungen und Durchdringungen gekennzeichnet (Welsch, 1998). Individuen konstruieren sich ihre eigene Lebenswelt und werden dabei von biographischen Erfahrungen, äußeren Lebensbedingungen und soziokulturellen Hintergründen geprägt (Welsch, 1998). Individuen und Gruppen – vermeintliche Kulturen – beeinflussen sich zudem gegenseitig. Verschiedene Begrifflichkeiten versuchen dieses Aufeinandertreffen zu beschreiben: Multikulturalität umschreibt das Nebeneinander von Kulturen, die Interkulturalität die Begegnung von Kulturen (Domenig, 2007; Dornheim, 2007). Dabei liegt beiden Konzepten der klassische Kulturbegriff zugrunde. Im Gegensatz dazu beschreibt Transkulturalität das „Über-das-kulturell-Hinausgehende" und damit auch Verbindende und Gemeinsame. Transkulturalität entsteht zwischen Menschen und eröffnet damit auch die Perspektive für die Interaktion (Domenig, 2007; Wicker, 1996).

Auch in der geburtshilflichen Betreuung treffen geburtshilfliche Akteur*innen auf Frauen unterschiedlicher Herkunft mit einer Vielfalt biographischer Erfahrungen und Erlebnisse. In der Begegnung versuchen die geburtshilflichen Akteur*innen, das Verhalten der Frauen und somit auch der Frauen mit Fluchterfahrung zu identifizieren bzw. zu antizipieren, um daraus Handlungen für die Betreuung und Versorgung ableiten zu können. Die geburtshilflichen Akteur*innen stehen auf der handlungspraktischen Ebene vor der Herausforderung, die individuellen flucht- und migrationsspezifischen sowie soziokulturellen Hintergründe der Frau zu erkennen und ihr Handeln entsprechend anzupassen (Domenig, 2007; Williamson & Harrison, 2010). Hierbei besteht die Gefahr, dass Frauen mit Fluchterfahrung weniger als Individuen wahrgenommen werden, sondern vielmehr als Stellvertreterinnen der Frauen mit Fluchterfahrung, Stellvertreterinnen einer Ethnie oder Religionsgemeinschaft etc. Jene Stereotypisierungen können sich auf die Qualität der Versorgung von Frauen mit Fluchterfahrung auswirken, indem eben nicht die individuellen Bedürfnisse berücksichtigt werden, sondern stereotypen-basierte Bedürfnisse antizipiert werden (Bühlmann & Stauffer, 2007).

Im Laufe der Zeit sind verschiedene Handlungsvorschläge und Empfehlungen entwickelt worden, die versuchen, die kulturspezifischen Praktiken in der Betreuung von Menschen und auch Frauen mit Migrationserfahrung zu berücksichtigen. Als problematisch gelten jene Ansätze, die aus einzelnen Momentaufnahmen und Beobachtungen zu unterschiedlichem Verhalten und zu andersartigen Bedürfnissen von Frauen mit Migrationserfahrung (oder Fluchterfahrung) fälschliche Generalisierungen ziehen (Leininger, 1978, 1991). Auf Grundlage der im Geiste (weiter-)existierenden idealtypischen Kulturbilder liefern hier Auflistungen bestimmter Eigenschaften und Wertvorstellungen bestimmter „Kulturen" Handlungsanleitungen im Umgang mit ethnischen Gruppen. Jene „Kulturrezepte" sollen eine Anpassung und Neustrukturierung des Handelns in der Betreuung fördern (Leininger, 1978, 1991). Allerdings klammert diese Herangehensweise der „Kulturrezepte" alle anderen Bereiche aus, die die Lebenswelt eines Individuums prägen. Aufgrund jener Stereotypisierung besteht die Gefahr, Ungleichheiten zu „kulturalisieren". Variationen im individuellen Verhalten und Denken werden in eine feste Zuschreibung verwandelt, um aus dem vermuteten und voraussehbaren Verhalten Handlungsempfehlungen abzuleiten (Leininger, 1978, 1991).

Transkulturelle Kompetenz
Gegenüber sogenannten „Kulturrezepten" versuchen neuere Ansätze zur Transkulturalität in der Gesundheitsversorgung nicht die sogenannte Kultur, sondern die Interaktion der Akteur*innen in das Zentrum der Betrachtung zu rücken. Auf diese

Weise können weniger „Kulturrezepte" für das praktische Handeln abgeleitet werden, aber eben auch keine Stereotypisierungen. Vielmehr wird die Individualität
und intrakulturelle Variation berücksichtigt, indem zusätzlich eine Auseinandersetzung mit den eigenen soziokulturellen Werthaltungen und Hintergründen stattfindet
(Andrews & Boyle, 2015).

Die transkulturelle Kompetenz nach Domenig stellt die Interaktion ins Zentrum der Betrachtung, welche durch folgende Komponenten unterstützt wird:
Selbstreflexion, Wissen und Erfahrung sowie Empathie (Domenig, 2007).

- *Selbstreflexion*:
  Die eigene Lebenswelt wird als selbstverständlicher Wirklichkeitsbereich wahrgenommen und jene Matrix auf alles andere gespiegelt bzw. vor diesem
  Hintergrund interpretiert, um Handlungen daraus abzuleiten (Schütz & Luckmann, 2017). In der Selbstreflexion wird die eigene Lebenswelt hinterfragt und
  die Verblendung der eigenen soziokulturell gefärbten Brille sichtbar. Parallel
  wird die Perspektive der/des Anderen wertneutral erfasst, um sich der anderen Lebenswelt anzunähern. Aus der Synthese der beiden Perspektiven können
  Handlungen für den individuellen Kontext abgeleitet werden (Domenig, 2007;
  Uzarewicz, 1999). Dieser selbstreflexive Prozess kann auf der einen Seite Ver-
  unsicherungen auslösen, auf der anderen Seite jedoch auch neue Blickwinkel
  eröffnen (Domenig, 2001, 2007).

- *Hintergrundwissen und transkulturelle Erfahrungen*:
  Beim Hintergrundwissen im Rahmen der transkulturellen Kompetenz handelt
  es sich nicht um kulturgebundenes Wissen, sondern um Konzepte allgemei-
  nerer Art, wie z. B. Kenntnisse zu bestehenden Variationen im Gesundheits-
  und Krankheitsverständnis, Kenntnisse über Kommunikationsformen bzw. Ausdrucksweisen oder Kenntnisse zu Hintergründen von Frauen mit Fluchterfahrung
  (migrations- bzw. fluchtspezifische Lebensbedingungen sowie Zugangsbarrieren
  zur Gesundheitsversorgung etc.). Mithilfe jener Kenntnisse können passende
  Fragen gestellt und die Antworten kontext- und situationsbezogen ausgelegt
  werden (Domenig, 2001, 2007).

- *Empathie*:
  Empathie bezeichnet die Fähigkeit eines Menschen, sich in einen anderen Menschen hineinzuversetzen. Es bedeutet darüber hinaus, Interesse und Neugier für
  das Andere und Fremde zu entwickeln (Domenig, 2007). Durch Empathie und
  Aufgeschlossenheit kann Neues entdeckt werden. Dazu müssen geburtshilfliche
  Akteur*innen dieses Interesse der Frau kommunizieren, indem sie sich selbst
  einbringen durch Aufmerksamkeit, Zustimmung, Anteilnahme und geeignete

Fragen (Bourdieu, 1998; Domenig, 2007). Dies bedeutet ein Zuwenden und Nähe herstellen, das durchaus eine Herausforderung darstellen kann, wenn die/der geburtshilfliche Akteur*in um sachliche Distanz bemüht ist. Zudem erfordert es auch ein Eingestehen, das Fremde nur bis zu einem gewissen Grad zu verstehen und das Fremde ggf. auch fremd sein zu lassen (Domenig, 2001, 2007; Leyer, 1994).

Transkulturelle Kompetenz beschreibt demnach die Fähigkeit, Perspektiven zu wechseln, Bedeutungssysteme zu beschreiben und zu interpretieren, sich auf Erfahrungsprozesse einzulassen und gegenseitige Verstehensprozesse zu fördern (Domenig, 2001, 2007). In der geburtshilflichen Betreuung von Frauen mit Fluchterfahrung stellt die transkulturelle Kompetenz eine wesentliche Betreuungsvoraussetzung dar. Durch das Vermeiden von Stereotypen und das Hervorheben der Interaktion wird die Frau als Individuum in ihrer konkreten Situation wahrgenommen. In der Betreuung und dem Handeln der geburtshilflichen Akteur*innen können durch Empathie und den selbstreflexiven Prozess die Hintergründe der Frau erfasst und berücksichtigt werden.

4.4 Kommunikationsformen bei Sprachbarrieren

Unter Kommunikation wird allgemein die Informationsübermittlung von einer Person (Sender*in) zu einer anderen Person (Empfänger*in) mittels Zeichen verstanden (Scherr, 2010). Die verwendeten Kommunikationskanäle können die Sprache sowie die nonverbale Kommunikation sein. Sprache stellt ein System von Zeichen, Verbindungen dieser Zeichen sowie dazugehörigen Regeln dar (Bergmann & Stricker, 2010). Sprache ist demnach ein Instrument, um Sachverhalte zu beschreiben und Empfindungen auszudrücken (Köhler, 2010). Neben der verbalen Kommunikation, z. B. über Sprache, können auch non- bzw. paraverbale Umstände und Situationen Informationen zwischen Personen vermitteln. So lassen sich aufgrund der Körperhaltung, Bewegungsweise, Kleidung und Stimmfarbe über 60 % der Informationen über eine Person ableiten (Altorfer & Käsermann, 2007). Folglich deklarierte Watzlawick: „Man kann nicht nicht kommunizieren" (Watzlawick, Beavin & Jackson, 2017, S. 60). Zumeist werden Informationen der non- und paraverbalen Gegebenheiten jedoch unbewusst wahrgenommen und verarbeitet. Demgegenüber beschreibt die *nonverbale Kommunikation* den gezielten Einsatz nonverbaler Mittel wie z. B. Mimik, Gestik und Blickkontakt, um mit jemandem zu kommunizieren (Altorfer & Käsermann, 2007; Scherr, 2010).

In der geburtshilflichen Betreuung besteht stets eine Interaktion von Individuen: mindestens einer geburtshilflichen Akteurin/eines geburtshilflichen Akteurs sowie der Frau. So stellt die Kommunikation ein Schlüsselelement innerhalb der geburtshilflichen Betreuung dar, um sich allgemein auszutauschen, um Anamnesegespräche zu führen und um Handlungsanleitungen weiterzugeben (Bühlmann & Stauffer, 2007; Stuker, 2007). Neben dem beschriebenen Austausch von inhaltlichen Aspekten dient die Kommunikation auch dem Beziehungsaufbau und der Vertrauensbildung (Bühlmann & Stauffer, 2007).

Auf der einen Seite werden in der Kommunikation Informationen ausgetauscht, auf der anderen Seite gehen Individuen eine soziale Beziehung ein (Scherr, 2010). Bei der Kommunikation interpretieren die beteiligten Personen wechselseitig die Mitteilungen, Absichten und Verhaltenserwartungen der/des jeweils anderen, auch um das Verhalten der/des Gegenüber/s zu beeinflussen. Dieses Verstehen und Verständigen bildet die Basis für die Strukturierung und Koordination des daraus folgenden Handelns (Scherr, 2010).

Durch das Fehlen einer gemeinsamen Sprache in der Betreuung von Frauen mit Fluchterfahrung entstehen Kommunikationsprobleme, die das Einhalten von Handlungsroutinen und Standards in der geburtshilflichen Versorgung erschweren (Stuker, 2007). Außerdem führt eine eingeschränkte Kommunikationsfähigkeit zu Problemen in der Beziehungsgestaltung (Bühlmann & Stauffer, 2007).

Aufgrund einer eingeschränkten verbalen Kommunikation durch Sprachbarrieren rücken in der Interaktion zwischen geburtshilflichen Akteur*innen und Frauen mit Fluchterfahrung alternative Verständigungsmöglichkeiten in den Fokus. Hierzu zählen unter anderem Übersetzungshilfen und Wörterbücher, Zeichen- und Körpersprache und der Einsatz von Sprachmittler*innen (Stuker, 2007).

Übersetzungshilfen wie Wörterbücher und medizinische Sprachführer dienen dazu, ein Minimum an Kommunikation aufrechtzuerhalten (Bühlmann & Stauffer, 2007). Insbesondere Sprachführer versuchen, neben der Sprache auch Informationen über Religion sowie soziale Werte und Normen unterschiedlicher Bevölkerungsgruppen zu vermitteln. Als Beispiel kann hier der Ratgeber „Ohne Deutsch im Kreißsaal" genannt werden, der neben Bild-Text-Karten zur Übersetzung auch religiöse und kulturelle Besonderheiten aufgreift bzw. Traditionen, Sitten sowie Bräuche rund um die Geburt einzelner Länder aufzeigt (Stupka-Gerber, 2014). Dies birgt jedoch das Risiko der Generalisierung und Stereotypisierung (Stuker, 2007) (siehe auch Abschnitt 4.3).

Eine weitere Möglichkeit zur Kommunikation zwischen geburtshilflichen Akteur*innen und Frauen mit Fluchterfahrung ist der Einsatz des Körpers als Kommunikationsmittel (**nonverbale Kommunikation**). Hierbei ist Kreativität erforderlich, um durch Zeigen und Demonstrieren mittels der Hände bis hin zum ganzen Körper eine minimale Verständigung zu gewährleisten. Auch bei diesem Vorgehen sind Einbußen in der Versorgungsqualität zu beobachten, da eine individuelle Wahrnehmung und damit auch Betreuung der Frau nicht leistbar sind (Bühlmann & Stauffer, 2007).

Der **Einsatz von Sprachmittler*innen** stellt eine weitere Option zur Kommunikation mit Frauen mit Fluchterfahrung dar. In der Sprachmittlung existieren viele Strategien, aber auch Begrifflichkeiten rund um die Menschen, die Übersetzungsleistungen anbieten. Sprachmittler*innen, Dolmetscher*innen und Übersetzer*innen sind dabei die verbreiteten Termini. Die folgenden Ausführungen sollen einen Überblick zur Funktion und zum Hintergrund der einzelnen Sprachmittler*innen geben sowie die Chancen und Herausforderungen beleuchten.

Ad-hoc-Dolmetscher*innen oder *Gelegenheitsdolmetscher*innen* sind Personen mit Fremdsprachenkenntnissen als Muttersprache, die spontan Sprachbarrieren zu überwinden versuchen (Wächter & Vanheiden, 2015). Sie lassen sich in Laien-Dolmetscher*innen und bilinguales Personal unterteilen. Angehörige, Bekannte oder auch Kinder aus dem privaten Umfeld der Frau finden sich unvorbereitet in der Rolle der/des (Laien-)Dolmetschenden wieder, was zu Rollen- und Loyalitätskonflikten führen kann (Bischoff et al., 2003; Bischoff & Steinauer, 2007; Stuker, 2007). Auf der einen Seite sind zumeist die medizinischen Kenntnisse und entsprechendes Vokabular nicht vorhanden. Auf der anderen Seite kann die Beziehung zwischen der Frau und der sprachmittelnden Person überfordert werden (Bühlmann & Stauffer, 2007). Auch bilinguales Personal kommt meist unvorbereitet in die Situation, übersetzen zu sollen und dabei nicht über entsprechendes Vokabular zu verfügen, da die Kenntnisse innerhalb eines anderen Kontextes erworben wurden und nicht zwangsläufig auch den medizinisch-gesundheitlichen Bereich abdecken. Zusätzlich entfernt sich bilinguales Personal bei der Unterstützung von Kommunikationssituationen häufig vom eigentlichen Arbeitsplatz bzw. Aufgabenbereich und erhält keine spezielle Entlohnung für die geleisteten Dolmetschdienste (Bühlmann & Stauffer, 2007).

Allen Gelegenheitsdolmetschenden gemein ist, dass sie über keine Ausbildung oder Schulung im Dolmetschen verfügen und somit auch nicht mit den ethischen Grund-sätzen im Zusammenhang mit der Übersetzung vertraut sind (Wächter & Vanheiden, 2015). Zudem ist – speziell bei der Übersetzungsleistung von Angehörigen – um die Neutralität der übersetzten Informationen und Mitteilungen zu fürchten. Der Einsatz von Gelegenheitsdolmetscher*innen birgt nachweislich das Risiko medizinischer Fehler aufgrund von unvollständigen Informationen bzw. der Veränderung von Informationen (Muela, Hausmann-Muela, Grietens & Toomer, 2008).

Community Sprachmittler*innen sind bilinguale Personen, die ebenfalls in ihre Muttersprache hin- und rückübersetzen sowie innerhalb verschiedener Felder in unterschiedlichen Institutionen und öffentlichen Einrichtungen innerhalb der Kommune ihre Dienste anbieten (Wächter & Vanheiden, 2015). Community Sprachmittler*innen werden häufig über Servicestellen oder Gemeindedolmetschdienste an anfragende Institutionen vermittelt. Die Qualität der Community Sprachmittler*innen variiert stark, zumeist weisen sie jedoch befriedigende bis gute Sprachkenntnisse auf und zudem mindestens eine Schulung in Dolmetschtechniken (Schwarze & Junge, 2013; Wächter & Vanheiden, 2015).

Qualifizierte Sprachmittler*innen sind umfangreich ausgebildete Dolmetscher*innen, die über ein gutes Sprachniveau verfügen (Wächter & Vanheiden, 2015). Neben dem lexikalischen Wissen besitzen qualifizierte Sprachmittler*innen zusätzlich relevantes Bezugswissen wie zum Beispiel vertiefte Kenntnisse über die Länder und den Sprachraum, aber auch institutionelle Gegebenheiten (Stuker, 2007). Im Rahmen ihrer Ausbildung haben sie die Fähigkeiten und Kompetenzen erworben, inhaltlich sachlich, unparteiisch, zielgruppengerecht und mit professioneller Distanz das gewünschte Gespräch in die Zielsprache zu übertragen (Wächter & Vanheiden, 2015). Außerdem müssen sie nach ihrer Berufsordnung die Schweigepflicht einhalten (Bundesverband der Dolmetscher und Übersetzer e. V., 2014). Einige qualifizierte Sprachmittler*innen weisen zudem eine Weiterbildung im Medizindolmetschen auf, sodass sie auch über entsprechendes Vokabular verfügen und dem Kontext angemessen übersetzen können. Der Einsatz von qualifizierten Sprachmittler*innen ist jedoch meist mit einem erhöhten Kostenaufwand verbunden (Wächter & Vanheiden, 2015).

Telefon- und Videodolmetschdienste stellen eine hilfreiche Alternative zum persönlich interaktiven Dolmetschen dar (Wächter & Vanheiden, 2015). Insbesondere für seltene Sprachen bietet sich diese Option an. Beim Einsatz von Telefon- und Videodolmetscherdiensten ist darauf zu achten, dass entsprechende Technik vorgehalten wird und auch bedient werden kann (Bischoff & Grossmann, 2006; Origlia Ikhilor et al., 2018)

Allgemein ist die Kostenübernahme von Sprachmittlungsdiensten im Gesundheitswesen im Rahmen der gesetzlichen Krankenversicherung nicht vorgesehen. Ärzt*innen und Kliniken können die Leistungen rund um die Sprachmittlung nicht abrechnen (Deutscher Bundestag, 2017). Der Deutsche Ethikrat fordert in diesem Zusammenhang, die strukturellen Rahmenbedingungen im Krankenhaus zu verbessern und Kommunikation zu gewährleisten, indem die Finanzierung des Dolmetschens sichergestellt wird (Deutscher Ethikrat, 2016).

Die Zusammenarbeit mit Sprachmittler*innen verändert die Gesprächssituation in der geburtshilflichen Betreuung (Stuker, 2007). Bei dem Trialog kann die/der

Sprachmittler*in die vertrauensvolle Gesprächsatmosphäre beeinträchtigen und als störend empfunden werden, obgleich durch die/den Sprachmittler*in erst eine Verständigung bzw. ein Beziehungsaufbau ermöglicht wird (Stuker, 2007). Auf Seiten der geburtshilflichen Akteur*innen kann das Gefühl der Abhängigkeit entstehen, da sie auf die Übersetzung der Sprachmittler*innen angewiesen sind und damit auch Kontrolle abgeben (Stuker, 2007). Bei der Übertragung von Aussagen der einen Sprache in eine andere entstehen Verzerrungen, da korrespondierende Worte nicht zwingend mit der exakt gleichen Bedeutung belegt sind. Somit ist die Übersetzung immer eine Annäherung an die ursprüngliche Aussage und nicht notwendigerweise ein Hinweis auf eine Unzulänglichkeit der/des Sprachmittler*in. Dennoch können unvollständige Übersetzungen, Hinzufügungen oder auch Veränderungen durch Sprachmittler*innen nicht gänzlich ausgeschlossen werden, sodass die Zusammenarbeit mit ihnen immer auch eine Erschwernis darstellt (Stuker, 2007). Demgegenüber ermöglichen Sprachmittler*innen eine hinreichende Verständigung zwischen geburtshilflichen Akteur*innen und Frauen mit Fluchterfahrung. Sprachbarrieren und damit einhergehende Frustrationen durch Missverständnisse können verringert werden. Auf Basis des Austausches können die Wünsche und Vorstellungen der Frau mit in die Planung der Betreuung einfließen und berücksichtigt werden (Stuker, 2007).

4.5 Fazit der geburtshilflichen Betreuung von Frauen mit Fluchterfahrung

Aufgrund ihrer Erfahrungen und Erlebnisse vor, während und auch nach der Flucht sind Frauen mit Fluchterfahrung komplexen Stressoren hinsichtlich ihrer körperlichen und psychischen Gesundheit ausgesetzt. Bei der geburtshilflichen Betreuung von Frauen mit Fluchterfahrung besteht die Gefahr, psychische sowie soziale Problemlagen zu medikalisieren.

Die Betreuungskontinuität ist insbesondere in der Betreuung von Frauen mit Fluchterfahrung ein wichtiger Faktor bei der Versorgung im geburtshilflichen Kontext. Eine fragmentierte Betreuung bzw. ein Wechsel oder Abbruch in der Betreuung fällt auf die Frau mit Fluchterfahrung zurück, die aufgrund ihres unzureichenden Zurechtfindens im Gesundheitssystem in einer solchen Situation zusätzlich verunsichert wird. Durch Kontinuität in der Betreuung kann dieser zusätzliche Stress vermieden werden (Correa-Velez & Ryan, 2012). Wenn eine Beziehungskontinuität aufgrund der Verlegungen über Kommunen hinweg nicht gewährleistet werden kann, gewinnen die Informations- und Managementkontinuität an Bedeutung und sollten verstärkt beachtet sowie umgesetzt werden.

Das Vernetzen und die Kooperation der geburtshilflichen Akteur*innen untereinander und zu anderen gesundheitlichen sowie sozialen Akteur*innen (z. B. Psycholog*innen, Sozialarbeiter*innen) im Sinne der Frauen sind insbesondere bei Frauen mit Fluchterfahrung sinnvoll und ratsam. Die Zusammenarbeit dient nicht nur der Weiterleitung und Überweisung bei spezifischen Bedarfen und Bedürfnissen der Frauen mit Fluchterfahrung, sondern auch dem gemeinsamen Austausch und der Koordination von Aktivitäten. Hierdurch kann auf die Heterogenität und Diversität der Frauen mit Fluchterfahrung angemessen reagiert werden (Kennedy & Murphy-Lawless, 2001; Mantovani & Thomas, 2014).

Eine Herausforderung bei der Betreuung von Frauen mit Fluchterfahrung ist das „Kulturalisieren" von psycho-sozialen Problemlagen, indem geburtshilfliche Akteur*innen die Bedürfnisse der Frauen aus unbegründeten Vorannahmen und Stereotypen antizipieren, um daraus Handlungen für die Versorgung und Betreuung ableiten zu können. Die transkulturelle Kompetenz der geburtshilflichen Akteur*innen ist hierbei von besonderer Relevanz, um die individuellen Hintergründe und Kontexte der Frau zu erfassen und in der Betreuung berücksichtigen zu können (Domenig, 2007). Zusätzlich ist ein ganzheitlicher und frau-zentrierter Ansatz in der Betreuung zu wählen, um die Bedürfnisse und Ansichten der Frau wahrzunehmen und ihnen gerecht zu werden (Brown-Bowers et al., 2015; Byrskog et al., 2015; Haith-Cooper & Bradshaw, 2013b, 2013a).

In der Interaktion von Frauen mit Fluchterfahrung und geburtshilflichen Akteur*innen gilt es, angemessene Kommunikationsformen einzusetzen. Diese unterstützen auf der einen Seite das Verstehen der Anliegen der Frau und das Erfassen ihrer persönlichen Situation. Auf der anderen Seite dient die Kommunikation der Informationsvermittlung – im Sinne der Diagnosestellung und Handlungsanweisung – dem Verstanden-Werden als geburtshilfliche/r Akteur*in. Möglichkeiten stellen hier die Sprachmittlung aber auch non- und paraverbale Kommunikationstypen dar (Stuker, 2007).

Forschungsstand zur geburtshilflichen Betreuung von Frauen mit Fluchterfahrung

Um das Wissen zur Gestaltung der geburtshilflichen Betreuung von Frauen mit Fluchterfahrung sowie deren Besonderheiten zusammenzuführen, wurde eine qualitative systematische Übersichtsarbeit erstellt. Diese Übersicht fasst die qualitativen Ergebnisse empirischer Studien narrativ zusammen (Grant & Booth, 2009). Ziel ist es, den Interessensgegenstand – die geburtshilfliche Betreuung bei Frauen mit Fluchterfahrung – besser zu verstehen und erklären zu können. Eine erste Literatursichtung zeigte, dass Studien und Untersuchungen Frauen mit Fluchterfahrung oftmals unter Frauen mit Migrationserfahrung subsumieren und die Population der Frauen mit Fluchterfahrung nicht zwingend isoliert betrachten. Aus diesem Grund untersucht diese Übersichtsarbeit Studien zur Betreuung von Frauen mit Flucht- und Migrationserfahrung, um relevante Erkenntnisse nicht zu übersehen.

Ziel der Übersichtsarbeit ist es, Schlüsselthemen und -konzepte zur geburtshilflichen Betreuung von Frauen mit Flucht- bzw. Migrationserfahrung in ihrer Vielfalt nicht zu reduzieren, sondern in eine Struktur zu bringen sowie ein Nebeneinander- und Gegenüberstehen zu erlauben. Über verschiedene Studien hinweg können wiederkehrende Themen zunächst identifiziert und nachfolgend zusammengefasst werden. Im Zuge dessen werden die Themen in ihrer Bandbreite betrachtet und Forschungslücken aufgezeigt (Chenail, 2009; Noyes, Popay, Pearson, Hannes & Booth, 2008; Walsh & Downe, 2005). Die nachfolgende qualitative systematische Übersicht bildet somit den aktuellen Forschungsstand zur geburtshilflichen Betreuung auf der Mikroebene bzw. der Interaktionsebene zwischen

Elektronisches Zusatzmaterial Die elektronische Version dieses Kapitels enthält Zusatzmaterial, das berechtigten Benutzern zur Verfügung steht
https://doi.org/10.1007/978-3-658-33413-0_5.

geburtshilflichen Akteur*innen und Frauen mit Flucht- bzw. Migrationserfahrung ab.

Um die existente Literatur zu identifizieren, wurde eine systematische Recherche in gängigen Literaturdatenbanken durchgeführt und die Ergebnisse der eingeschlossenen Publikationen deskriptiv zusammengefasst. Die folgenden Kapitel beschreiben detailliert die Vorgehensweise (zur Recherche, zur Studienauswahl samt ihrer Qualitätsbeurteilung sowie zur Extraktion der Ergebnisse; Abschnitt 5.1). Das Abschnitt 5.2 fasst die Ergebnisse zusammen und bildet auf diese Weise den aktuellen Forschungsstand zur geburtshilflichen Betreuung von Frauen mit Flucht- bzw. Migrationserfahrung ab. Eine Zusammenfassung und abgeleitete Implikationen für das weitere Forschungsvorhaben werden in Abschnitt 5.3 dargestellt.

5.1 Recherche und Vorgehen

In einem ersten Schritt wurde der Interessensgegenstand mithilfe einer Fragestellung eingegrenzt: *Wie gestalten geburtshilfliche Akteur*innen die Betreuung von Frauen mit Flucht- bzw. Migrationserfahrung?* Die Fragestellung wurde für die Literaturrecherche nach dem PICo-Schema operationalisiert (Nordhausen & Hirt, 2020), indem die betrachtete Population, das Interessensphänomen sowie der Kontext eingegrenzt wurden (siehe hierzu auch Tabelle 5.1)

Tabelle 5.1 PICo-Recherscheschema

Population	geburtshilfliche Akteur*innen, die im direkten Umfeld der Frauen handeln
Phenomenon of Interest	Gestaltung der geburtshilflichen Betreuung auf der Mikroebene/Interaktionsebene
Context	Frauen in der Phase des Mutterwerdens mit Flucht- bzw. Migrationserfahrung

Gesucht wurden demnach Studien und Publikationen, die

- geburtshilfliche Akteur*innen, die im direkten Umfeld der Frauen handeln, als Zielgruppe identifizieren (Population),
- die Gestaltung der geburtshilflichen Betreuung bzw. das Handeln der geburtshilflichen Akteur*innen auf der Mikroebene beschreiben (Phenomenon of Interest/Interessensgegenstand),

- Frauen in der Phase des Mutterwerdens betrachten (Context/Kontext) und
- hierbei den Fokus auf Frauen mit Flucht- und/oder Migrationserfahrung legen (Context/Kontext).

Zusätzlich wurden folgende Ein- und Ausschlusskriterien formuliert, die die Auswahl geeigneter Publikationen unterstützten (die Tabelle 5.2 stellt die Ein- und Ausschlusskriterien vor):

Tabelle 5.2 Ein- und Ausschlusskriterien der Literaturauswahl

	Einschluss	**Ausschluss**
Interessensgegenstand	Darstellung und Gestaltung der geburtshilflichen Betreuung auf der Mikro-/Interaktionsebene	quantitative Gesundheits- oder Perinataldaten
		pädiatrische/neonatologische Versorgung und Betreuung
	Erfahrungen und Erlebnisse in der geburtshilflichen Betreuung	gynäkologische Betreuung
		ausschließliche Betrachtung der geburtshilflichen Betreuung auf Meso-/Makroebene
Population (Perspektive)	Erfahrungen/Erlebnisse der Akteur*innen des geburtshilflichen Gesundheitssystems	Erfahrungen außerhalb des gesundheitlichen Versorgungssystems (z. B. Ehrenamtliche)
	Erfahrungen/Erlebnisse der Frauen mit Fluchterfahrung	Erlebnisse/Erfahrungen aus Dritter Hand (z. B. Behörden, Politik)
Kontext	Frauen in der Phase des Mutterwerdens	Frauen in der reproduktiven Phase ohne Bedarfe rund um Schwangerschaft, Geburt und Wochenbett
	geflüchtete Frauen und migrierte Frauen	undokumentierte/papierlose Frauen
	Migration über Staatsgrenzen hinweg	Binnenmigrantinnen
Setting	einkommensstarke Aufnahmeländer[a]	einkommensschwache Aufnahmeländer[a]

(Fortsetzung)

Tabelle 5.2 (Fortsetzung)

	Einschluss	Ausschluss
Studiendesign	empirische (qualitative) Primärstudien	Sonstige Publikationstypen
	Übersichtsartikel	
	Fallanalysen	
Sprache	Deutsch	Sonstige
	Englisch	
Publikationsjahr	ab 1990	vor 1990

[a]Einkommensstarke sowie einkommensschwache Länder werden über die Auflistung durch die OECD-Länder identifiziert und bestimmt (Organisation for Economic Co-operation and Development (OECD), o. J.)

Mithilfe einer systematischen Literaturrecherche wurden für die Fragestellung relevante Studienergebnisse identifiziert. Die Literatursuche fand im August 2017 in den folgenden fünf Literaturdatenbanken der Themenbereiche Public Health, Medizin und Psychologie statt: PubMed (MEDLINE), CINAHL, PSYNDEX, PsycINFO und Cochrane Library. Die Recherche wurde im Oktober 2019 erneut durchgeführt und damit aktualisiert.

Die Suche in den Datenbanken erfolgte mithilfe vorab festgelegter Suchworte, sowohl in den Titeln als auch in den Abstracts. Die Tabelle 5.3 fasst die Suchbegriffe der Recherche zusammen. Zudem wurden in den Datenbanken hinterlegte Schlagworte eingesetzt. Zur Identifizierung der adäquaten Schlagwörter wurde der in den Suchmaschinen hinterlegte MeSh-Term bzw. Thesaurus verwendet. Die Suchstrategien wurden so entsprechend der jeweiligen Datenbank leicht modifiziert und angepasst. Zusätzlich wurde eine Handsuche in den Referenzlisten der eingeschlossenen Publikationen vorgenommen.

Sichtung und Auswahl

Im Anschluss an die Literaturrecherche erfolgte die Prüfung der Suchergebnisse angelehnt an anerkannte Richtlinien zur Erstellung von Übersichtsarbeiten durch jeweils zwei unabhängige Reviewerinnen[1], um z. B. einen Selektionsbias bestmöglich auszuschließen (Liberati et al., 2009; Nordhausen & Hirt, 2020). Die Titel und Abstracts der Treffer wurden gesichtet, mit der Absicht, jene Studien zu identifizieren, die eine Relevanz zur Beantwortung der Frage an die Literatur auswiesen oder

---

[1]Das Reviewteam setzt sich aus drei Forscherinnen der Gesundheitswissenschaften und zugleich Kollegiatinnnen des Forschungskollegs FlüGe zusammen (AK, L-MM, ACN)

Tabelle 5.3 Suchbegriffe der Recherche

	Englisch	Deutsch
Population	gyna*cologist* midwi*e* obstetrician* doula* *nurse*	Gynäkolog* Frauen*rzt* Geburtshelfe* Hebamme* Entbindungspfleger* Doula* *Krankenschwester* *Krankenpflege* *Pflege*
Phenomen of interest (Interessens- Gegenstand)	obstetric* maternal* maternity* pregnan* prenatal* antenatal* birth* labo*r* intrapartum* perinatal* postpartum* postnatal* health care* maternal health care* maternal health care service*	Geburtshilfe* perinatal* intrapart* postpart* pränatal* Schwangerschaft* Geburt* Wochenbett* Maternal* Begleitung* Betreuung* Versorgung* Schwangerenvorsorge* Wochenbettbetreuung*
Kontext	pregnant wom*n expectant mother* puerpera*	Schwangere* Gebärende* Wöchnerin* Mutter* Mütter* Frau*
	migrant* migration* immigration* displacement* refugee* asylum*	Migrant* Migration* Immigration* Flüchtling* geflüchtet* Asyl*

zu jenem Zeitpunkt nicht eindeutig ausgeschlossen werden konnten. Im Anschluss wurden alle verbliebenen Publikationen in ihrem Volltext vollständig gelesen und nach dem Vieraugen-Prinzip auf ihre Eignung geprüft. Abweichungen während des

Titel-/Abstract-Screenings und/oder der Volltextprüfung wurden durch bilaterale Diskussionen gelöst bzw. mit der jeweils dritten Reviewerin besprochen.

Die Auswahl und Selektion orientierte sich stets an der Fragestellung zur Gestaltung der geburtshilflichen Betreuungssituation von Frauen mit Flucht- bzw. Migrationserfahrung sowie dem vordergründigen Interesse an der Mikroebene (Interaktionsebene). Die Mikroebene beleuchtet dabei die Gestaltung der geburtshilflichen Betreuung durch geburtshilfliche Akteur*innen (aus der Perspektive der Akteur*innen und auch aus der Perspektive der Frauen). Ferner lagen den einzelnen Selektionsschritten die vorab festgelegten Ein- und Ausschlusskriterien zugrunde (siehe Tabelle 5.2).

Qualitätsbeurteilung
Zur Beurteilung der methodischen Güte (Qualitätsbeurteilung) der identifizierten Studien wurde die *Checkliste des Critical Appraisal Skills Programme* für Qualitative Forschung geringfügig angepasst und angewendet (Critical Appraisal Skills Programme (CASP), 2018). Jeweils zwei Reviewerinnen wendeten die Checkliste unabhängig voneinander für jede vorläufig eingeschlossene Studie an. Die Ergebnisse der Qualitätsbeurteilung wurden verglichen sowie Differenzen diskutiert und bilateral gelöst. Eine unzureichende Qualitätsbeurteilung (mindestens drei negative Aspekte, insbesondere in der methodischen Anlage) führte zum Ausschluss der jeweiligen Studie bzw. Publikation. Auf diese Weise wurde die methodische Qualität der zusammengefassten Ergebnisse sichergestellt.

Extraktion der Ergebnisse
Relevante Hauptmerkmale bzw. Studiencharakteristika (wie z. B. methodisches Vorgehen, Setting der Studie, Informationen zur Studienpopulation) sowie interessierende Ergebnisse (Herausforderungen und Lösungsstrategien in der geburtshilflichen Betreuung) der eingeschlossenen Studien wurden jeweils in einer Übersichtstabelle zusammengetragen.[2] Zusätzliche, über das eigene Erkenntnisinteresse hinausgehende Ergebnisse fanden hierin keine Berücksichtigung. Vor dem Hintergrund des Interessensgegenstandes – wie geburtshilfliche Akteur*innen die Betreuung von Frauen mit Flucht- bzw. Migrationserfahrung gestalten – werden die extrahierten qualitativen Studienergebnisse nachfolgend narrativ zusammengefasst.

---

[2]Zur Ansicht befinden sich im elektronischen Zusatzmaterial eine Übersichtstabelle der Studiencharakteristika und eine Übersichtstabelle zu den interessierten Ergebnissen.

5.2 Ergebnisse der qualitativen Übersicht

Der Prozess der Literaturrecherche und Studienauswahl ist in Abbildung 5.1 dargestellt. Die systematische Literaturrecherche ergab nach Entfernen der Duplikate 875 Treffer. Nach dem Screening der Titel und Abstracts auf ihre Eignung verblieben 75 Publikationen. Im Anschluss wurden deren Volltexte auf ihre Relevanz hin gesichtet und überprüft. Diese Auswahl schloss aufgrund der Einschlusskriterien (bzw. Ausschlusskriterien) weitere 57 Studien aus. Die folgende Auflistung gibt die Ausschlussbegründungen in ihrer hierarchischen Ordnung an. Aufgrund der kaskadenartigen Durchsicht war eine Einfachbegründung ausreichend bzw. wurden Mehrfachbegründungen nicht berücksichtigt. Die Begründungen für den Ausschluss waren:

- keine geburtshilfliche Betreuung (z. B. gynäkologische oder pädiatrische Betreuung) (n = 16)
- keine Mikro-/Interaktionsebene zwischen Frauen und Akteur*innen (n = 14)
- quantitative Outcomes/Gesundheitsdaten (n = 14)
- keine geburtshilflichen Akteur*innen (z. B. Psycholog*innen, Ehrenamtliche) (n = 4)
- Sprache nicht Deutsch oder Englisch (n = 3)
- „Frauen ohne Papiere" (n = 3)
- einkommensschwaches Aufnahmeland (n = 3)

Die Qualitätsbeurteilung bezog demnach 18 Publikationen ein. Zwei Studien wurden aufgrund methodischer Mängel ausgeschlossen (siehe dazu Abschnitt 5.2.1). In die Ergebnissynthese wurden daher 16 Studien eingeschlossen.

5.2.1 Qualitätsbeurteilung der eingeschlossenen Studien

Die Beurteilung der 18 vorläufig eingeschlossenen Studien beabsichtigt, die methodische Qualität des Forschungsstandes sicherzustellen. Eine detaillierte Übersicht der methodischen Qualitätsbeurteilung der eingeschlossenen Volltexte ist in der Tabelle 5.4 dargestellt.

Die meisten Studien definierten klar ihr Forschungsziel. Die Rekrutierungsstrategien waren größtenteils detailliert dargelegt. Es existierten teilweise Defizite in der Darstellung der Datenerhebung. Ethische Aspekte wurden überwiegend beachtet. Unklarheit bestand in den meisten Studien zur Beziehung zwischen Forschenden und Teilnehmenden bzw. zur Reflexion hierüber. In einigen Studien

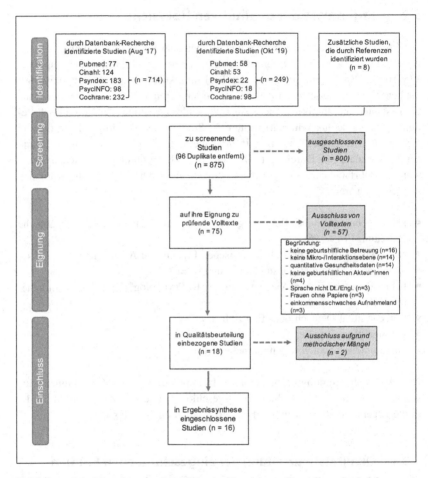

Abbildung 5.1 Flowchart der Literaturrecherche. (eigene Darstellung in Anlehnung an Moher, Liberati, Tetzlaff, Altman & The PRISMA Group, 2009)

bestanden darüber hinaus Mängel in der Darstellung und Beschreibung des Analyseprozesses. Die Ergebnisse waren in fast allen eingeschlossenen Studien klar dargestellt und auch die Relevanz der Forschung war zumeist ersichtlich.

In der Qualitätsbeurteilung wird berücksichtigt, dass der Mangel in der Transparenz der Datenerhebungsmethoden oder Datenauswertungsverfahren auch den Einschränkungen und Rahmungen des Publikationsformats geschuldet sein

Tabelle 5.4 Ergebnisse der Qualitätsbeurteilung

Referenz	Frage										Fazit
	1	2	3	4	5	6	7	8	9	10	
Bennett, Scammell 2014	+	+	+	+	+	?	+	+	+	+	ein
Binder et al. 2012	+	+	?	+	(+)	−	+	+	?	+	ein
Briscoe, Lavender 2009	+	+	+	+	+	?	+	+	+	+	ein
Byrskog et al. 2015	+	+	?	+	?	+	+	+	+	+	ein
Correa-Valez 2012	+	+	?	?	?	?	(+)	+	(+)	+	ein
Goodwin et al. 2018	+	+	+	+	+	?	?	+	+	+	ein
Haith-Cooper, Bradshaw 2013	+	+	(+)	+	+	+	+	(+)	+	+	ein
Kurth et al. 2010	+	+	?	+	+	−	+	(+)	+	+	ein
Lephard, Haith-Cooper 2016	+	+	+	+	+	−	+	?	+	+	ein
Lyons et al. 2008	+	+	+	+	+	−	+	+	+	+	ein
McFadden et al. 2012	+	+	+	+	+	?	+	+	+	+	ein
Ng, Newbold 2011	+	+	+	+	+	?	+	+	+	+	ein
Owens et al. 2016	+	+	+	+	+	+	+	+	+	+	ein
Reynolds, White 2010	?	?	?	?	?	−	(+)	−	+	?	ein
Shaffer 2002	+	−	−	−	?	−	?	−	+	?	aus
Sheridan et al. 2011	+	−	−	−	+	N/A	+	+	+	+	aus
Tobin et al. 2014	+	+	+	+	+	?	+	+	+	+	ein
Winn et al. 2018	+	+	+	+	+	?	+	+	+	+	ein

Legende
+ : Ja, eindeutig beschrieben
−: nein, keine Beschreibung vorhanden
?: unklar beschrieben, mit wenigen Informationen
N/A: nicht anwendbar
ein: Einschluss in qualitative Ergebnissynthese
aus: Ausschluss; aufgrund mangelnder Qualität werden die Ergebnisse in der Zusammenfassung nicht berücksichtigt

Fragen
1: Gab es eine klare Aussage über das Forschungsziel/die Forschungsfrage?
2: Ist ein qualitatives Vorgehen angemessen?
3: War das Forschungsdesign geeignet, die Forschungsziele zu erreichen?
4: War die Rekrutierungsstrategie den Forschungszielen angemessen?
5: War die Datenerhebung der Forschungsfrage angemessen?
6: Wurde die Beziehung zwischen Forschenden und Teilnehmenden angemessen berücksichtigt und reflektiert?
7: Wurden ethische Aspekte beachtet?
8: War die Datenanalyse hinreichend genau?
9: Gibt es eine klare Aussage zu den Ergebnissen?
10: Ist die Forschung von Relevanz?

können: Die vermeintlichen Mängel waren evtl. vielmehr der Berichtsqualität zuzuordnen als der tatsächlichen Methodenqualität. Dennoch erfüllten zwei Studien die Anforderungen der Beurteilungskriterien nicht. Aufgrund der mangelnden Qualität werden die Ergebnisse dieser Studien in der zusammenfassenden Synthese nicht berücksichtigt (Shaffer, 2002; Sheridan et al., 2011). Die qualitative systematische Übersichtsarbeit berücksichtigt in ihrer Ergebnissynthese demnach 16 Publikationen (Bennett & Scammell, 2014; Binder, Johnsdotter & Essén, 2012; Briscoe & Lavender, 2009; Byrskog et al., 2015; Correa-Velez & Ryan, 2012; Goodwin, Hunter & Jones, 2018; Haith-Cooper & Bradshaw, 2013b; Kurth et al., 2010; Lephard & Haith-Cooper, 2016; Lyons, O'Keeffe, Clarke & Staines, 2008; McFadden, Renfrew & Atkin, 2012; Ng & Newbold, 2011; Owens, Dandy & Hancock, 2016; Reynolds & White, 2010; Tobin, Murphy-Lawless & Beck, 2014; Winn, Hetherington & Tough, 2018).

5.2.2 Charakteristika der eingeschlossenen Studien

Die Tabelle 5.5 fasst die Charakteristika der eingeschlossenen Studien zusammen.[3]

Design und methodischer Ansatz
Fast alle eingeschlossenen Studien nutzten ein qualitatives Forschungsdesign [A, B, C, D, F, G, I, J, K, L, M, N, O, P][4]. Hierbei dominierte die Datenerhebung durch qualitative teilstrukturierte Interviews (n = 6) [A, B, C, I, M, P], gefolgt von einer Kombination aus Interviews mit Fokusgruppen (n = 3) [G, J, K] sowie narrativen Interviews (n = 2) [D, O]. Drei Studien machten keine genauen Angaben zur Art der geführten Interviews [F, L, N]. Zwei Studien ergänzten ihr Interviewmaterial durch Beobachtungen, Feldnotizen oder Fotos der Frauen [C, F].

---

[3]Eine detaillierte Auflistung der einzelnen Studien und ihrer Charakteristika befindet sich in einer Übersichtstabelle der Studiencharakteristika im elektronischen Zusatzmaterial.

[4]**A:** Bennett & Scammell, 2014; **B:** Binder et al., 2012; **C:** Briscoe & Lavender, 2009; **D:** Byrskog et al., 2015; **F:** Goodwin et al., 2018; **G:** Haith-Cooper & Bradshaw, 2013b; **I:** Lephard & Haith-Cooper, 2016; **J:** Lyons et al., 2008; **K:** McFadden et al., 2012; **L:** Ng & Newbold, 2011; **M:** Owens et al., 2016; **N:** Reynolds & White, 2010; **O:** Tobin et al., 2014; **P:** Winn et al., 2018

Zwei Studien wählten in ihrem Studiendesign einen Mixed-Methods-Ansatz [E, H][5]. Hierbei wurden zum einen Fachgespräche mit einer Umfrage sowie einer Literaturübersicht kombiniert [E] und zum anderen Akteur*innen-Interviews zusammen mit quantitativen Daten der medizinischen Dokumentation erfasst [H].

Tabelle 5.5 Zusammengefasste Charakteristika der eingeschlossenen Studien

		n
Design	Qualitatives Forschungsdesign	14
	Mixed-Methods-Ansatz	2
Setting	Europa	12
	Australien	2
	Kanada	2
Studienpopulation	geburtshilfliche Akteur*innen	9
	Frauen	4
	Frauen und geburtshilfliche Akteur*innen	3
Umfang der Studienpopulation	bis zu 5 Teilnehmende	1
	5 – 15 Teilnehmende	9
	15 – 30 Teilnehmende	5
	über 30 Teilnehmende	1
Migrationshintergründe	asylsuchend/geflüchtet	9
	Migrantinnen	2
	Frauen mit „ethnischer, kultureller, sprachlicher Diversität"	2
	Migrationshintergrund ohne Definition	3
Art der Betreuung (Mehrfachnennung möglich)	klinische/Krankenhausversorgung	5
	übergreifend (Schwangerschaft, Geburt, Wochenbett)	3
	Schwangerschaft	6
	Wochenbett/Stillzeit	2
	Geburt	2

---

[5]**E**: Correa-Velez & Ryan, 2012; **H**: Kurth et al., 2010

Setting der Studien

Die Mehrheit der Studien fand in Europa [D, H, J, O] und hier überwiegend im Vereinigten Königreich statt [A, B, C, F, G, I, N]. Außerdem konnten in dieser Übersichtsarbeit Studien aus Kanada [L, P] und Australien [E, M] berücksichtigt werden.

Studienpopulation – Perspektive und Umfang

Es wurden sowohl geburtshilfliche Akteur*innen als auch Frauen zu ihren Erfahrungen und Erlebnissen in der geburtshilflichen Betreuung befragt. Die Anzahl der Interview-Teilnehmenden lag zwischen vier und 62. Neun Studien interviewten ausschließlich geburtshilfliche Akteur*innen [A, D, E, G, H, J, L, N, P], vier Studien befragten nur Frauen [C, I, M, O] und drei Studien richteten ihre Fragen an beide Zielgruppen [B, F, K].

*Geburtshilfliche Akteur*innen*

Zwölf Studien erhoben die Ansichten geburtshilflicher Akteur*innen. Elf Studien schlossen Hebammen oder Hebammenschülerinnen in ihre Studienpopulation ein [A, B, D, E, F, G, H, J, K, L, P], sechs Studien befragten Frauenärzt*innen [B, E, H, J, L P]. Darüber hinaus wurden in den Studien auch die Ansichten anderer Akteur*innen (wie z. B. Gesundheits- und Krankenpfleger*innen, Physiotherapeut*innen, Sozialarbeiter*innen, Psycholog*innen, Dolmetscher*innen) berücksichtigt [E, H, J, K, L, P].

Eine Studie spezifiziert „professionelle Akteur*innen" nicht, sodass unklar bleibt, welche Berufsgruppe befragt wurde [N]. Zwei Studien setzten für die Studienteilnahme ein bzw. zwei Jahre Berufserfahrungen voraus [A, D].

Frauen in der Phase des Mutterwerdens

Sieben Studien befragen Frauen direkt zu ihren Erfahrungen und Erlebnissen in der geburtshilflichen Betreuung. Die Migrationserfahrungen bzw. Kontexte der Frauen wurden in den eingeschlossenen Studien wie folgt unterteilt:

- asylsuchende oder geflüchtete Frauen (n = 9) [A, C, E, G, H, I, N, O, P],
- Migrantinnen (n = 2) [B, L],
- Frauen mit ethnischer/kultureller/sprachlicher Diversität im Vergleich zur Aufnahmegesellschaft (n = 2) [J, M],
- nicht näher definiert (n = 3) [D, F, K]

Sofern Studien die Herkunft der Frauen aufschlüsselten, zeigt sich in der Ausdifferenzierung, dass geflüchtete oder asylsuchende Frauen aus Sub-Sahara-Afrika oder Osteuropa kamen. Auch aus der Sub-Sahara-Region Afrikas kamen Migrantinnen. Außerdem wurden Frauen aus Somalia, Pakistan und Bangladesch als Migrantinnen näher betrachtet.

Nur wenige Studien definierten die Konzepte oder das zugrundeliegende Verständnis von Migration bzw. geflüchtet (oder asylsuchend), obwohl diese Attribute wesentliche Charakteristika des Forschungsinteresses der jeweiligen Untersuchung darstellten. Es wurden stellvertretende Merkmale herangezogen, um Frauen mit Flucht- bzw. Migrationserfahrung zu identifizieren. Beschriebene Methoden waren z. B. der Vermerk „Status Asylbewerberin/Flüchtling" auf der Krankenhausakte [C] oder das Geburtsland als Proxy für den Fluchthintergrund der Frau [E]. Teilweise wurde beschrieben, welche Frauen in die Studien eingeschlossen wurden, sodass hierüber Ideen zur Definition von *Frauen mit Flucht- bzw. Migrationserfahrung* gewonnen werden können:

- Frauen, die unfreiwillig emigrierten und/oder geflüchtet waren [J, M],
- Frauen, die freiwillig emigrierten, wie z. B.
  - ausländische Studentinnen [J] oder
  - Ausländerinnen, die über eine Arbeitserlaubnis im jeweiligen Aufnahmeland verfügten [J],
- Frauen, die im Ausland geboren worden waren [L, M],
- Frauen, die kürzlich eingereist waren [M],
- Frauen, deren Muttersprache nicht der Sprache im Aufnahmeland entsprach [M].

Binder et al. (2012) legten ihre *Definition von Migration* offen und beschrieben Migration als die Zuwanderung einer Person in ein Umfeld, das im starken Kontrast zur Herkunft steht und in dem Frauen damit auf unbekannte soziale, kulturelle und wirtschaftliche Bedingungen treffen, die ihnen die Assimilation an die Aufnahmegesellschaft erschweren [B].

Reynolds und White (2010) charakterisierten *asylsuchende Frauen* als Personen, die auf eine Entscheidung über ihren Antrag bei der jeweiligen Behörde auf Schutz warten [N]. Winn et al. (2018) lehnten ihre *Definition von Flüchtlingen* an die Erklärung der Genfer-Flüchtlingskonvention von 1951 an [P]. Der umstrittene Begriff *asylbewerbend* wurde von Tobin et al. (2014) kurz erläutert und diskutiert: Der Begriff *Asylbewerber*innen* habe sich für Personen etabliert, die den Flüchtlingsstatus anstreben. Mitte der 90er Jahre ersetzte der Begriff den häufig genutzten Begriff des *Flüchtlings*, in dem Versuch, die Verantwortung eines Staates zur Aufnahme von Flüchtlingen im Sinne der Genfer-Flüchtlingsdefinition zu beschränken [O].

Es kann festgehalten werden, dass über die eingeschlossenen Studien hinweg keine einheitlich geteilte Auffassung zu den Konzeptionen von Migration und Flucht (bzw. Asyl) besteht. Vielmehr schienen die Definitionen und Ansichten einander teilweise zu überlappen und miteinander verwoben zu sein.

Art der Versorgung und Betreuung bzw. Phase des Mutterwerdens
Das abgebildete Leistungsspektrum der geburtshilflichen Betreuung war in fünf Studien die klinische Betreuung im Krankenhaus oder in gesundheitlichen Versorgungseinrichtungen („facility-based care") [B, E, F, J, P] oder umfasste in drei Studien den gesamten Betreuungsbogen von Schwangerschaft, Geburt und Wochenbett [A, I, N]. Die Betrachtung der Schwangerenbetreuung erfolgte in sechs Studien [C, D, G, L, M, O]. Zwei Studien betrachten die Betreuung im Wochenbett bzw. während der frühen Stillzeit [C, K] und ebenfalls zwei Studien die ausschließliche Betreuung während der Geburt [H, O].

Zusammenfassung
Der überwiegende Anteil der eingeschlossenen Studien betrachtete Frauen mit Fluchterfahrung bzw. asylsuchende Frauen. Außerdem wurden auch Frauen mit Migrationshintergrund bzw. Diversität berücksichtigt. Die betrachteten Frauen kamen, sofern eine Ausdifferenzierung erfolgte, überwiegend vom afrikanischen Kontinent. Obwohl die Mehrheit der eingeschlossenen Studien aus dem europäischen Kontext stammt und Daten mittels Interviews erhoben wurden, lag eine breite Heterogenität der eingeschlossenen Studien vor. Folgende Aspekte illustrieren diese Heterogenität:

• Herkunft der Frauen,
• Settings/Aufnahmeländer und die dortigen Bedingungen für Frauen mit Flucht- bzw. Migrationserfahrung (z. B. Zugang zur geburtshilflichen Versorgung, Prozesse des Asylverfahrens)
• betrachtete Perspektiven (Ansichten der geburtshilflichen Akteur*innen und/ oder der Frauen) und
• das Verständnis und die Definition der Konzepte von Migration und Flucht.

Diese Heterogenität schränkt die Vergleichbarkeit der Erkenntnisse ein. Dennoch sollen die Ergebnisse in der Synthese zusammengefasst werden, da sie Hinweise auf Herausforderungen und Gelingensbedingungen in der Betreuung von Frauen mit Flucht- bzw. Migrationserfahrung geben können.

5.2.3 Ergebnissynthese

Das Erkenntnisinteresse der eingeschlossenen Studien konzentriert sich auf Erfahrungen und Erlebnisse in der geburtshilflichen Betreuung von Frauen mit Flucht- bzw. Migrationserfahrung. Die Gestaltung der geburtshilflichen Betreuung stellt dabei den zentralen Interessensgegenstand dar. Hierzu wurden sowohl Herausforderungen als auch Gelingensbedingungen in der Literatur identifiziert.[6]

Im Folgenden werden die in den Studien beschriebenen Herausforderungen sowie die Reaktion auf diese in der geburtshilflichen Betreuung von Frauen mit Flucht- bzw. Migrationserfahrung gesammelt. Über die Studien hinweg wiederkehrende Themen waren:

- das Gesundheitssystem im Aufnahmeland
- die Umsetzung und Praktiken der geburtshilflichen Betreuung
- die Beziehungsgestaltung zwischen geburtshilflichen Akteur*innen und Frauen
- die Kommunikation zwischen geburtshilflichen Akteur*innen und Frauen
- die diversitätssensible geburtshilfliche Betreuung
- Schulungen für geburtshilfliche Akteur*innen

Diese Themen und damit verbundene Herausforderungen für die geburtshilfliche Betreuung sowie die entwickelten Lösungsstrategien als auch beschriebene Gelingensbedingungen werden im Folgenden ausführlich dargestellt.

Gesundheitssystem im Aufnahmeland

Das Gesundheitssystem im Aufnahmeland wurde in vielen Studien für kürzlich immigrierte Frauen als unbekannt und unvertraut beschrieben [B, E, F, I, J, L, O, P]. Dieser Umstand beeinflusste das Inanspruchnahmeverhalten der Frauen gegenüber Leistungen rund um die Geburt [E, J, P]. Akteur*innen berichteten, dass Angebote von Frauen nicht effektiv genutzt wurden: verzögertes Aufsuchen der Schwangerenvorsorge, verspätetes oder ausbleibendes Wahrnehmen von vereinbarten Terminen [E, F, J]. Dies konnte dazu führen, dass Akteur*innen zusätzlich belastet waren, da sie in der Betreuung mehr Zeit und zusätzliche andere Ressourcen aufwenden mussten [J, P]. Eine ineffiziente Nutzung des Gesundheitssystems ist auch auf die begrenzten Kenntnisse der geflüchteten/migrierten Frauen und die Schwierigkeiten des Zurechtfindens in einem neuen und teilweise komplizierten System zu erklären [B]. Vorschläge der Akteur*innen, dieser Problematik zu begegnen, sind

---

[6]Die Übersichtabelle der Ergebnissynthese aller eingeschlossenen Studien befindet sich zur Ansicht im elektronischen Zusatzmaterial.

unter anderem, Frauen über das Gesundheitssystem sowie ihre Ansprüche hierin zu informieren, z. B. durch Aufklärung und Schulungen [A, E]. Außerdem regen Studienergebnisse an, Angebote speziell für Frauen zu schaffen, die kürzlich in das Land eingereist sind, um ihnen auf diese Weise Brücken in das Regelsystem zu verschaffen. Dies könnten z. B. Spezialkliniken sein, die verschiedene Angebote und Akteur*innen unter einem Dach zusammenbringen und so Zugänge für geflüchtete/migrierte Frauen erleichtern. Frauen könnten sich auf diese Weise leichter in das komplexe System in der neuen Umgebung integrieren [E, M, P].

Umsetzung und Praktiken der geburtshilflichen Betreuung

Die Betreuung von Frauen mit Flucht- bzw. Migrationserfahrung wurde von Akteur*innen in zwei Studien als aufwendig beschrieben [A, H]. Akteur*innen gingen Kompromisse ein, indem sie die Situation der Frauen stets berücksichtigten und darauf basierend die Betreuung anpassten. Der Anspruch war dabei, das Versorgungsniveau nicht zu beeinträchtigen [L]. Neben dem Einhalten von Richt- und Leitlinien, um die medizinischen Bedarfe zu erfüllen, fragten Akteur*innen Frauen proaktiv nach ihrer Meinung und ihren Wünschen. Sie erwarteten nicht, dass Frauen diese von alleine äußerten [B, G, L]. Dies erforderte unter Umständen über die Grundversorgung hinausgehendes Engagement der Akteur*innen, um Frauen bedürfnisgerecht zu betreuen und die Betreuungsqualität aufrechtzuerhalten [H, P]. Hierzu zählten unter anderem die berufliche Weiterbildung und der Einsatz von zusätzlichen Ressourcen – trotz möglicher Knappheit (wie bspw. beim Zeitaufwand). Um Frauen die Zugänge in die geburtshilfliche Versorgung zu eröffnen, wurde das Bündeln von (spezifischen) Angeboten und das entsprechende Weiterleiten der Frauen durch Akteur*innen aufgezeigt, welches jedoch als zusätzliche Anstrengung wahrgenommen wurde [P]. Die Bedeutung der Zusammenarbeit und Kooperation der Akteur*innen wurde in einigen Studien betont. Die Koordination der Betreuung innerhalb der eigenen Einrichtung, aber auch darüber hinaus, konnten die geburtshilfliche Betreuung der geflüchteten/migrierten Frauen unterstützen bzw. positiv beeinflussen [A, H, K, P].

Um an geeignete Stellen weiterleiten zu können, relevante Informationen auszutauschen und im Sinne der Frau zusammenzuarbeiten, waren gute Systemkenntnisse der Akteur*innen notwendig. Dies war in den Studien teilweise mit großem Engagement der Akteur*innen verbunden, die zusätzliche Anstrengungen unternehmen mussten, um die Betreuung der Frauen zu koordinieren [A, H, K, P]. Eine Studie führte an, dass „Sonderregelungen" für migrierte bzw. geflüchtete Frauen zu mehr Komplexität im System als auch für Verwirrung bei Akteur*innen sorgten, die am Ende zu mehr Schwierigkeiten in der Betreuung führen könnten (z. B. bei der Abrechnung und Finanzierung) [P].

Beziehungsgestaltung zwischen geburtshilflichen Akteur*innen und Frauen
Akteur*innen betonen die Relevanz der positiven Beziehung und des Vertrauensverhältnisses zwischen Akteur*in und Frau, welche eine optimale Betreuung begünstigt. Insbesondere der Hebammenberuf werde von Frauen zumeist wertgeschätzt und bilde die Basis für eine vertrauensvolle Beziehung [D]. Misstrauen und negative Gefühle wiederum könnten die Versorgungsqualität beeinträchtigen [A, B, D].

Geburtshilfliche Akteur*innen merkten an, dass zwischenmenschliche Fähigkeiten (z. B. Empathie) den Beziehungsaufbau zwischen ihnen und Frauen mit Flucht- bzw. Migrationserfahrung unterstützten. Der Beziehungsaufbau zwischen Akteur*innen und Frauen erforderte jedoch auch Zeit, damit Frauen sich öffnen konnten. Demnach war auch Kontinuität in der Betreuung ein wichtiger Faktor für den Beziehungsaufbau. Die Kontinuität steigerte mit dem zunehmenden Vertrauen zusätzlich auch die Zufriedenheit der Frauen in der Betreuung. Außerdem konnte so das unnötige Wiederholen von Informationen durch die Betreuungskontinuität einer Person oder eines Teams umgangen werden [E, M, O, P].

Den Einfluss von Familienmitgliedern der Frauen auf die Beziehungsgestaltung thematisierten nur wenige Studien. Zwei Studien konstatieren, dass weibliche und männliche Familienmitglieder einen positiven Beziehungsaufbau zwischen Akteur*innen und Frauen stören. Als Beispiel nannten Akteur*innen hierbei die wahrgenommene Dominanz des Ehemannes oder der Schwiegermutter der Frau [F, K].

Kommunikation zwischen geburtshilflichen Akteur*innen und Frauen
Eine Herausforderung, die in nahezu allen eingeschlossenen Studien thematisiert wurde, war die Kommunikation. Frauen sprachen die Sprache des Aufnahmelandes nicht oder nur unzureichend, sodass eine Sprachbarriere die Betreuungssituation beeinträchtigte und weitere Aspekte der Betreuung beeinflusste [A, D, E, H, J, K, L, M, N, O, P]. Die Ergebnisse der eingeschlossenen Studien zeigen, dass fehlende Sprachkenntnisse der Frauen zu Kommunikationsschwierigkeiten führten bzw. die Verständigung komplex und mühselig machten [A, H]. Die eingeschränkte Kommunikationsfähigkeit auf verbaler Ebene hatte erhebliche Auswirkungen auf die Arbeitsbelastung der Akteur*innen: Die Betreuung erforderte mehr Zeit [A, J]. Ferner war die Anamneseerhebung bzw. das Einholen von wichtigen medizinischen Informationen oder Wünschen der Frauen unvollständig, sodass in der Folge auch eine angemessene bzw. bedürfnisorientierte Versorgung nicht möglich erschien [C, J, N, O]. Zudem hatte die eingeschränkte Kommunikation direkte Auswirkungen auf die Aufklärung sowie die informierte Entscheidung der Frau. Die Einwilligung der Frau war Studienergebnissen folgend erschwert [J, P].

Akteur*innen hatten unterschiedliche kreative Strategien entwickelt, mit Kommunikationsbarrieren umzugehen. Betrachtete Studienerkenntnisse berücksichtigten: den Einsatz von Sprachmittler*innen, das Zurückgreifen auf Alternativsprachen oder Brückensprachen, nonverbale-Kommunikation (z. B. Gesten) und andere Hilfsmittel.

Der Einsatz von Sprachmittler*innen stellte in vielen Studien eine Möglichkeit dar, Sprachbarrieren zwischen Akteur*innen und Frauen zu überwinden [A, E, J, L, O]. Hierbei war die Wahl der Sprachmittler*innen von besonderer Relevanz. Informelle Sprachmittler*innen sollten möglichst nicht aus dem Netzwerk der Frau stammen. Das Zurückgreifen auf Familienmitglieder oder Freunde der Frau lehnten Akteur*innen im Wesentlichen ab. Bedenken hierzu betrafen insbesondere die Vertraulichkeit, die Rechtmäßigkeit und die Genauigkeit der Übersetzung [D, F, J]. Die Anwesenheit Dritter (insbesondere, wenn es sich um Freunde oder Familienmitglieder handelte) schürte nach Aussagen der Akteur*innen bei Frauen zudem die Angst vor Gerede, sodass das Offenlegen von intimen Informationen oder der Austausch über persönliche Angelegenheiten erschwert waren [D, E]. Das Nutzen von Sprachmittlungsdiensten wurde demnach von Akteur*innen in den betrachteten Studien bevorzugt [A, E, J, L, O, P]. Dennoch bestanden auch hier teilweise Hürden. Unsicherheiten existierten z. B. in Bezug auf die Auswahl der sprachmittelnden Person hinsichtlich ihres Geschlechts oder ihres Alters [E, H, J]. Die Erfahrung zeigte, dass benötigte Sprachen bei etablierten sowie selbstorganisierten Sprachmittlungsdiensten nicht immer verfügbar waren und auch darüber hinaus organisatorische Barrieren bestanden, wie z. B. sich verzögernde Termine (erhöhter Zeitaufwand durch das Warten auf das Eintreffen der Sprachmittler*innen sowie Verlangsamung der Konsultation/Betreuung, die naturgemäß aufgrund der Sprachmittlung länger dauerte). Der mitunter kurzfristige Einsatz von Sprachmittler*innen auch außerhalb von Geschäftszeiten war eine typische Barriere in der geburtshilflichen Betreuung. Hinzu kam, dass die Finanzierung nicht immer klar geregelt war [E; J, K, N, O, P].

Bei dem Einsatz von Sprachmittler*innen übertrugen Akteur*innen die Kontrolle des Gespräches teilweise an die Sprachmittler*innen und begaben sich in eine Art Abhängigkeitsverhältnis. Teilweise blieb ihnen verborgen, was wie übersetzt wurde. Akteur*innen äußerten zudem Bedenken und Sorgen bzgl. der Qualität der Sprachmittlung: Inwiefern war eine Ausbildung der Sprachmittler*innen vorhanden? War diese ausreichend? Verfügten sie über das notwendige medizinische Fachvokabular? – um einige Herausforderungen aus Sicht der Akteur*innen zu nennen [D, N].

Eine weitere Möglichkeit, die Verständigung zwischen Akteur*innen und geflüchteten/migrierten Frauen aufrechtzuerhalten, war das Finden einer gemeinsamen Sprache (Brückensprache). Die Gefahr von Missverständnissen war hierbei jedoch groß, da Frauen sowie Akteur*innen Konzepte und Prozesse zu übersetzen versuchten, die hierdurch ihre tatsächliche Bedeutung verloren, sodass es zu Fehlinterpretationen kommen konnte [C, D]. Wenn Frauen bereits rudimentär die Sprache des Aufnahmelandes beherrschten und auch hierüber mit Akteur*innen kommunizierten, versuchten Akteur*innen dies wertzuschätzen und Frauen in dieser Situation entgegenzukommen, indem sie ihre Sprachgeschwindigkeit anpassten, Rückfragen erlaubten und Frauen das Gesagte wiederholen ließen. Auf diese Weise konnten sie beurteilen, ob Informationen verstanden wurden [C, P]. Zudem berichteten Akteur*innen, dass es einen positiven Einfluss auf die Beziehung haben konnte [D], einige Worte in der Sprache der Frau zu sprechen (z. B. zur Begrüßung).

Außerdem konnte nonverbale Kommunikation in einigen Situationen zum einzigen Verständigungsmedium zwischen Akteur*innen und Frauen werden. Auch hier kam es zu Interpretationen: auf der einen Seite bei Frauen und auf der anderen Seite bei Akteur*innen, sodass Handlungen, Gestik sowie Mimik in diesem Kontext von besonderer Relevanz waren. Hierbei steigerten Akteur*innen ihre Aufmerksamkeit und waren wachsam gegenüber Frauen, um diese bestmöglich zu verstehen und ihnen ein Gefühl von Sicherheit und Ruhe zu vermitteln [O, P]. Neben der nonverbalen Kommunikation nutzten Akteur*innen auch mehrsprachige Informationen in Form von Broschüren oder Ähnlichem bzw. setzten andere visuelle Hilfsmittel als Kommunikationsmittel ein [O, P].

Diversitätssensible geburtshilfliche Betreuung
Akteur*innen der eingeschlossenen Studien beschrieben wahrgenommene kulturelle Unterschiede bei Frauen mit Flucht- bzw. Migrationserfahrung. Unklar blieb hierbei jedoch oft, welche Vergleichsgruppe sie dabei heranzogen.

Dargestellte Unterscheidungen waren:

- geflüchtete/migrierte Frauen präferierten Ärztinnen gegenüber Ärzten. Um diesen Wunsch zu erfüllen, standen Akteur*innen vor organisatorischen Schwierigkeiten, wenn keine Ärztin im Dienst war [J, M].
- Ferner gingen geflüchtete/migrierte Frauen mit Schmerzen anders um, indem sie lauter bzw. dramatischer waren oder auch in Ruhe gelassen werden wollten. Akteur*innen beschreiben, in diesen Betreuungen mehr gefordert zu sein, bzw. dass Frauen aus Sicht der Akteur*innen hier mehr als ihren „fairen Betreuungsanteil" erhielten [J].

Akteur*innen regten in einigen der eingeschlossenen Studien an, sich den Hintergrund und Kontext, aus dem Frauen stammten, anzueignen, um daraus Annahmen über potentielle Bedarfe und Bedürfnisse ableiten zu können und auf diese Weise dem „Anderssein" der Frauen begegnen zu können [D, G, J]. Ergebnisse anderer eingeschlossener Studien konstatierten, dass die Bedürfnisse von Frauen vielfältig waren [A, C, D, I, K, P]. Sie wiesen darauf hin, dass Annahmen über Frauen die Gefahr bergen, sich lediglich auf kulturelle Praktiken zu fokussieren, Stereotype zu verstärken und so die Frau zu bevormunden sowie die gemeinsame, informierte Entscheidungsfindung zu behindern. Kulturelle Zuschreibungen hielten nach Aussage der Akteur*innen einiger Studien naive Lösungen bereit sowie Vorurteile und Diskriminierung aufrecht. Auch Studienautor*innen schlussfolgern, dass Frauen mit ihren Unterschieden und Gemeinsamkeiten anzunehmen und ganzheitlich zu betreuen sind. Vielmehr sollten geburtshilfliche Akteur*innen (trans-)kulturelle Kompetenz erlangen, d. h. ihr Handeln und Denken reflektieren und Frauen gegenüber sensibel sein. So könnten sie jeder Frau eine individuell zugeschnittene Betreuung ermöglichen, unabhängig von ihrem kulturellen und ethnischen Hintergrund [D, I, K, P].

Von Studienautor*innen aufgelistete Empfehlungen für eine individualisierte Betreuung waren, verallgemeinernde, kulturelle Erklärungen und Annahmen zu vermeiden. Vielmehr soll die Individualität der Frau wahrgenommen werden, indem Akteur*innen in die Begegnung mit jeder einzelnen Frau gingen (welche die Herkunft, Ethnizität und Religion außen vorlasse). Mit dem Respekt vor der Frau sowie ihren Ansichten, Einstellungen und Fragen könne eine ganzheitliche Betreuung angeboten werden, die sich nicht nur auf medizinische Aspekte beschränke, sondern auch die psychosozialen Bedürfnisse der Frau berücksichtige [C, D, I, K, P].

Schulungen für geburtshilfliche Akteur*innen
Ein Großteil der eingeschlossenen Studien betonte die Bedeutung von Schulungen in Form von Fort- und Weiterbildungen. Aus Sicht der Studienautor*innen seien Schulungen für Akteur*innen in der geburtshilflichen Versorgung eine potentiell wertvolle Möglichkeit, die Betreuung von Frauen mit Flucht- bzw. Migrationserfahrung zu verbessern [A, E, G, I, K, L]. Einige Studienautor*innen schlugen zur inhaltlichen Ausrichtung von Schulungen vor, Kenntnisse zu spezifischen Bedürfnissen und Bedarfen der Frauen auszubauen [E, G]. Beispiele hierfür waren:

- Gesundheitszustände und Erkrankungsspektren von Migrantinnen
- Auswirkungen von Folter und Trauma
- traditionelle Geburtspraktiken

Demgegenüber betonten andere Studienautor*innen, die Notwendigkeit, Inhalte von Schulungen weniger an allgemeinen Informationen und Lösungsrezepten zu orientieren, sondern allgemeine Prinzipien aufzuzeigen [A, I, K]. Darunter wurden z. B.

- die frau-zentrierte Betreuung,
- allgemeine Kommunikationstechniken,
- der ganzheitliche, individuelle Betreuungsansatz und
- das Arbeiten mit Sprachmittler*innen

verstanden. Ziel solcher Schulungen sei es, die Vielfalt und Differenzen aller Frauen wahrzunehmen und zu reflektieren. Außerdem könnten auf diese Weise Abstand zu vereinfachenden Erklärungen sowie naiven Lösungen gewonnen und Stereotype abgebaut werden.

Sonstiges
Über die bisherigen Ausführungen hinaus beschrieben eingeschlossene Studien folgende weitere Herausforderungen in der geburtshilflichen Betreuung von Frauen mit Flucht- bzw. Migrationserfahrung:

- Über Disziplinen und Sektoren hinweg war z. B. der Informationsaustausch zwischen Akteur*innen schwierig [A].
- Die Problemkonstellation und Vorgeschichten der Frauen mit Flucht- bzw. Migrationserfahrung sowie ihre psychosozialen Bedarfe konnten für Akteur*innen emotional herausfordernd sein [H].
- Die Unterbringung der geflüchteten/migrierten Frauen war mit Problemen für die geburtshilfliche Betreuung behaftet. Wege und Transportmöglichkeiten zwischen den Unterkünften und der Betreuungseinrichtung waren erschwert. Auch kurzfristige Verlegungen der Frauen und ihrer Familien beeinflussten die geburtshilfliche Betreuung, wenn Akteur*innen nicht benachrichtigt wurden und die Betreuung einen plötzlichen Abbruch erfuhr [N].
- Die zusätzlichen Anforderungen durch Frauen mit Flucht- bzw. Migrationserfahrung stellten ein bereits überlastetes und unterfinanziertes Gesundheitssystem vor zusätzliche Herausforderungen [P].

Allgemeine Hinweise zur Verbesserung der Betreuung von Frauen mit Flucht- bzw. Migrationserfahrung waren das Aufstocken von Ressourcen wie Zeit, Finanzen und Personal. Ferner halfen multidisziplinäre Teams sowie der Austausch über Erfahrungen und Supervisionen zur Betreuung von Frauen mit Flucht- bzw. Migrationserfahrung, die geburtshilfliche Versorgung effizienter zu gestalten [A, D, E, I].

5.3   Zusammenfassung und Implikationen für die weitere Forschung

Das Zurechtfinden im Gesundheitssystem des Aufnahmelandes stellt eine Hürde für Frauen mit Flucht- bzw. Migrationserfahrung dar, welcher Akteur*innen in der geburtshilflichen Versorgung mit der Aufklärung der Frauen, aber auch der Koordination der Betreuung (z. B. durch die Zusammenarbeit mit anderen Akteur*innen) begegnen können. Kommunikationsschwierigkeiten sind für Akteur*innen eine besondere Herausforderung in der Betreuung von Frauen mit Flucht- bzw. Migrationserfahrung. Sie haben unterschiedliche Möglichkeiten, diesen zu begegnen: Sprachmittler*innen, Brückensprachen und nonverbale Kommunikation. Für jede Verständigungsalternative sind unterschiedliche potentielle Vor- und Nachteile in der Literatur beschrieben.

Die wahrgenommene Diversität und Vielfalt der Frauen können zu Konflikten in der Betreuung führen. Während in einigen Studien „Kulturrezepte" für solche Situationen empfohlen werden, betonen andere Autor*innen die Individualität jeder Frau und bevorzugen einen ganzheitlichen Betreuungsansatz. Betreuungskontinuität ist für die ganzheitliche Betreuung und auch vor dem Hintergrund einer vertrauensvollen Beziehungsgestaltung von Bedeutung für eine bedarfs- und bedürfnisgerechte Betreuung. Schulungen für geburtshilfliche Akteur*innen, die spezifisch-thematische Inhalte übersteigen und vielmehr allgemeine Prinzipien und Konzepte vermitteln, sind eine wertvolle Möglichkeit, die Betreuung von Frauen mit Flucht- bzw. Migrationserfahrung zu verbessern.

Diese Ergebnissynthese und Übersicht hat das Potenzial, einen wichtigen Beitrag in der Diskussion rund um die Gestaltung der geburtshilflichen Betreuung von Frauen mit Flucht- bzw. Migrationserfahrung zu leisten, da sie die Perspektive auf die Interaktionsebene, das Handeln und die Entscheidungsprozesse der Akteur*innen lenkt. Hingegen ist zu erwähnen, dass sich auch Grenzen aus den internationalen Erkenntnissen ergeben. Zur Gestaltung der geburtshilflichen Betreuung von Frauen mit Flucht- bzw. Migrationserfahrung liegen zum einen eine begrenzte Anzahl an internationalen Studien vor, die zudem jeweils unterschiedliche Aspekte fokussieren. Insbesondere die augenscheinlich zentralen Begrifflichkeiten von Migration und Flucht werden nicht ausreichend definiert oder erläutert, sodass häufig unklar bleibt, welches Verständnis hinter diesen Konzeptionen steht. Weitere Heterogenität der Studien besteht z. B. hinsichtlich der Studienpopulation (Herkunft, Perspektive) oder der Settings. So unterscheiden sich die Bedingungen für Frauen mit Flucht- bzw. Migrationserfahrung bzgl. ihrer allgemeinen Lebenssituation im Aufnahmeland in den verschiedenen Ländern auch vor dem Hintergrund ihres Migrationsstatus. Obwohl in dieser Übersicht viele Studien aus dem europäischen Raum berücksichtigt werden konnten, können die Ergebnisse aufgrund anderer gesellschaftlicher Rahmenbedingungen variieren bzw. unterschiedliche Erkenntnisse produzieren. Infolge der uneinheitlichen Gestaltung der Gesundheitssysteme sowie der verschiedenartigen Versorgung von geflüchteten/migrierten Frauen zwischen einzelnen Ländern bzw. Staaten sind die Studienergebnisse aus anderen Ländern nicht zweifelsfrei bzw. problemlos auf das deutsche Versorgungssystem zu übertragen.

Insgesamt liegen wenige Kenntnisse zum Handeln der geburtshilflichen Akteur*innen gegenüber Frauen mit Flucht- bzw. Migrationserfahrung vor. Studien mit diesem Fokus fehlen im deutschen Kontext vollständig. Zudem werden in der Literatur überwiegend Herausforderungen in der geburtshilflichen Betreuung von Frauen mit Flucht- bzw. Migrationserfahrung beschrieben, also aufgezeigt, *was* das Handeln der Akteur*innen behindert. Weniger Fokus wird auf Gelingensbedingungen gelegt oder darauf, *wie* geburtshilfliche Akteur*innen die Betreuung gestalten (vor dem Hintergrund der existenten Herausforderungen).

Das vorliegende Dissertationsprojekt greift diese Forschungslücken auf und möchte explizit das Handeln der geburtshilflichen Akteur*innen in der Betreuung von Frauen mit Fluchterfahrung untersuchen. Die außergewöhnliche Problemkonstellation von Frauen mit Fluchterfahrung gibt Anlass, die Bedingungen und tatsächliche Gestaltung der geburtshilflichen Betreuung näher zu analysieren. Neben neuen Erkenntnissen, die erstmals die geburtshilfliche Betreuung von Frauen mit Fluchterfahrung in Deutschland aufzeigen, kann diese Perspektive einen Beitrag zum internationalen Diskurs in der Betreuung von Frauen mit Flucht- bzw. Migrationserfahrung leisten.

Professionelles Handeln in der geburtshilflichen Betreuung

6

Dieses Kapitel veranschaulicht die theoretische Rahmung des Forschungsgegenstandes: Das Handeln der geburtshilflichen Akteur*innen in der Betreuung von Frauen mit Fluchterfahrung. Zu diesem Zweck wird zunächst das soziale Handeln und nachfolgend das professionelle Handeln unter Hinzuziehung anerkannter Theorien der Soziologie erläutert. Die Theorie des sozialen Handelns kann zunächst allgemeine Kennzeichen und Erklärungen für das Handeln der geburtshilflichen Akteur*innen in der sozialen Interaktion mit Frauen mit Fluchterfahrung liefern. Die Basis von Interaktionen bzw. Interaktionsmustern zwischen geburtshilflichen Akteur*innen und Frauen mit Fluchterfahrung können so beschrieben und erläutert werden. Demgegenüber eröffnet die Theorie des professionellen Handelns Zugang zu Erklärungen und Rechtfertigungen des Handelns im beruflichen bzw. professionellen Kontext von geburtshilflichen Akteur*innen. Hierdurch können spezifischere Bedingungen oder Ausführungen von Handlungen in der geburtshilflichen Betreuung charakterisiert, analysiert sowie erklärt werden. Abschließend führt dieses Kapitel die vorgestellten Theorien mit dem Forschungsgegenstand bzw. dem darin verankerten Erkenntnisinteresse zusammen und beleuchtet das Handeln geburtshilflicher Akteur*innen in der Betreuung von Frauen im Allgemeinen und Frauen mit Fluchterfahrung aus der theoretisch-idealisierten Perspektive. Diese theoretische Orientierung ermöglicht es, erste Ansätze und Erklärungen zum Handeln geburtshilflicher Akteur*innen aufzuzeigen.

6.1   Soziales Handeln

Das Handeln sowie die Handlung werden als synonyme Begriffe verwendet und umschreiben in der Soziologie ein zielgerichtetes Verhalten, welches in konkreten Situationen stattfindet. Handeln ist ein Verhalten mit einem Motiv bzw. ein vom Willen geleitetes Verhalten (Endruweit, Trommsdorff & Burzan, 2014; Meulemann, 2013). Das Handeln wird als aktive Bezugnahme auf die Umwelt verstanden, wenn sich eine Person einen Aspekt der Umwelt herausgreift und gezielt auf diesen Einfluss nimmt. Zentrale Elemente des Handelns sind der Sinn bzw. die Intention und der Prozess der Handlung (Meulemann, 2013). Sobald eine Person handelt, will sie/er, dass etwas Bestimmtes passiert. So kann auch das Nichts-Tun bzw. Unterlassen als ein Handeln definiert sein. Denn eine Handlung existiert, wenn eine Wahl zwischen Aktivität und Nicht-Aktivität besteht (Meulemann, 2013).

Sobald sich eine Person in der Planung ihrer/seiner Handlung auf die Reaktionsmöglichkeiten ihrer/seiner Umwelt und damit auch ihrer/seiner Mitmenschen bzw. der Gesellschaft (soziales System) einstellt, handelt sie/er sozial. Durch soziales Handeln vergegenwärtigen sich Personen ihrer Handlungsmöglichkeiten, indem Orientierungen und Erwartungen von und an andere berücksichtigt werden (Dahrendorf, 2010; Meulemann, 2013). In sozialen Systemen interagieren Personen nicht beliebig oder willkürlich, sondern mittels Rollen. Diese sogenannten sozialen Rollen sind mit Erwartungen verknüpft. So werden an das Individuum bestimmte Erwartungen herangetragen. Die an die einzelne Person herangetragenen Erwartungen an ihr/sein Handeln sind dabei Konstruktionen sozial geprägter Verhaltensformen/-weisen und Attribute, die unter anderem wiederum Forderungen des sozialen Systems darstellen (Dahrendorf, 2010; Parsons, 1978; Wenzel, 1990). Als Beispiele seien hier die Familienrolle oder die Berufsrolle genannt. Diese sogenannten sozialen Rollenerwartungen begegnen dem Einzelnen mit einer Verbindlichkeit in Bezug auf die Verhaltensweisen (Rollenverhalten) sowie die Ansprüche an das Aussehen und den Charakter (Rollenattribute) (Dahrendorf, 2010; Parsons, 1964, 1978; Wenzel, 1990). Goffman beschreibt die Rollenerwartungen und deren Verbindlichkeit in sozialen Interaktionen in Anlehnung an die Dramaturgie als Spielregeln (Goffman, 2019). Dabei kann eine einzelne Person viele Rollen annehmen bzw. diese je nach gesellschaftlicher Situation wechseln. Mit diesem Rollenwechseln geht eine Anpassung an die Rollenerwartung und damit das Rollenhandeln einher und beinhaltet eine Veränderung im Erscheinungsbild und/oder im Auftreten und/oder in der Wortwahl (Dahrendorf, 2010; Goffman, 2019; Parsons, 1964, 1978).

Als veranschaulichendes Beispiel sei hier eine Situation im Krankenhaus als gesellschaftliche Institution (und soziales System) genannt. Darin interagieren unter anderem Ärzt*innen und Patient*innen miteinander. Erwartungen, die an eine Ärztin/einen Arzt herangetragen werden, sind, die Beschwerden der Patient*innen zu lindern. Von Patient*innen wird im Gegenzug Offenheit und Compliance (Adhärenz und Befolgen von Therapieanweisungen und Empfehlungen) erwartet. Dies bedeutet, dass sie zunächst umfassend von ihren Problemen und Bedarfen berichten (Offenheit) sowie im Folgenden den Therapieanweisungen und Empfehlungen der Ärztin/des Arztes Folge leisten (Compliance/Adhärenz). Die Ärztin/der Arzt und die/der Patient*in „kennen die Spielregeln" und wissen ihre Rollen zu spielen.

Der Komplex von Handlungs- bzw. Rollenerwartungen vermittelt zwischen dem Einzelnen und dem sozialen System. Durch Sozialisation, das Beobachten und Nachahmen, aber auch bewusstes Lernen und Einflussnahme versucht die/der Einzelne den Rollenerwartungen der Gesellschaft gerecht zu werden. Personen lernen durch positive und negative Verstärkung (Konditionierung) gesellschaftlich akzeptiertes Handeln (Parsons, 1978). Das Abweichen von der Rollenerwartung und damit verbundenen Verhaltens- bzw. Handlungsvorschriften löst zumeist Sanktionen aus. In der Neigung, Schmerzen in Form von sozialem Ausschluss oder Ablehnung zu vermeiden, handeln Personen rollenkonform (negative Verstärkung). Ferner streben Personen nach Freude bzw. Bestätigung und Anerkennung, die sie durch das Erfüllen der Rollenerwartungen erreichen (positive Verstärkung) (Dahrendorf, 2010; Parsons, 1978; Wenzel, 1990). Auf diese Weise wird eine Struktur geschaffen, welche es der/dem Einzelnen ermöglicht, vorhersehbare sowie stabile Interaktionsmuster vorzufinden und diese auszubauen (Parsons, 1967, 1978). Interaktionen zwischen Personen verlaufen störungsfrei, wenn das Rollenhandeln der einen Person mit den Erwartungen der jeweils anderen Person übereinstimmt und umgekehrt (Parsons, 1964, 1967, 1978).

Im sozialen Handeln können vielfältig geartete Konflikte entstehen. Die Rollenerwartungen verschiedener Personen können sich unterscheiden und in der Folge zu Problemen führen (Inter-Rollenkonflikt). Ein solcher Inter-Rollenkonflikt in der Ärztin/Arzt-/-Patient*in-Beziehung könnte wie folgt aussehen: Die Ärztin/der Arzt empfiehlt der Patientin/dem Patienten eine Therapieform und erwartet, dass die/der Patient*in damit einverstanden ist und den damit verbundenen Handlungsanweisungen Folge leistet. Sobald die/der Patient*in jedoch Zweifel an der Therapiewahl äußert bzw. diese ablehnt, kann dies zu Konflikten zwischen Ärztin/Arzt und Patient*in führen.

Der Intra-Rollenkonflikt beschreibt wiederum ein strukturelles Problem, bei welchem auf die/den Einzelne/n mehrere Rollen mit widersprechenden Erwartungen fallen, z. B. die Rolle der Ärztin/des Arztes in der bürokratisierten Medizin: Der Konflikt zwischen dem Dienst an Patient*innen und die Erfüllung administrativer Aufgaben kann in eine Vernachlässigung der Patient*innen resultieren, da die abgeschätzten Sanktionen der Patient*innen weniger einschneidend sind als die der Behörden (Dahrendorf, 2010).

Das Rollenhandeln der geburtshilflichen Akteur*innen im beruflichen bzw. professionellen Kontext ist in dem Dissertationsprojekt von besonderem Interesse. Aus diesem Grund erläutert das nachfolgende Kapitel die Theorie des professionellen Handelns.

6.2   Die Theorie des professionellen Handelns

Um das professionelle Handeln zu diskutieren, gilt es zuvor den Beruf und den besonderen Berufstyp der Profession vorzustellen. Neben der Abgrenzung der Begrifflichkeiten (Abschnitt 6.2.1) wird auch das Attribut der Professionalität (Abschnitt 6.2.2) eingeführt. Anschließend präsentiert das Abschnitt 6.2.3. eine Zusammenfassung des professionellen Handelns aus professionssoziologischer Sicht.

6.2.1   Beruf und Profession

Die Abbildung 6.1 stellt das Verhältnis der Begrifflichkeiten von *Beruf* und *Profession* bzw. deren Entwicklung zueinander graphisch dar. Dabei verdeutlicht die Abbildung den Entwicklungsprozess von der einfachen Arbeit, die Menschen verrichten, um z. B. ihren Lebensunterhalt zu sichern, über den Beruf hin zur Profession (Heiner, 2004). Dieser Entwicklungsprozess ist auf der einen Seite gekennzeichnet durch die Systematisierung der Leistungen, der Fertigkeiten und des Wissens. Auf der anderen Seite wächst die gesellschaftliche Bedeutung der Tätigkeiten sowie Handlungen und damit verbunden das Ansehen der jeweiligen Akteur*innen in der Gesellschaft (Hartmann, 1972).

Der Übergang von der Arbeit zum Beruf wird als Verberuflichung verstanden und zeichnet sich durch die Steigerung der Effizienz in der Arbeit aus. Die Professionalisierung kennzeichnet den Wandel vom Beruf zur Profession und setzt erweiterte Kompetenzen sowie Qualifikationsmuster in einem Berufsfeld durch. Jenes Kontinuum lässt eine Einordnung verschiedener Handlungsfelder in die

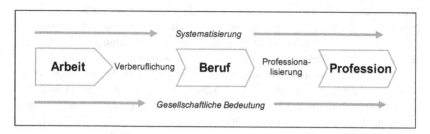

Abbildung 6.1 Kontinuum der Berufs- und Professionsentwicklung. (eigene Darstellung in Anlehnung an Hartmann, 1972)

Kategorien Beruf oder Profession zu. Zusätzlich ermöglicht es das Einnehmen von Zwischenpositionen (Bollinger, Gerlach & Pfadenhauer, 2016; Hartmann, 1972).

Ein **Beruf** charakterisiert sich über spezifische Arbeitstätigkeiten und Bündelungen von Fertigkeiten auf einem bestimmten Gebiet. Durch die spezifischen Tätigkeiten eines Berufes und das damit verbundene spezialisierte Wissen werden standardisierte Lösungen für Probleme (z. B. die Reparatur eines defekten Autos) angeboten. Die Differenzierung von verschiedenen Berufen erfolgt über das Einsatzgebiet, die erforderlichen Fähigkeiten und die Qualifikation bzw. Ausbildungsmodalitäten (Bollinger et al., 2016; Daheim & Schönbauer, 1993; Ebert, 2008; Hartmann, 1972; Luckmann & Sprondel, 1972).

Die **Profession** beschreibt einen gehobenen, hochqualifizierten Berufsstatus (Combe & Helsper, 1996; Heiner, 2004; Kurtz, 2002). Wie Berufe, bieten auch Professionen Lösungen für Probleme an. Jedoch unterscheidet sich die Art der Probleme, die Professionen zu lösen versuchen: Professionen widmen sich Problemen mit besonders lebenspraktischer bis hin zu existentieller Bedeutung für Menschen (z. B. dem Heilen von Krankheit). Überdies erbringen Professionen ihre Leistungen stets als Dienstleistung im personalen Kontext – im direkten persönlichen Kontakt mit Klient*innen (Dewe & Otto, 2015a; Kurtz, 2002; Kutscher, 2002). Der besondere Berufstyp der Profession charakterisiert sich weiter über konkrete Merkmale, welche im Folgenden kurz eingeführt und erläutert werden (Combe & Helsper, 1996; Di Luzio, 2005; Pfadenhauer, 2005).

Ein Charakteristikum der Profession ist die *abgegrenzte Kompetenzdomäne*, welche die exklusiven Handlungen bzw. das alleinige Handlungsfeld einer Profession wiedergeben (Kurtz, 2002; Di Luzio, 2005). Angehörige einer Profession handeln in ihrem Berufsalltag *autonom und unabhängig*. Professionen sind selbstständig in ihrem Handeln und haben Entscheidungsspielräume in ihrer Tätigkeit.

Dies bedeutet auch, dass sie unabhängig von fachfremden Weisungen oder Beurteilungen handeln. Diese Autonomie bezieht sich nicht nur auf die eigenen Arbeitsinhalte, sondern erstreckt sich auch auf die Gestaltung und Regelung der berufseigenen Belange wie z. B. die Ausbildungsinhalte oder die Zulassung neuer Professionsmitglieder (Kurtz, 2002; Di Luzio, 2005; Pfadenhauer, 2005). Professionsmitglieder schließen sich zu *selbstverwalteten* Vereinigungen und Verbänden zusammen, um ihre Interessen zu vertreten und zentrale Fragen bzgl. ihres Handlungsfeldes zu regeln (Kurtz, 2002). Angehörige einer Profession erhalten ihre Fachkompetenz durch eine *spezialisierte, wissenschaftliche Ausbildung*. Jene – zumeist akademische – Ausbildung ermöglicht es ihnen, die Probleme ihrer Klient*innen zu bewältigen und ihre Entscheidungen sowie ihr Handeln auch durch dieses Wissen zu begründen (Kurtz, 2002; Pfadenhauer, 2005). Professionen gründen ihr Handeln zudem auf ein *kodifiziertes berufliches Ethos*, welches den Wertbezug ihres Handelns verdeutlicht. Zugleich legt das Berufsethos spezifische Verhaltensregeln innerhalb einer Profession fest (Becker-Lenz & Müller, 2009; Kurtz, 2002). Professionen handeln sowohl zum Wohl ihrer Klient*innen als auch im Sinne des *Gemeinwohls*, welches sich zumeist auch im Wohl der Klient*innen widerspiegelt. Ihr Handeln hat demnach nicht nur Bedeutung für jeden Einzelnen, sondern auch für die Gesellschaft (z. B. die Gesundheit des Individuums und die Gesundheit der Bevölkerung) (Becker-Lenz & Müller, 2009; Kurtz, 2002).

Die einzelnen vorgestellten Charakteristika des Professionskonzepts werden im wissenschaftlichen Diskurs diskutiert. Dabei wird infrage gestellt, ob ein Beruf die Gesamtheit aller Merkmale erfüllen muss, um dem Berufstypus „Profession" zugeordnet werden zu können (Combe & Helsper, 1996; Ebert, 2008; Heiner, 2004). Kurtz (2005) konstatiert, dass nur sehr wenige Berufe als Profession gelten können. Als die klassischen bzw. etablierten Professionen gelten bis heute die Ärzteschaft und Jurist*innen (Kurtz, 2005). Zudem gelten sie als Leitprofession in ihrem Funktionssystem. Sie haben Einfluss auf die Ausbildungs- und Arbeitsinhalte anderer Berufe sowie eine Kontroll- und Delegationsfunktion (z. B. sind Ärzt*innen weisungsbefugt gegenüber Gesundheits- und Krankenpfleger*innen) (Kurtz, 2005; Di Luzio, 2005; Nittel, 2011). Inwiefern sich die Merkmale der Profession auch bei dem Attribut der Professionalität widerspiegeln, soll im Folgenden dargelegt werden.

6.2.2 Professionalität

Der Begriff *Professionalität* wird vielfältig verwendet (Pfadenhauer, 2005). Der Gebrauch im Alltag und die professionssoziologische Auffassung des Begriffs sind divergierend und sollen im Folgenden einander gegenübergestellt werden. Im Allgemeinen Sprachgebrauch wird das Attribut *Professionalität* bzw. *professionell* genutzt, um ein Handeln von bestimmter Qualität zu charakterisieren. Die breite Bedeutung im Alltagsgebrauch ist dabei stets positiv konnotiert. Professionell zu handeln bedeutet umgangssprachlich, etwas gekonnt oder fachgerecht zu erledigen bzw. mit großem Können auszuüben (Pfadenhauer, 2005). Die gern gewählte Etikettierung von Handlungsweisen mit dem Attribut *professionell* umschreibt Meuser als ein Handeln, das auf einer umfassenden Wissensbasis gründet und ein systematisch-methodisches Vorgehen verlangt. Im Gegensatz dazu ist unprofessionelles Handeln laienhaft, an persönlichen Neigungen orientiert sowie auf unzureichenden Informationen beruhend (Meuser, 2005). Ferner wird mit *professionell* auch eine Tätigkeit umschrieben, die zu gewerblichen Zwecken bzw. im Rahmen einer beruflichen Tätigkeit ausgeübt wird. Als Beispiel sei hier der professionelle Fußballspieler genannt, der mit dem Sport seinen Lebensunterhalt verdient (Meuser, 2005).

Die alltägliche Verwendung der Begriffe *Professionalität* und *professionell* folgt nicht den Bestimmungsmerkmalen, die aus professionssoziologischer Sicht an jene Begriffe bzw. Konzepte gestellt werden. Der Professionstheorie folgend, handelt es sich bei Professionalität um einen sozialwissenschaftlich fundierten und multidimensionalen Begriff. Die wichtigsten, konsentierten Bestimmungsmerkmale von Professionalität in der Professionssoziologie sind (Becker-Lenz & Müller, 2009; Kurtz, 2002; Meuser, 2005):

- *Autonomie* und *Selbstkontrolle*: selbstständiges Handeln; die Kontrolle der beruflichen bzw. professionellen Handlungspraxis geschieht durch professionell Handelnde selbst bzw. deren Kolleg*innen, die beispielsweise in Berufsverbänden und -vereinigungen organisiert sind.
- *Spezialisiertes Wissen*: professionelles Handeln sowie die Legitimation dieses Handelns basieren auf Fachwissen, welches aus den Ergebnissen der Forschung hervorgeht und fortwährend durch diese substituiert wird.
- *moralisches Handeln*: Orientierung im Handeln an Ethikkodizes
- *(Zentral-)Wertbezug*: professionelles Handeln orientiert sich an den Bedürfnissen der Klientin/des Klienten sowie den grundlegenden Werten der Gesellschaft.

Professionalität findet sich stets in der personalen Dienstleistung wieder und beschreibt ein Handeln mit und für Klient*innen sowie die damit verbundene Interaktion (Pfadenhauer, 2005). Zudem handelt es sich um einzelfallbezogenes Handeln. Dies bedeutet, dass das Lösen von Problemen auf individueller Ebene erfolgt, da ein an Regeln orientiertes Abarbeiten oder praktisches Prozesswissen allein nicht ausreichend bzw. zielführend sind.

Es fällt auf, dass die Kriterien der Professionalität sich stark an den klassischen Merkmalen der Profession orientieren bzw. aus diesen hervorgehen (Combe & Helsper, 1996; Heiner, 2004; Helsper Krüger & Rabe-Kleberg, 2000; Meuser, 2005; Pfadenhauer, 2005). Dennoch wird Professionalität als individuelle Kompetenz sowie ein Handlungstypus von besonderer Struktur und bestimmter Qualität umschrieben. Aus den Ausführungen zur Professionalität wird im Einklang mit Meuser geschlussfolgert, dass der Handlungstypus des professionellen Handelns nicht ausschließlich den Mitgliedern einer Profession vorbehalten ist (Meuser, 2005). Auch andere Berufsgruppen können im Rahmen ihrer beruflichen Tätigkeit professionell handeln, sofern diese eine personale Dienstleistung erbringen und die weiteren Bestimmungsmerkmale der Professionalität erfüllen (z. B. Lehrer*innen oder Hebammen) (Meuser, 2005). Demnach ist professionelles Handeln auch über den Berufstyp der Professionen hinaus zu beobachten. Das folgende Kapitel widmet sich ausführlich dem Prozess des professionellen Handelns und diskutiert dieses Konzept auf Basis professionssoziologischer Theorien.

6.2.3 Professionelles Handeln

Professionelles Handeln stellt eine Sonderform des sozialen Handelns dar (Pfadenhauer, 2005). Die Handlungslogik des professionellen Handelns wird im Folgenden über verschiedene theoretische Ansätze der Professionalität hinweg zusammengefasst dargestellt. Diese gebündelte Übersicht nimmt Bezug auf jene Theorien der Professionssoziologie, die den Handlungsmodus und Handlungstypus zu interpretieren versuchen. Diese handlungsorientierten Theorien ermöglichen es, die wesentlichen Merkmale und Elemente des professionellen Handelns zu identifizieren (Nittel, 2011).

Der Handlungsmodus des professionellen Handelns findet ausschließlich innerhalb von Berufs- und/oder Professionstypen statt, die eine personale Dienstleistung anbieten. Demnach agieren professionell Handelnde immer mit und für ihre Klient*innen. Zudem bearbeiten professionell Handelnde stets spezifische Probleme. Der typische Handlungsablauf des professionellen Handelns sieht nach Oevermann dafür folgende Prozesselemente vor: die Problemdefinition, die Problembewältigung und das Arbeitsbündnis. Die Abbildung 6.2 stellt die nacheinander geschalteten Prozesse der Problemdefinition und der Problembewältigung sowie den darunterliegenden Prozess des Arbeitsbündnisses grafisch dar.

In einem ersten Schritt definieren professionell Handelnde zunächst das vorhandene Problem. Daran anschließend wird das identifizierte Problem gelöst bzw. bewältigt. Beide Schritte erfolgen innerhalb einer Beziehung, die es im Rahmen eines Arbeitsbündnisses aufzubauen gilt.

Nachfolgend werden jene Elemente des professionellen Handelns näher erläutert.

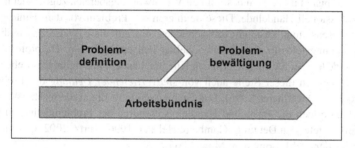

Abbildung 6.2 Prozesselemente des professionellen Handelns. (eigene Darstellung)

Problemdefinition

Ein Problem aus professionssoziologischer Perspektive kann ein objektiver Bedarf oder ein subjektives Bedürfnis der Klientin/des Klienten sein, welches von der/dem professionell Handelnden identifiziert und erfasst wird (Nittel, 2011). Das Problem zeichnet sich dadurch aus, dass eine besondere Ist-Situation – von zentraler lebenspraktischer bis zu existentieller Bedeutung – besteht. Der betroffenen Person erscheint das Erreichen der gewünschten Zielsituation nicht möglich. Aufgrund der Komplexität des Problems, unzureichender Kenntnisse oder des persönlichen Involviert-Seins vermag die betroffene Person allein keine Lösung für das Problem zu finden (Combe & Helsper, 1996; Schütze, 1996, 2000; Sombre & Mieg, 2005).

Nach Erkennen des handlungsrelevanten Problems und der Zuordnung jenes Problems zu einem bestimmten Verantwortungs- und Zuständigkeitsbereiches sucht jene Person Hilfe und Beistand einer/s professionell Handelnden dieses Zuständigkeitsbereiches (Sombre & Mieg, 2005), bspw. leidet eine Person unter Schmerzen und konsultiert daraufhin eine Ärztin/einen Arzt.

Die Problemdefinition ist als erste Phase des professionellen Handelns zu verstehen. Hierbei versucht die/der professionell Handelnde das funktional und lebensweltlich diffus vorliegende Problem der Klientin/des Klienten zu erfassen und zu rekonstruieren, um es bearbeiten zu können (Pfadenhauer, 2005). Um bei dem vorherigen Beispiel zu bleiben, wird die Ärztin/der Arzt zunächst eine Anamnese durchführen und Untersuchungen vornehmen, um eine Diagnose (Problemkonkretion) zu stellen.

Die Abbildung 6.3 veranschaulicht die erste Phase des professionellen Handelns, in welcher die/der Klient*in die/den professionell Handelnde/n mit einer Problembeschreibung konsultiert sowie die/der professionell Handelnde die individuelle Problemkonstellation rekonstruiert und konkretisiert (Sander, 2014; Sombre & Mieg, 2005). So treffen Klient*innen mit einem lebenspraktischen Problem, welches sie typisiert und einem bestimmten Verantwortungsbereich zugeordnet haben, auf professionell Handelnde. Diese definieren das Problem vor dem Hintergrund ihres Wissens- und Zuständigkeitsbereiches, um auf diese Weise das individuelle Handlungsfeld für diesen individuellen Fall einzugrenzen. Da professionell Handelnde hierbei für die Klientin/den Klienten handeln und in ihr/sein Leben eingreifen, wird an dieser Stelle auch von *stellvertretender Deutung* des Problems gesprochen (Oevermann, 1996). Das Fachwissen bzw. die akademische Wissensgrundlage bilden die Basis und Handlungsressource der Problemdefinition bzw. der stellvertretenden Deutung (Combe & Helsper, 1996; Kurtz, 2002; Oevermann, 1996; Sander, 2014; Sombre & Mieg, 2005).

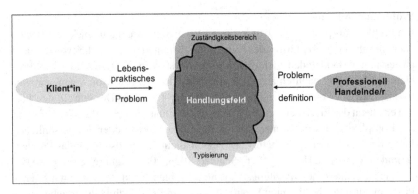

Abbildung 6.3 Die Problemdefinition. (eigene Darstellung in Anlehnung an Sombre & Mieg, 2005)

Problembewältigung

Die Problembewältigung schließt sich der Problemdefinition an. Professionell Handelnde planen und setzen Maßnahmen zur Lösung der Probleme der Klient*innen bzw. zur Erreichung der Ziel-Situation um. Dabei handeln sie (wie bereits in der Phase der Problemdefinition) in komplexen, unstrukturierten und unübersichtlichen Situationen (Becker-Lenz & Müller, 2009). In jener komplexen Arbeitssituation sind professionell Handelnde gefordert, kontextsensible und situationsgerechte Entscheidungen zu treffen und diese mithilfe ihres Wissens zu begründen (Kurtz, 2005). Professionelles Handeln geht dabei über das regelgeleitete Arbeiten und das Standardisieren von Abläufen hinaus. Dies bedeutet, dass das ausschließliche Anwenden von Regellösungen nicht erfolgversprechend ist (bzw. nur unzureichende *Rezeptologien* zur Verfügung stehen). So erfordern unterschiedliche Klient*innen mit ihren verschiedenartigen Problemlagen ein ständiges Anpassen des Handelns, um das Problem im jeweiligen Kontext und der jeweiligen Situation zu lösen (Becker-Lenz & Müller, 2009; Kurtz, 2002; Nittel, 2011; Sander, 2014; Schütze, 1996). Vielmehr sind professionell Handelnde gefordert, für den Einzelfall eine individuelle Lösung zu finden (Pfadenhauer, 2005). So wie die Problemlösungen Flexibilität verlangen, so erfordert auch das professionelle Handeln Handlungsfreiraum. Das professionelle Handeln ist geprägt von Autonomie und Unabhängigkeit, um individuelle Probleme durch individuelle Lösungen überwinden zu können (Becker-Lenz & Müller, 2009; Goode, 1972; Kurtz, 2002; Pfadenhauer, 2005).

Aufgrund der Multioptionalität der Problembewältigung unter Berücksichtigung der Individualität Klientin/des Klienten ist das professionelle Handeln von Ungewissheit und Unsicherheit belastet (Schütze, 2000; Stichweh, 1996). Die Problembewältigung und das damit verbundene Erreichen der gewünschten Zielsituation können nicht garantiert werden (Becker-Lenz & Müller, 2009; Combe & Helsper, 1996; Dewe & Otto, 2015b; Heiner, 2004; Kutscher, 2002; Stichweh, 1996). Angesichts der Unsicherheit im professionellen Handeln sind professionell Handelnde dazu angehalten, ihre Entscheidungen auf ihrer Wissensbasis sowie unter Berücksichtigung des Klient*innenhintergrundes zu reflektieren und auf ihre Angemessenheit hin zu überprüfen (Kurtz, 2005).

Orientierung im professionellen Handeln geben Werte und Normen, die in der Berufsethik bzw. Professionsethik festgehalten sind. Ethikkodizes legen die moralische Verantwortung und Verpflichtung zur Problembewältigung fest und wirken zudem rechtfertigend (Goode, 1972; Langer, 2005). Sie richten sich sowohl an das Individuum der/des professionell Handelnden (Langer, 2005) als auch an die Gruppe der professionell Handelnden, die sich zumeist in Verbänden organisieren. Zumeist ist ein Ethikkodex durch eine/n Berufsverband/-vereinigung erarbeitet. Im

Rahmen des kollegialen Zusammenschlusses dienen Ethikkodizes zudem der Kontrolle und Steuerung unter den Mitgliedern (Langer, 2005; Sombre & Mieg, 2005). Ferner wird durch ethische Kodizes der Wertbezug des professionellen Handelns sowohl für jede/n Einzelne/n als auch für die Gesellschaft nach außen kommuniziert (Gemeinwohlorientierung) (Langer, 2005).

Arbeitsbündnis
Das professionelle Handeln ist, wie eingangs bereits erwähnt, in eine personale Dienstleistungsbeziehung eingebettet (Di Luzio, 2005). Im Rahmen der aktiven Unterstützung der Klient*innen durch professionell Handelnde werden Probleme identifiziert und bearbeitet (Kurtz, 2002; Di Luzio, 2005). Dabei ist das professionelle Handeln gekennzeichnet durch eine besondere Interaktionsabhängigkeit. Bei der stellvertretenden Deutung des Problems (Problemdefinition) sowie der daran anschließenden Problembewältigung durch die/den professionell Handelnde/n ist diese/r auf das Vertrauen und die Compliance der Klientin/des Klienten angewiesen: Wissen über Bedürfnisse, Wünsche, Beweggründe, Begleiterscheinungen oder andere Besonderheiten sind für die professionell Handelnden notwendig, um handeln zu können. Als zentrales Element des professionellen Handelns gilt daher das Arbeitsbündnis zwischen professionell Handelnden und Klient*innen (Combe & Helsper, 1996; Oevermann, 1996). Auf der einen Seite bedeutet dies, dass die/der professionell Handelnde die Fähigkeit besitzen sollte, sich in die Lage der Klientin/des Klienten hineinzuversetzen, um stellvertretend für die Klientin/den Klienten das Problem definieren und lösen zu können. Auf der anderen Seite wird von der Klientin/dem Klienten Vertrauen und Compliance bzw. Adhärenz erwartet. Hierfür wird von Klient*innen ein Vertrauensvorschuss verlangt, indem sie Intimes und Persönliches preisgeben und überdies die/den professionell Handelnde/n in ihre Privatsphäre eingreifen lassen (Di Luzio, 2005; Oevermann, 1996; Pfadenhauer, 2005).

Darüber hinaus ist das Arbeitsbündnis durch eine Asymmetrie zwischen professionell Handelnden und Klient*innen geprägt. Dies gründet z. B. auf dem Spezialwissen der professionell Handelnden, welches den Klient*innen als Laien zumeist nicht zugänglich ist. Die Unterschiede im Wissensumfang (Kompetenzgefälle) erklären die Asymmetrie in der Beziehung und auch die zumeist unzureichende Beurteilbarkeit der professionellen Leistung durch Klient*innen (Sombre & Mieg, 2005).

Zusammenfassend seien an dieser Stelle die zentralen Elemente des professionellen Handelns in der Abbildung 6.4 aufgeführt.

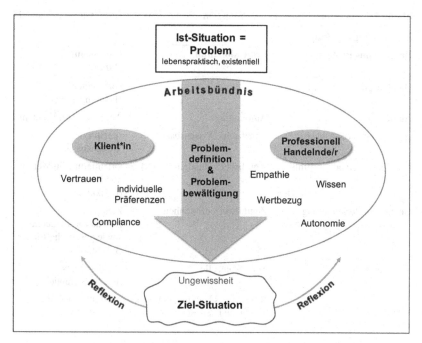

Abbildung 6.4   Professionelles Handeln. (eigene Darstellung)

Zusammenfassung

Aufgabe und Ziel des professionellen Handelns ist die unterstützende bzw. stellvertretende Problemdefinition sowie die daran anschließende Problembewältigung der/des professionell Handelnden für ihre/seine Klient*innen. Das professionelle Handeln ist zugleich in ein Arbeitsbündnis bzw. die Beziehung zwischen professionell Handelnden und Klient*in eingebettet. Zusätzlich findet professionelles Handeln in einem bestimmten Rahmen statt, dessen Kriterien sich aus den Merkmalen der Professionalität ableiten lassen. Die Tabelle 6.1 gibt einen Überblick über die Bestimmungsmerkmale der Profession, der Professionalität und des professionellen Handelns. Dabei werden auch die Entwicklungsschritte der Bestimmungsmerkmale, beginnend beim Berufstyp der Profession über den Handlungsmodus der Professionalität zu den Rahmenkriterien für die Umsetzung der Elemente des professionellen Handelns, verdeutlicht.

Tabelle 6.1   Bestimmungsmerkmale Profession – Professionalität – Professionelles Handeln

Bestimmungsmerkmale		
Berufstypus Profession	**Professionalität**	**Professionelles Handeln**
Handlungskompetenzmonopol		vorbehaltene Handlungsfelder
Autonomie	Autonomie	Autonomie im Handeln
spezifische Wissensbasis	spezifische Wissensbasis	spezifische Wissensbasis
moralisches Handeln (Ethik)	moralisches Handeln (Ethik)	Orientierung an Werten und Normen (Ethikkodex)
Gemeinwohlorientierung	Zentralwertbezogenheit	Zielerreichung von zentraler individueller sowie gesellschaftlicher Bedeutung
Selbstverwaltung	Selbstkontrolle	unabhängiges, reflexives Handeln
	Kontext des Handlungsmodus: einzelfallbezogene, personale Dienstleistung	

Die Bestimmungsmerkmale der Professionalität leiten sich größtenteils von den Merkmalen der Profession ab. Die Professionalität zeigt sich wiederum im professionellen Handeln. Um die Elemente des professionellen Handelns – Problemdefinition, Problembewältigung sowie den darunterliegenden Prozess des Arbeitsbündnisses – umsetzen zu können, sind die Merkmale der Professionalität bzw. des professionellen Handelns zu erfüllen:

- Professionell Handelnde sind in einem für sie vorbehaltenen Handlungsfeld tätig.
- Aufgrund der komplexen Situation und der Berücksichtigung des Klient*innenhintergrundes handeln professionell Handelnde autonom.
- Bei der Problemdefinition wie auch der Problembewältigung greifen professionell Handelnde auf eine spezifische Wissensbasis zurück.
- In ihrem Handeln orientieren sich professionell Handelnde an Werten und Normen, die zumeist in einem Ethikkodex ihres Berufsverbandes oder ihrer Berufsvereinigung festgehalten sind.
- Die Problembewältigung ist sowohl für die Klient*innen als auch für die Gesellschaft von zentraler Bedeutung.

- Professionelles Handeln ist frei von Kontrolle; so handeln Professionelle unabhängig und zugleich reflexiv in dem ihnen vorbehaltenen Handlungsfeld.

Im Folgenden soll das professionelle Handeln der geburtshilflichen Akteur*innen in der Betreuung von Frauen im Allgemeinen sowie von Frauen mit Fluchterfahrung aufgezeigt bzw. verdeutlicht werden.

6.3 Das Handeln geburtshilflicher Akteur*innen

Die Elemente des sozialen und professionellen Handelns finden sich auch bei geburtshilflichen Akteur*innen in der Betreuung von Frauen wieder. Sowohl Frauenärzt*innen als auch Hebammen stehen in einer Beziehung mit der Frau bzw. ihrer Familie. Innerhalb dieses Arbeitsbündnisses definieren und bewältigen sie gemeinsam mit der Frau das lebenspraktische Problem rund um die Schwangerschaft, die Geburt und das Wochenbett. Zudem begegnen Frauenärzt*innen und Hebammen in ihrer Rolle als geburtshilfliche Akteur*innen Frauen, an die sie bestimmte Erwartungen in ihrem Verhalten und Handeln sowie an das Verhalten in der konkreten geburtshilflichen Betreuungssituation knüpfen. Umgekehrt richten auch Frauen sozial geprägte Handlungserwartungen an geburtshilfliche Akteur*innen, die sie im Rahmen ihrer Betreuung antreffen.

Frauen in der Phase des Mutterwerdens wünschen sich während dieser existentiellen Lebenssituation Beistand und Unterstützung, die ihnen geburtshilfliche Akteur*innen in Form von sowohl medizinischer Versorgung als auch psychosozialer und emotionaler Betreuung zukommen lassen. Sie unterstützen die physiologischen Prozesse des Mutterwerdens. Ferner identifizieren sie Gesundheitsstörungen von Mutter und Kind oder gar Komplikationen im Verlauf von Schwangerschaft, Geburt und Wochenbett, um diese entsprechend zu behandeln (SGB V).

Die nachfolgende Tabelle 6.2 zeigt die zentralen Kriterien des professionellen Handelns mit der rechtlich legitimierten Ausrichtung und den Inhalten der zwei Berufsgruppen geburtshilflicher Akteur*innen (Frauenärzt*innen und Hebammen) auf, welche im Nachgang detailliert erläutert werden.

Frauenärzt*innen überwachen sowohl physiologische als auch pathologische Schwangerschafts-, Geburts- und Wochenbettverläufe (**Handlungsfeld**) (Ärztekammer Westfalen-Lippe, 2019). Hebammen begleiten die physiologischen Prozesse des Mutterwerdens (Handlungsfeld) (HebG). Sie sind befähigt, Frauen während der Schwangerschaft, der Geburt und im Wochenbett zu betreuen, zu beraten

Tabelle 6.2   Das professionelle Handeln der geburtshilflichen Akteur*innen

Kriterien des professionellen Handelns	Frauenarzt/-ärztin	Hebamme
Handlungsfeld	Untersuchung und Behandlung in der Geburtshilfe	Betreuung und Begleitung während der Schwangerschaft, der Geburt und des Wochenbetts
Autonomiebereich	Behandlung physiologischer und pathologischer Verläufe in Schwangerschaft, Geburt und Wochenbett durch die Vermeidung von Risiken	Betreuung physiologischer Verläufe in der Schwangerschaft, des Geburtsprozesses und des Wochenbetts durch die Unterstützung physiologischer Prozesse
Wissensbasis	Medizinstudium an einer Universität (Abschluss Staatsexamen) und Facharztweiterbildung im Gebiet der Frauenheilkunde und Geburtshilfe	Ausbildung an Fachschulen (Abschluss: Staatsexamen bzw. staatliche Prüfung) aktuelle Umwandlung (seit 2020) zur Akademisierung bzw. Ausbildung an Hochschulen
Ethikkodex	Hippokratischer Eid bzw. Genfer Deklaration	International Code of Ethics for Midwives (durch den Deutschen Hebammenverband angenommen)
Wertbezug	Gesunderhaltung und Förderung der Müttergesundheit sowie der Kinder	Gesunderhaltung und Förderung der Müttergesundheit sowie der Kinder
Selbstkontrolle	Organisation in Ärztekammern (Aufsicht über Ärzt*innen) und Berufsverbänden (Interessenvertretung)	Zusammenschluss in Berufsverbänden (Interessensvertretung)

und zu überwachen sowie Geburten eigenverantwortlich durchzuführen. Die Hebamme ist qualifiziert, Regelwidrigkeiten bei Mutter und Kind zu erkennen, um bei Bedarf ärztliche Unterstützung hinzuzuziehen (HebG; ICM, 2013, 2017a, 2017b). Während Hebammen vorwiegend die Betreuung der physiologischen Schwangerschafts-, Geburts- und Wochenbettverläufe vorbehalten ist, begleiten

Frauenärzt*innen auch Frauen, deren Verläufe während des Mutterwerdens Risiken und Komplikationen aufweisen (z. B. Schwangerschaftserkrankungen oder Beckenendlagengeburten) (GBA, 2016; HebG). Geburtshilfliche Akteur*innen arbeiten in den ihnen vorbehaltenen Handlungsfeldern **autonom** und selbstständig, dies bedeutet, dass sie grundsätzlich in ihrem Handeln frei von Kontrolle und Weisungen anderer Berufsgruppen sind (GBA, 2016; HebG).

Ihre berufsspezifische **Wissenbasis** erhalten Frauenärzt*innen über das allgemeine Medizinstudium, welches an Universitäten absolviert werden kann. Mit dem Abschluss des Staatsexamens können Ärzt*innen sich in einem Gebiet weiterbilden und die sogenannte Facharztausbildung durchlaufen. Frauenärzt*innen haben hierbei die Weiterbildung im Gebiet der Frauenheilkunde und Geburtshilfe absolviert (Ärztekammer Westfalen-Lippe, 2019). Hebammen werden an Fachschulen – zumeist Hebammenschulen – ausgebildet. In die Lehrinhalte der Ausbildung fließen Kenntnisse der Hebammenkunde sowie aus den Bezugswissenschaften (z. B. Medizin oder Pflege) ein (DHV, o. J.). Seit 2009 ist es Hebammen aufgrund der sogenannten Modellklausel (ergänzende Regelung zur Hebammenausbildung) auch möglich, primärqualifizierend zu studieren und auf diese Weise einen Bachelorabschluss zu erlangen (BMG, 2009). Mit der EU-Richtlinie 2013/55/EU und dem aktuellen Hebammenreformgesetz wird die Hebammenausbildung ab dem Jahr 2020 akademisiert und vollumfänglich an die Hochschulen überführt (Europäische Union (EU), 2013; Hebammenreformgesetz).

Frauenärzt*innen sowie Hebammen berufen sich in ihrem Handeln auf einen **Ethikkodex** und orientieren sich an jenem Ethos. Mit ihrer Approbation haben Frauenärzt*innen den *Hippokratischen Eid* geleistet und der *Genfer Deklaration* zugestimmt. Damit bestätigen sie, ihren Beruf zum Wohl ihrer Patientinnen auszuüben (Eigler, 2003; Weltärztebund, 2006). Der Deutsche Hebammenverband (DHV) hat den *International Code of Ethics for Midwives* des internationalen Hebammenverbandes in seinem Leitbild verankert (DHV, 2017a; ICM, 2014b). Hebammen weltweit und in Deutschland engagieren sich achtsam, respektvoll und verantwortungsbewusst für (werdende) Mütter und ihre Familien (DHV, 2017a; ICM, 2014b).

Sowohl Frauenärzt*innen als auch Hebammen unterstützen die Erhaltung und Förderung der Müttergesundheit. Ihr **Wertbezug** – die Gesunderhaltung der Mütter und Kinder – ist für die Gesellschaft von zentraler Bedeutung, da sie auf diese Weise sowohl Einfluss auf die Zufriedenheit und das Wohlbefinden der Frauen und ihrer Familien nehmen als auch die Gesundheit einer Bevölkerung bzw. Gesellschaft beeinflussen.

Frauenärzt*innen sind in der Ärztekammer zur berufsständischen Selbstverwaltung organisiert (Bundesärztekammer, o. J.) (**Selbstkontrolle**). Zudem können sie zur Interessenvertretung spezifischen Berufsverbänden wie der Deutschen Gesellschaft für Gynäkologie und Geburtshilfe e. V. (DGGG) oder dem Berufsverband der Frauenärzte e. V. (BVF) beitreten. Auch Hebammen organisieren sich in Berufsverbänden, wie z. B. dem Deutschen Hebammenverband e. V. (DHV) oder der Deutschen Gesellschaft für Hebammenwissenschaft e. V. (DGHWi). Diese vertreten die Interessen der Hebammen gegenüber Politik, Wirtschaft, Gewerkschaften, Krankenkassen und Forschung sowie gegenüber anderen Berufsorganisationen (DHV, 2017b; Greening, Ramsayer & Spikofski, 2016).

Zur Illustration des professionellen Handelns in der geburtshilflichen Betreuung sei hier ein Beispiel aufgeführt: Geburtshilfliche Akteur*innen schützen die Gesundheit und Unversehrtheit von Mutter und Kind in der Phase des Mutterwerdens (Handlungsfeld) und ermöglichen ihnen auf der Grundlage ihrer spezifischen Wissensbasis einen guten Start ins Leben bzw. in die Mutter- und Elternschaft. Die Frau wünscht sich Beistand und Unterstützung während der Schwangerschaft, der Geburt ihres Kindes und im Wochenbett – Situationen und Umstände, die sie vor Herausforderungen stellen (Ist-Situation bzw. Problembereich). Dabei erhalten geburtshilfliche Akteur*innen sowohl auf emotionaler als auch auf körperlicher Ebene sehr intime Einblicke in die Ansichten und die Privatsphäre der Frau und ihrer Familien (Problemdefinition). Dieses Vertrauen sowie andere Interaktionsabhängigkeiten sind der personalen Beziehung inhärent (Arbeitsbündnis). Geburtshilfliche Akteur*innen können auf Basis ihres Wissens und ihrer Expertise (Wissensbasis) Hilfestellungen in der Schwangerschaft, während der Geburt und im Wochenbett geben, um physiologische Verläufe zu unterstützen und so Gesundheitsoutcomes mitzugestalten (Problembewältigung). Um die Gesundheit und das Wohlbefinden von Mutter und Kind zu erhalten bzw. zu fördern (Zentralwertbezug), ist es wichtig, dass geburtshilfliche Akteur*innen die Werte und Wünsche der Frauen kennen und auch berücksichtigen (autonomes, personenbezogenes Handeln). In ihrem Handeln berufen sie sich sowohl im Sinne der Frau als auch vor der Gesellschaft auf ihren jeweiligen Berufskodex (Ethikkodex/Wertbezug).

Die Relevanz des professionellen Handelns in der geburtshilflichen Betreuung von Frauen mit Fluchterfahrung soll im folgenden Abschnitt näher beleuchtet werden. Denn auch Frauen mit Fluchterfahrung suchen in der Phase des Mutterwerdens professionelle Unterstützung auf. Inwiefern sich in der geburtshilflichen Betreuung von Frauen mit Fluchterfahrung Unterschiede ergeben, welche sich auf das professionelle Handeln auswirken können, soll im folgenden Kapitel theoretisch aufbereitet werden.

Das Handeln geburtshilflicher Akteur*innen bei Frauen mit Fluchterfahrung
Geburtshilfliche Akteur*innen treffen in der geburtshilflichen Betreuung von Frauen
mit Fluchterfahrung auf unvertraute Problemkonstellationen. Tabelle 6.3 stellt die
Elemente des professionellen Handelns zusammen und verdeutlicht Besonderheiten
und Spezifika in der Betreuung von Frauen mit Fluchterfahrung.

Tabelle 6.3 Elemente des professionellen Handelns in der geburtshilflichen Betreuung von
Frauen mit Fluchterfahrung

Element des professionellen Handelns	**... in der Betreuung** von **Frauen mit Fluchterfahrung**
Problemdefinition Problemkonstellation	• Phase des Mutterwerdens (Schwangerschaft, Geburt und Wochenbett) **plus** • Fluchterfahrung und vielfältige, damit im Zusammenhang stehende Konflikte (komplexe Konstellationen); z. B. beeinträchtigter Gesundheitszustand; psychosoziale Belastung der Frauen (Aufenthaltsstatus/Bleibeperspektive, soziale Anbindung)
Arbeitsbündnis	erhöhte Anforderungen an • die Beziehungsgestaltung bzw. • die Interaktionsarbeit und • die Kommunikation (bei Sprachbarrieren)
Problembewältigung	Herausforderungen begegnen Akteur*innen bzgl. • Wissensbasis und bisheriger Expertise • Verantwortungs-/Zuständigkeitsbereich • Versorgungsstrukturen (Zuständigkeiten) • Handlungsspielraum • Berücksichtigung der individuellen Bedarfe und Bedürfnisse von Frauen mit Fluchterfahrung und ihrer spezifischen Situation

Die geburtshilfliche Betreuung und das professionelle Handeln werden auf
verschiedenen Ebenen durch das Charakteristikum *Fluchterfahrung* beeinflusst.
Zunächst gewinnt die Ist-Situation bzw. das Problem *Schwangerschaft – Geburt
– Wochenbett* an Komplexität: Frauen mit Fluchterfahrung bringen aufgrund ihrer
Erfahrungen und Erlebnisse im Zusammenhang mit der Flucht unbekannte Pro-
blemlagen in die Betreuungssituation mit hinein. Dies können ein beeinträchtigter
Gesundheitszustand und/ oder psychosoziale Belastungen sein (Carolan, 2010;
Fellmeth et al., 2015; Kahler, Sobota, Hines & Griswold, 1996; Khanlou et al.,
2017).

Geburtshilfliche Akteur*innen stehen vor besonderen Anforderungen, das Arbeitsbündnis bzw. eine Beziehung zu den Frauen mit Fluchterfahrung aufzubauen, da etablierte Techniken der Beziehungsgestaltung womöglich neu ausgerichtet werden müssen. Außerdem begegnen geburtshilfliche Akteur*innen Kommunikationsproblemen, z. B. aufgrund von Sprachbarrieren, die wiederum einen Beziehungsaufbau erschweren können, bei welchem eine reibungslose Kommunikation als Voraussetzung gilt. In der Konsequenz ist z. B. die Problemdefinition als Element des professionellen Handelns in der Betreuung von Frauen mit Fluchterfahrung umfangreicher und schwieriger. Hinzu kommt, dass sozial geprägte Rollenerwartungen zwischen geburtshilflichen Akteur*innen aus Deutschland sich von denen der Frauen mit Fluchterfahrung (Sozialisation in anderen Kontexten) unterscheiden und so Konflikte entstehen können. Zusätzlich können auch Konflikte innerhalb der Rolle als geburtshilfliche/r Akteur*in aufkommen, wenn z. B. rechtliche Regelungen den moralischen Verpflichtungen entgegenstehen.

Bei der Problembewältigung sind geburtshilfliche Akteur*innen gefordert, einzelfallbezogen und individuell zu handeln. Sie stehen in der Betreuung von Frauen mit Fluchterfahrung vor der Herausforderung, auch bei unzureichender Wissensgrundlage bzw. einer lückenhaften Anamnese (die sich auch aus Kommunikationsproblemen ergeben können) handeln zu müssen. Erhöhte Anforderungen ergeben sich so in Bezug auf die Wissensbasis und den Erfahrungsschatz der geburtshilflichen Akteur*innen. Zusätzlich können geburtshilfliche Akteur*innen an ihre Grenzen stoßen, wenn bspw. die psychische Belastung einer Frau ihren Verantwortungsbereich überschreitet und sie weitere Hilfe sowie Unterstützung hinzuziehen müssen.

Grundsätzlich können Strategien und Vorgehensweisen in der geburtshilflichen Betreuung von Frauen mit Fluchterfahrung der Theorie des professionellen Handelns entlehnt werden, insbesondere bei der Bewältigung von Problemen in unbekannten Handlungskontexten und neuartigen Problemkonstellationen. Durch Anpassungen des Handelns an die Gegebenheiten (autonomes Handeln) können Probleme bewältigt bzw. die Zielsituation erreicht werden. Das professionelle Handeln lenkt die Aufmerksamkeit geburtshilflicher Akteur*innen auf die Individualität der einzelnen Frau und ihre spezifische Problemkonstellation, welche es zu berücksichtigen gilt. Der im professionellen Handeln verankerte ganzheitliche Betreuungsansatz achtet die physischen, sozialen, emotionalen sowie kulturellen Bedarfe und Bedürfnisse einer jeden Frau und fordert, diese Aspekte in die Betreuung mit einzubeziehen.

6.4 Zusammenfassung zum professionellen Handeln

Professionelles Handeln erfolgt in Problemsituationen, die der Klientin/dem Klienten ohne die Hilfe und Unterstützung von professionell Handelnden unlösbar erscheinen. Professionelles Handeln beschreibt die Problemdefinition und die Problembewältigung unter Berücksichtigung der Individualität der Klientin/des Klienten und der Besonderheit des zugrundeliegenden Problems. Der Handlungsmodus des professionellen Handelns findet sich auch in der geburtshilflichen Betreuung von Frauen wieder. Frauen benötigen während der existentiellen Lebenssituation von Schwangerschaft – Geburt – Wochenbett Beistand und Unterstützung, die ihnen geburtshilfliche Akteur*innen mit Hilfe ihrer Expertise und spezifischen Wissensbasis bieten können. Der Handlungsmodus fordert explizit, die Individualität der Frauen wahrzunehmen und ihre Bedürfnisse in die Betreuung einzubeziehen. Da geburtshilfliche Akteur*innen in ihrem Berufsalltag vor dem Hintergrund der aktuellen Fluchtbewegungen auch Frauen mit Fluchterfahrung betreuen, stellt sich die Frage, inwiefern die Komponenten des professionellen Handelns in dieser spezifischen Betreuungssituation in der Realität auffindbar sind bzw. umgesetzt werden, um im Sinne der Frauen zu handeln und dabei ihre individuelle Situation zu berücksichtigen.

Forschungsfragen und Zielsetzung

Das vorliegende Dissertationsprojekt zur geburtshilflichen Betreuung von Frauen mit Fluchterfahrung möchte einen Beitrag dazu leisten, die Versorgungspraxis der geburtshilflichen Akteur*innen gegenüber Frauen mit Fluchterfahrung in Deutschland darzulegen und zu erklären. Von besonderem Interesse ist dabei die Gestaltung der geburtshilflichen Betreuung von Frauen mit Fluchterfahrung auf der Mikroebene, da hier die wissenschaftliche Erkenntnislage sowohl im internationalen Bereich als auch im deutschen Sprachraum ungenügend ist.

Geburtshilfliche Akteur*innen erhalten die Möglichkeit, von unterschiedlichen Erfahrungen und Erlebnissen in der Betreuung von Frauen mit Fluchterfahrung zu berichten. Das Dissertationsprojekt zeigt zunächst die Rahmenbedingungen und Kontexte auf, die aus Sicht der geburtshilflichen Akteur*innen von Relevanz sind. Hierzu zählen sowohl staatliche, gesetzliche und institutionelle Bestimmungen, Regularien sowie Organisationsmuster als auch betreuungsspezifisch-individuelle Aspekte. Im Weiteren wird die Umsetzung und Ausgestaltung der geburtshilflichen Betreuung von Frauen mit Fluchterfahrung überprüft. Das vorliegende Dissertationsprojekt möchte explizit das Handeln bzw. den Handlungsmodus der geburtshilflichen Akteur*innen in der Betreuung von Frauen mit Fluchterfahrung untersuchen. Geburtshilfliche Akteur*innen erhalten die Möglichkeit, aufzuzeigen, wie sie mit spezifischen Problemkonstellationen und den damit verbundenen Versorgungsbedarfen und Betreuungsbedürfnissen der Frauen mit Fluchterfahrung umgehen. Darüber hinaus sollen Handlungsunsicherheiten sowie auftretende Versorgungshindernisse (Herausforderungen) der geburtshilflichen Akteur*innen ergründet werden. Neben den Herausforderungen können so auch Chancen und Lösungsansätze in der geburtshilflichen Betreuung von Frauen mit Fluchterfahrung identifiziert und analysiert werden. Mittels einer explorativen Ist-Analyse soll folgende Frage samt ihrer Unterfragen beantwortet werden:

Wie gestalten geburtshilfliche Akteur*innen die Betreuung von Frauen mit Fluchterfahrung in Deutschland?

- *Unter welchen Bedingungen bzw. in welchen Kontexten handeln geburtshilfliche Akteur*innen in der Betreuung von Frauen mit Fluchterfahrung (Makro- und Mesoebene)?*
- *Welchen Einflussfaktoren begegnen geburtshilfliche Akteur*innen auf individueller Ebene in der Betreuung von Frauen mit Fluchterfahrung (Mikroebene)?*
- *Wie gestalten geburtshilfliche Akteur*innen ihr (professionelles) Handeln gegenüber Frauen mit Fluchterfahrung und ihrer besonderen Problemkonstellation?*

Auf der einen Seite soll das explizite Wissen der geburtshilflichen Akteur*innen aufgezeigt werden, welches einem Fakten- bzw. Kontextwissen entspricht. Auf der anderen Seite gilt es, das intuitive Erfahrungswissen der geburtshilflichen Akteur*innen aufzudecken. Einsicht in das Erfahrungswissen kann durch Prozesswissen sowie Handlungspraktiken erlangt werden, wenn geburtshilfliche Akteur*innen (wiederholende) Handlungsabläufe oder Interaktionen beschreiben und erklären. Darüber hinaus sind subjektive Sichtweisen und Relevanzen der geburtshilflichen Akteur*innen (Deutungswissen), die evtl. auch im Kollektiv geteilt werden, von Interesse (z. B. ethisch-moralische Prinzipien).

Ziel des Dissertationsprojektes ist es demnach,

- handlungsleitendes Wissen sowie Expertise,
- charakteristische Probleme und Herausforderungen,
- etablierte Lösungswege,
- kennzeichnende Entscheidungsstrukturen und
- Orientierungen im Handeln (Maxime und Regeln)

von geburtshilflichen Akteur*innen in der Betreuung von Frauen mit Fluchterfahrung zu untersuchen.

Das Ziel des Dissertationsprojektes ist es zudem, das professionelle Handeln der geburtshilflichen Akteur*innen mit der Theorie des professionellen Handelns abzugleichen. Da geburtshilfliche Akteur*innen angesichts der jüngsten Fluchtbewegungen in ihrem Berufsalltag auch Frauen mit Fluchterfahrung betreuen, stellt sich die Frage:

• Wie werden die Komponenten des professionellen Handelns in der spezifischen Betreuungssituation von Frauen mit Fluchterfahrung umgesetzt, um
im Sinne der Frauen zu handeln und dabei ihre individuelle Situation zu
berücksichtigen?

Abschließend werden aufbauend auf den gewonnenen Erkenntnissen Handlungsempfehlungen für eine effektive Betreuung von Frauen mit Fluchterfahrung
formuliert bzw. (weiter-)entwickelt.

Methodisches Vorgehen

8

Die Forschungsfrage *Wie gestalten geburtshilfliche Akteur*innen die Betreuung von Frauen mit Fluchterfahrung in Deutschland?* wurde aufgrund der offenen Frage-stellung mithilfe eines qualitativen Forschungsdesigns bearbeitet und analysiert. Geburtshilfliche Akteur*innen gaben über Expert*innen-Interviews Einblick in die Versorgungspraxis bei der Betreuung von Frauen mit Fluchterfahrung. Das Analyseverfahren der inhaltlich strukturierenden qualitativen Inhaltsanalyse nach Kuckartz (Kuckartz, 2018) erlaubte eine Auswertung des Handlungswissens und der Handlungspraktiken in der Betreuung von Frauen mit Fluchterfahrung.

8.1 Gütekriterien qualitativer Forschung

Zunächst sollen die Gütekriterien der qualitativen Forschung kurz eingeführt wer-den, um die Qualität des vorliegenden Dissertationsprojektes bzw. dessen methodi-schen Vorgehens einordnen zu können. Gütekriterien dienen der Beurteilung der Qualität empirischer Daten und der daraus resultierenden Forschungsergebnisse. Zu den klassischen Gütekriterien zählen *Objektivität*, *Reliabilität* und *Validität*. Diese sind vor allem in der quantitativen Forschung anerkannt. Ihre Übertragung auf qualitative Forschung wird weitestgehend zurückgewiesen. Zur Beurteilung der Qualität qualitativer Daten werden demgegenüber verschiedene Ansätze dis-kutiert. Aufgrund der Methoden-Heterogenität im Feld der qualitativen Forschung

Elektronisches Zusatzmaterial Die elektronische Version dieses Kapitels enthält Zusatzmaterial, das berechtigten Benutzern zur Verfügung steht https://doi.org/10.1007/978-3-658-33413-0_8.

ergeben sich Probleme, *einen* standardisierten Katalog an Gütekriterien zu entwerfen. Die Auseinandersetzung hierzu hält an, sodass zum heutigen Zeitpunkt keine allgemeingültigen bzw. übergreifenden Kriterien für die Beurteilung qualitativer Forschung existieren (Flick, 2019, 2020; Stamer et al., 2015; Steinke, 2017; Strübing, Hirschauer, Ayaß, Krähnke & Scheffer, 2018). Konsens scheint allerdings darüber zu herrschen, dass Gütekriterien der qualitativen Forschung sowohl den technisch-prozeduralen Charakter als auch die Bedingungen der Forschung abbilden sollten. Hierbei gilt es, die Gegenstandsangemessenheit sowie die Verlässlichkeit der Daten und Ergebnisse zu berücksichtigen. Folgende Strategien haben sich hierfür bewährt:

- Ziele des Forschungsprojektes benennen
- Rechtfertigen der Forschungsentscheidungen: Die Wahl der Methoden und deren Adaptation begründet darstellen
- Reflexivität: Das Reflektieren der Forschenden zu ihrer Rolle, z. B. in Form eines Forschungstagebuches; Einbezug verschiedener Lesarten durch Expert*innen-Validierung/regelmäßige Besprechungen mit anderen Forschenden (mit unterschiedlichen Hintergründen aus verschiedenen Arbeitsbereichen), um blinde Flecke aufzudecken und/oder die Angemessenheit von Interpretationen bzw. (Zwischen-)Ergebnissen zu überprüfen
- Transparenz und Nachvollziehbarkeit: Dokumentation des gesamten Forschungsprozesses – das Zustandekommen der Daten und Ergebnisse sowie die konkrete Vorgehensweise explizieren; Lesende sollen sich ein eigenes Bild vom Forschungsprojekt machen können
(Flick, 2019, 2020; Steinke, 2017; Strübing et al., 2018)

Der Methodologie der qualitativen Forschung folgend, waren im vorliegenden Forschungsprozess, basierend auf den Fragestellungen und vor dem Hintergrund des Forschungsgegenstandes, fortwährend Auswahlentscheidungen zu treffen. Diese betrafen sowohl das Erschließen des Forschungsfeldes samt der eingesetzten Samplingstrategien (Abschnitt 8.2) als auch die Methodenwahl hinsichtlich der Datenerhebung (Abschnitt 8.3) sowie der Analyse und Auswertung (Abschnitt 8.4). Diese werden im Folgenden unter Berücksichtigung der Gütekriterien erläutert.

8.2 Erschließen des Forschungsfeldes

Das folgende Kapitel stellt das Vorgehen zur Auswahl der Interviewpartner*innen dar. Hierzu wird zunächst die Samplingstrategie aufgeführt (Abschnitt 8.2.1). Im Anschluss daran stellt das Kapitel die Rekrutierungswege und -maßnahmen hierzu vor (Abschnitt 8.2.2).

8.2.1 Samplingstrategie

Mit Blick auf das Forschungsthema und das Erkenntnisinteresse sollten relevante und informative Interviewpartner*innen ausgewählt werden. Bei dieser zielgerichteten Suche nach Interviewpartner*innen kamen unterschiedliche Samplingstrategien in Anlehnung an Patton zum Einsatz (Patton, 2002). Diese wurden miteinander kombiniert und bauten zudem teilweise aufeinander auf. Im Folgenden werden die eingesetzten Samplingstrategien vorgestellt und erläutert.

Kriterien-Sampling
Vorab festgelegte Kriterien (Einschlusskriterien) halfen bei der Begrenzung des Forschungsfeldes und der gezielten Rekrutierung von Interviewpartner*innen. Als Einschlusskriterien waren definiert:

- Frauenärzt*innen, Hebammen und Familienhebammen galten als geburtshilfliche Akteur*innen.
- Das Leistungsangebot der geburtshilflichen Akteur*innen erstreckte sich über die Phase des Mutterwerdens und beinhaltete die Schwangerenvorsorge/-betreuung und/oder die Geburtsbegleitung und/oder die Wochenbettbetreuung.
- Die geburtshilflichen Akteur*innen hatten Erfahrung in der Betreuung von Frauen mit Fluchterfahrung.

Ausschlusskriterien wurden nicht separat formuliert, da sie die Gegenseite der Einschlusskriterien direkt abbildeten.

Maximales Variations-Sampling
Nach Möglichkeit sollte die Studienpopulation eine hohe Variation im Spektrum der Eigenschaften und Merkmale von Interviewpartner*innen aufweisen. Mithilfe des Maximalen Variations-Samplings wurden folgenden Merkmale der geburtshilflichen Akteur*innen berücksichtigt und die Rekrutierung bei Bedarf in

entsprechende Richtungen gelenkt, um auf diese Weise Heterogenität im Sample
zu erzeugen:

- *Berufsabschluss* : Frauenärzt*innen und Hebammen
- *Setting*: klinischer/stationärer Sektor und ambulanter Sektor (niedergelassene Frauenärzt*innen und freiberuflich tätige Hebammen)
- *Leistungsangebot*: Schwangerenbetreuung, Geburtsbegleitung, Betreuung im Wochenbett
- *Wirkungsort*: Arbeitskontexte z. B. Bundesland, Kommune, städtischer oder ländlicher Raum
- *Haltung und Einstellung* der Interviewpartner*innen: Geburtshilfliche Akteur*innen, die die Betreuung von Frauen mit Fluchterfahrung aktiv verfolgten oder bewusst ablehnten bzw. nicht anboten.

Opportunistisches Sampling und **Schneeball-Sampling**
Das Opportunistische Sampling beschreibt das Nutzen von unvorhergesehenen,
vorteilhaften Situationen, die sich während der Feldarbeit für die Rekrutie-
rung von Interviewpartner*innen ergeben. Daneben beschreibt das Schneeball-
Sampling die Interviewpartner*innen als Quelle für weitere Interviewkontakte.
   Dem Opportunistischen Sampling sowie dem Schneeball-Sampling kam mit
Fortschreiten des Forschungsprozesses zunehmend mehr Bedeutung zu. Bereits
rekrutierte Interviewpartner*innen berichteten in ihrem Umfeld von ihren Erfah-
rungen mit der Interviewteilnahme und leiteten so Informationen an potentielle
Interviewpartner*innen weiter. Parallel dazu erfragte auch die Forscherin im
Anschluss an die Interviews vor dem Hintergrund des Maximalen Variations-
Samplings gezielt nach weiteren Interviewpartner*innen, um so mit Hilfe des
Schneeball-Samplings eine breite Heterogenität des Samples zu erreichen.

8.2.2 Zugang zum Forschungsfeld

Der Feldzugang erfolgte über verschiedene Wege, um möglichst viele geburtshilfliche Akteur*innen auf das Forschungs- und Dissertationsprojekt aufmerksam
zu machen und hierfür gewinnen zu können. Potentielle Interviewpartner*innen
wurden in einem ersten Schritt über institutionelle Einrichtungen (Kliniken, Verbände, Organisationen) erreicht oder auf direktem Weg über den persönlichen
Kontakt mit Einzelpersonen rekrutiert.

Auf institutionellem Weg wurden Geburtskliniken sowie einschlägige Berufs-vereine und -verbände angeschrieben und gebeten, eine vorab angefertigte Stu-dieninformation[1] an geburtshilfliche Akteur*innen weiterzureichen, die die Ein-schlusskriterien erfüllten. Folgende Verbände und Vereinigungen fanden hierbei Berücksichtigung:

- Deutscher Hebammenverband e. V. (DHV)
- Deutsche Gesellschaft für Hebammenwissenschaft e. V. (DGHWi)
- Nationales Zentrum für Frühe Hilfen (NZFH) sowie einzelne, ausgewählte regionale Niederlassungen der Frühen Hilfen
- Berufsverband der Frauenärzte e. V. (BVF)
- Deutsche Gesellschaft für Gynäkologie und Geburtshilfe e. V. (DGGG)
- ausgewählte Kassenärztliche Vereinigungen (der Länder)
- ausgewählte Ärztekammern (der Länder)

Durch die Verteiler dieser Institutionen wurden geburtshilfliche Akteur*innen und damit potentielle Interviewpartner*innen erreicht. An dem Forschungs- und Dissertationsprojekt Interessierte konnten auf das Anschreiben bzw. die Studieninformation reagieren und mit der Forscherin Kontakt aufnehmen.

Zusätzlich erfolgte die Kontaktaufnahme über Einzelpersonen. Hierfür sprach die Forscherin die verschiedenen Praxispartner*innen des FlüGe-Kollegs[2] sowie persönliche Kontakte direkt an. Ergänzend fand die Rekrutierung über Bran-chenbücher und Interneteinträge von Hebammen-/frauenheilkundlichen Praxen einzelner Regionen in Nordrhein-Westfalen statt.

8.3 Datenerhebung

Im Folgenden wird die gewählte Erhebungsmethode erläutert. Das qualitative Interview beschreibt jene Gesprächssituation, die aufgrund der wissenschaftlichen Zielsetzung bewusst und beabsichtigt hergestellt wurde, um Informationen und Daten zu erhalten. Hierbei veranlasste die Forscherin die/den Interviewpartner*in, verbale Informationen zum interessierten Forschungs- bzw. Problembereich preis-zugeben (Lamnek & Krell, 2016).

---

[1] Die Studieninformation befindet sich zur Ansicht im elektronischen Zusatzmaterial.
[2] Dieses Dissertationsprojekt ist ein Teilprojekt des NRW-Forschungskollegs „FlüGe – Her-ausforderungen und Chancen globaler Flüchtlingsmigration für die Gesundheitsversorgung in Deutschland", welches vom Ministerium für Kultur und Wissenschaft des Landes Nordrhein-Westfalen finanziell gefördert wird.

Zunächst stellt das Abschnitt 8.3.1 die Interviewform des Expert*innen-Interviews sowie das problemzentrierte Vorgehen des Dissertationsprojektes vor. Die daran anschließenden Kapitel führen die verwendeten Instrumente und Materialien zur Unterstützung der Interviews ein (Abschnitt 8.3.2) und beleuchten die Gestaltung der Datenerhebung (Abschnitt 8.3.3). Das Abschnitt 8.3.4 berücksichtigt die ethischen Kriterien sowie den Datenschutz.

8.3.1 Das Expert*innen-Interview

Das Dissertationsprojekt erhob offene Daten mittels Expert*innen-Interviews. Dabei charakterisiert sich die Interviewform der Expert*innen-Interviews über die zu untersuchende Zielgruppe sowie die damit verbundene Thematik und nicht über das methodische Vorgehen (Bogner, Littig & Menz, 2014). Die Bezeichnung *Expert*in* gibt dabei eine Merkmalszuschreibung der Interviewpartner*innen durch die Forscherin wieder. Die Interviewpartner*innen galten als Expert*innen, da sie über (Expert*innen-)Wissen verfügten, welches für die Forscherin von Interesse war (Bogner et al., 2014; Meuser & Nagel, 2009). Die Expert*innen bzw. die Interviews mit ihnen eröffneten den Zugang zu folgenden Formen des Wissens (Bogner et al., 2014):

- Fachwissen und Informationen zu bestimmten (Problem-)Bereichen (Expert* innen als Informationsquelle)
- Prozesswissen und Erfahrungswissen (Einsicht in Handlungsabläufe oder Interaktionen)
- Deutungswissen (subjektive Relevanzen und Sichtweisen der Expert*innen)

Zu Beginn des Forschungsvorhabens wurde der interessierende Problembereich – die Betreuung von Frauen mit Fluchterfahrung – von der Forscherin definiert und mittels des theoretisch wissenschaftlichen Vorverständnisses eingegrenzt (Lamnek & Krell, 2016; Mayring, 2015). Aus diesem Grund sind geburtshilfliche Akteur*innen als Interviewpartner*innen bzw. Expert*innen dieses Forschungsvorhabens definiert. Sie verfügen aufgrund ihrer spezifischen Rolle und ihrer institutionalisierten Expertise über spezifisches Wissen und Erfahrungen im Problembereich der Betreuung von Frauen mit Fluchterfahrung. Durch ihre berufliche Funktion hatten sie Zugang zu Wissen über bestimmte Sachverhalte und nahmen zudem eine spezifische Problemperspektive ein, da sie bereits Erfahrung in der Betreuung von Frauen mit Fluchterfahrung vorweisen konnten (Bogner et al., 2014; Meuser & Nagel, 2009). Mithilfe dieses problemzentrierten Vorgehens eröffnete sich die Möglichkeit, Handlungsroutinen sowie typische Entscheidungsstrukturen und Lösungswege im beruflichen Alltag geburtshilflicher Akteur*innen in der Betreuung von Frauen mit Fluchterfahrung zu beschreiben und zu rekonstruieren (Bogner et al., 2014; Meuser & Nagel, 2009).

8.3.2 Instrumente und Materialien im Rahmen der Interviews

Ein **Interviewleitfaden** unterstützte die Interviewführung bei der thematischen Fokussierung. Durch seinen Aufbau war Offenheit bzgl. der Antwortmöglichkeiten gegeben (Lamnek & Krell, 2016). Der Interviewleitfaden diente der Forscherin und zugleich Interviewerin als Gedächtnisstütze und Orientierungsrahmen sowie zur Kontrolle und Sondierung der relevanten und interessierenden Themenaspekte. Dabei war sein Einsatz im Interview stets flexibel und wurde der jeweiligen Gesprächssituation angepasst.

Der Interviewleitfaden wurde angelehnt an die Theorie des professionellen Handelns entwickelt und beinhaltete neben dem Ein- und Ausstieg folgende Themenblöcke:

1. Problemkonstellation und Fallkonkretion: Wer sind Frauen mit Fluchterfahrung und welche Versorgungsbedarfe bzw. -bedürfnisse bringen sie mit?
2. Problembewältigung: Wie gestaltet sich die Betreuung der Frauen mit Fluchterfahrung? (ergänzt durch Fallvignetten, die Einblicke in Handlungsoptionen ermöglichten)
3. Arbeitsbündnis/Werteorientierung (Habitus): Wie gestalten geburtshilfliche Akteur*innen das Betreuungsverhältnis zu Frauen mit Fluchterfahrung?

Den Themenblöcken zugeordnete Fragen waren zuvorderst Narrationsaufforderungen, welche erzählgenerierend formuliert waren. Diese Erzählstimuli wurden durch Nachfragen und Aufrechterhaltungs- sowie Steuerungsfragen ergänzt, um Details bestimmter Themen(-aspekte) oder auch konkrete Erfahrungsbeispiele zu erhalten (Lamnek & Krell, 2016; Meyer et al., 2012).[3]

Ein **standardisierter Fragebogen** diente der Erhebung zusätzlicher Hintergrundinformationen der geburtshilflichen Akteur*innen. Hierzu zählten unter anderem der Beruf, die Berufserfahrung und das Leistungsangebot der Interviewpartner*innen.[4]

---

[3] Der Interviewleitfaden befindet sich zur Ansicht im elektronischen Zusatzmaterial.

[4] Der standardisierte Fragebogen befindet sich zur Ansicht im elektronischen Zusatzmaterial.

In einem **Interviewmemo** skizzierte die Forscherin die Gesprächssituation und ihre ersten Eindrücke hierzu. Das Interviewmemo diente so der Dokumentation der Interviewinteraktion (z. B. die personale Beziehung zwischen Forscherin und Interviewpartner*in). Hierin wurden Auffälligkeiten bei den Gesprächsinhalten sowie Anmerkungen zur allgemeinen Atmosphäre erfasst. Rahmenbedingungen und Störungen wurden ebenfalls notiert. Zudem konnten hierin nonverbale Äußerungen sowie erste Interpretationsideen festgehalten werden (Witzel, 2000).[5]

8.3.3 Gestaltung und Ablauf der Interviewdurchführung

Die Interviews fanden persönlich und mündlich als Einzelinterviews statt. In Einzelfällen konnte von diesem Vorgehen abgewichen werden (z. B. bei Schwierigkeiten in der Terminfindung), indem die Interviews fernmündlich als Telefoninterview geführt wurden. Auf diese Weise waren Informationen und Daten der jeweiligen Fälle nicht gänzlich verloren, sondern konnten lediglich auf einer reduzierten Ebene erhoben werden (z. B. Fehlen der Körpersprache im Zusammenhang mit dem Gesagten). Die geburtshilflichen Akteur*innen wurden nach ihren Erlebnissen und Erfahrungen in der Betreuung von Frauen mit Fluchterfahrung befragt, ohne dass ihnen der Interviewleitfaden oder die darin enthaltenen Fragen zuvor bekannt gewesen waren. Während des Interviews strukturierte die Forscherin das Gespräch mit Hilfe des Interviewleitfadens, der den Problembereich von Interesse konkretisierte und so dem Gespräch einen Rahmen gab. Dieser wurde jedoch flexibel eingesetzt, indem die Erzählstimuli sowie Nachfragen unter Berücksichtigung des Gesagten gestellt und der Rede- und Gedankenfluss der Interviewpartnerin/des Interviewpartners nicht gestört wurden (Helfferich, 2011). Der/dem Interviewpartner*in wurde weitestgehend monologisches Rederecht eingeräumt, um ihre/seine subjektiven Erfahrungen zu äußern. Sie/er erhielt die Gelegenheit, unabhängig von theoretischen Begrifflichkeiten oder sprachlichen Gewohnheiten der Forscherin ihre/seine eigene Perspektive und Denkweise zur Sprache zu bringen. Die Forscherin brachte der/dem Interviewpartner*in dabei ungeteilte Aufmerksamkeit entgegen (Meyer et al., 2012; Witzel, 2000). Die offene, am Gesprächsverlauf orientierte Interviewführung eröffnete der/dem Interviewpartner*in die Chance, ihre/seine Problemsicht und Relevanzen in der Betreuung von Frauen mit Fluchterfahrung zu entfalten. Dabei konnten Redundanzen des Erzählten interpretationserleichternde Neuformulierungen hervorbringen. Widersprüchlichkeiten zeigten wiederum mögliche Ambivalenzen,

---

[5]Das Interviewmemo befindet sich zur Ansicht im elektronischen Zusatzmaterial.

Orientierungsprobleme oder Entscheidungsdilemmata der Interviewpartner*innen angesichts komplexer Handlungsanforderungen auf (Witzel, 2000). Die hier beschriebenen Interviewcharakteristika werden in Tabelle 8.1 zusammengefasst.

Tabelle 8.1
Interviewcharakteristika

Art	Einzelinterview
Form	mündlich
Kommunikationsmedium	persönlich/face-to-face (in Ausnahmen telefonisch)
Strukturierungsgrad	teil-strukturiert (Interviewleitfaden)
Art der Fragen	offen/erzählgenerierend (gezieltes Nachfragen)
Intention	Erfassung von Kontext-, Erfahrungs- und Deutungswissen

Im Anschluss an das Interview und dessen Aufzeichnung kam der standardisierte Fragebogen zum Einsatz, der zusätzliche Hintergrundinformationen nach dem Frage-Antwort-Schema ermittelte (Witzel, 2000). Nachfolgend hielt die Forscherin kurze Notizen, Eindrücke, informelle Aussagen, aber auch Kontextinformationen zur Gesprächssituation in einem Interviewmemo fest.

8.3.4 Ethische Kriterien und Datenschutz

Ein zentraler Grundsatz in der Forschung ist die freiwillige und informierte Einwilligung in die Teilnahme an einem Forschungsprojekt. Dazu sind Studienteilnehmer*innen über die Inhalte und Ziele des Forschungsvorhabens zu informieren. In diesem Dissertationsprojekt wurden Interviewinteressierte wie auch Interviewpartner*innen durch eine schriftliche Studieninformation[6] informiert und aufgeklärt. Die Interviewpartner*innen erhielten vor dem Interview zudem eine mündliche Darstellung zum Forschungsvorhaben und dessen Vorgehen. Zeitgleich unterrichtete die Forscherin die Interviewpartner*innen darüber, dass sie ihre Teilnahmebereitschaft an dem Interview jederzeit widerrufen sowie das Interview auch ohne die Angabe eines Grundes beenden könnten. Sowohl

---

[6]Die Studieninformation befindet sich zur Ansicht im elektronischen Zusatzmaterial.

vor Beginn als auch im Anschluss an das Interview wurde der/dem Interview-partner*in Raum für Nachfragen gelassen. Zudem erfragte die Forscherin explizit nach möglichen Rückfragen oder Anregungen zur Interviewführung (Helfferich, 2011). Auch die Aspekte des Datenschutzes wurden mündlich und schriftlich erläutert. Es wurde eine Einwilligungserklärung[7] erstellt, die den Interviewpartner*innen den Schutz ihrer persönlichen Daten zusicherte. In der Einwilligungs-erklärung wurde festgehalten, dass die Teilnahme freiwillig war, die Anonymität gewahrt wurde und dass das Interview jederzeit abgebrochen werden konnte, ohne dass daraus Nachteile für die/den Interviewpartner*in entstünden.

Die digitalen Audio-Aufzeichnungen zum Zweck der Transkription und spä-teren Analyse wurden vorerst auf einem passwortgeschützten USB-Stick gespei-chert. Nach erfolgter Transkription durch ein externes Schreibbüro[8] wurden die Audiodateien vernichtet. Die wortgetreu verschriftlichten Transkripte wurden anonymisiert. Bei der Anonymisierung wurden alle von der/dem Interviewpart-ner*in erwähnten Namen, Orte oder Ähnliches soweit verändert oder ersetzt, dass sie von Dritten nicht mehr erkennbar waren. Auf diese Weise wurde die Identität der Interviewpartnerin/des Interviewpartners (sowie erwähnter Dritter) geschützt und der Schweigepflicht bzw. den datenschutzrechtlichen Bestimmungen Folge geleistet.

Die anonymisierten Transkripte wurden zusammen mit den standardisierten Fragebögen (soziodemografischen Hintergrundinformationen der Interviewpart-ner*innen) aufbewahrt. Die Einwilligungserklärungen mit personenbezogenen Daten waren getrennt davon verschlossen archiviert. Interviewpartner*innen konnten die Löschung ihrer Daten (Audioaufzeichnung, Transkripte) bis zum Beginn des Analyse- und Auswertungsprozesses verlangen. Eine Löschung war nach diesem Zeitpunkt nicht mehr möglich, da lediglich die anonymisierten Transkripte vorlagen.

Es liegt ein positives Votum der Ethikkommission der Universität Bielefeld vor.

---

[7]Die Einwilligungserklärung befindet sich zur Ansicht im elektronischen Zusatzmaterial.

[8]Das externe Schreibbüro unterlag den Datenschutzregeln dieses Dissertationsprojektes. Für die Übermittlung der Audiodateien wurde ein sicherer Server zur Verfügung gestellt. Alle Ton- und Textdateien wurden nach Abschluss des Auftrages unwiderruflich von allen Datenträgern des Anbieters gelöscht, sodass keine vertraulichen Daten an Dritte gelangten.

8.4 Datenanalyse

Mit der Analyse der Expert*innen-Interviews sollten das Kontextwissen, das Erfahrungswissen (Handlungswissen sowie Handlungspraktiken) und Deutungswissen der geburtshilflichen Akteur*innen in der Betreuung von Frauen mit Fluchterfahrung aufgedeckt werden (Meuser & Nagel, 2009). Ziel war es,

- charakteristische Probleme und Herausforderungen,
- handlungsleitendes Wissen sowie Expertise,
- etablierte Lösungswege,
- kennzeichnende Entscheidungsstrukturen und
- Orientierungen im Handeln (Maxime und Regeln)

von geburtshilflichen Akteur*innen in der Betreuung von Frauen mit Fluchterfahrung zu untersuchen. Auf diese Weise sollten das professionelle Handeln sowie explizites Wissen (Fakten- und Kontextwissen) und implizites Wissen (Erfahrungswissen, Deutungswissen) nachvollzogen werden können. Eine besondere Herausforderung stellte dabei die Rekonstruktion des impliziten Wissens dar, da es zumeist intuitiv beherrscht wurde und nur teilweise in Worte zu fassen war. Vor diesem Hintergrund waren berichtete Episoden aus dem beruflichen Handlungsfeld für die Analyse von besonderem Interesse. Das implizite praktische Erfahrungswissen spiegelt sich in (wiederholten) Handlungsabläufen und Interaktionen wider, wodurch sowohl Handlungsorientierungen als auch Entscheidungskriterien verdeutlicht werden (Meuser & Nagel, 2009).

8.4.1 Die strukturierende qualitative Inhaltsanalyse nach Kuckartz

Auf Grundlage der Audioaufnahmen wurden wortgetreue Transkripte der Interviews angefertigt. Die Verschriftlichung des Gesprochenen orientierte sich an Transkriptionsregeln, welche für dieses Dissertationsprojekt zusammengestellt wurden (in Anlehnung an Dresing & Pehl, 2015; Fuß & Karbach, 2014).[9] Die in Textform vorliegenden Transkripte ermöglichten die Analyse des Interviewmaterials.

---

[9]Die Übersicht der Transkriptionsregeln befindet sich zur Ansicht im elektronischen Zusatzmaterial.

Das Interviewmaterial wurde mittels inhaltlich strukturierender qualitativer Inhaltsanalyse untersucht. Aufgrund des umfangreichen offenen Datenmaterials, das im Rahmen dieses Dissertationsprojektes erhoben wurde, erschien die qualitative Inhaltsanalyse als geeignetes Verfahren der Auswertung. Sie stellt ein strukturgebendes Analyseverfahren dar, dass die Fülle des vorliegenden Interviewmaterials bearbeitbar machte, indem die Daten reduziert wurden und zugleich für das Erkenntnisinteresse relevante Aspekte erhalten blieben. Eine weitere Stärke der qualitativen Inhaltsanalyse war das systematische und regelgeleitete Vorgehen. Die einzelnen Analyseschritte waren auf diese Weise methodisch kontrollierbar und nachvollziehbar. Dieses Vorgehen minimierte zudem die Subjektivität der Forscherin. So ermöglichte die qualitative Inhaltsanalyse es, im Rahmen des Dissertationsprojektes ein Abbild des Wissens, der Erfahrungen und der subjektiven Sichtweisen der geburtshilflichen Akteur*innen in der Betreuung von Frauen mit Fluchterfahrung zu geben, indem die Bedeutungen der Äußerungen, der Wahrnehmungen und der Reflexionen der Interviewpartner*innen strukturiert herausgearbeitet und systematisch erfasst wurden (Kuckartz, 2018, 2019; Schreier, 2014).

Grundbegriffe der qualitativen Inhaltsanalyse
Vor dem Hintergrund der Begriffsvielfalt in der Methodenliteratur, sollen funktionale Grundbegriffe definiert sowie erläutert werden. Auf diese Weise kann das gewählte Verfahren der qualitativen Inhaltsanalyse nachvollziehbar beschrieben werden. Zu den Begrifflichkeiten mit spezifischem Einsatz im Rahmen dieses Dissertationsprojektes zählen *Kategorie, Codierung, Codiersegment, Kategoriensystem, Kategorienleitfaden* und *Memo*.

Bei der **Kategorie** handelt es sich um einen strukturierenden Begriff und eine operationale Definition, die als Indikator dient: Die Kategorie bzw. deren Definition zeigt auf eine bestimmte Textstelle und löst auf diese Weise eine Codierung aus.

Die **Codierung** wird als das Ordnen der offenen Daten verstanden. Hierzu werden Textstellen zu Kategorien zugeordnet. Bei der Codierung können verschiedene Perspektiven eingenommen werden: ausgehend von der Kategorie werden passende Segmente im Text identifiziert oder ausgehend vom Material (Text) werden Kategorien entwickelt und das Material auf diese Art codiert.

Das **Codiersegment** repräsentiert eine Textpassage, welche eine Codierung veranlasst und zu einer Kategorie zugeordnet werden kann oder eine neue Kategorie hervorbringt.

Das **Kategoriensystem** bildet die Gesamtheit aller Kategorien ab. Die darin zusammengestellten Kategorien bilden eine Struktur, welche in Form einer Hierarchie (über- und untergeordnete Ebenen, auch Ober- und Subkategorien) oder eines Netzwerkes (Verbindung der Kategorien durch Knotenpunkte) angeordnet werden können.

Der **Kategorienleitfaden** fasst alle Kategorien sowie deren Definitionen inklusive Hilfen zur Codierung in einem Dokument zusammen. Es handelt sich hierbei um eine Handlungsanweisung, die die Konstruktion des Kategoriensystems und das regelgeleitete Vorgehen der qualitativen Inhaltsanalyse unterstützt.

Memos sind Notizen zum Datenmaterial und dem damit verbundenen Analyseprozess. In Memos werden Gedanken, Skizzen oder Annahmen der Forscherin zum Datenmaterial festgehalten.

Analyseverfahren der qualitativen Inhaltsanalyse nach Kuckartz

Das regelgeleitete Vorgehen – das Sortieren der Textbedeutungen (Strukturieren des Datenmaterials) – orientierte sich am Analyseverfahren der inhaltlich strukturierenden qualitativen Inhaltsanalyse von Kuckartz (Kuckartz, 2018). Der generelle Ablauf bei der qualitativen Inhaltsanalyse nach Kuckartz wird in der nachfolgenden Abbildung grafisch dargestellt (Kuckartz, 2018). Die Abbildung 8.1 stellt dabei den idealisierten Analyseablauf dar, welcher sich in der praktischen Vorgehensweise als iteratives Vorgehen wiederfindet. Die zugrundeliegenden Forschungsfragen standen bei der Analyse durchgängig im Zentrum und wurden bei allen Analyseschritten mitgedacht. Die einzelnen Schritte der Textarbeit, der Kategorienbildung, der Codierung und der Aufbereitung der Analyseergebnisse reihten sich nicht linear aneinander und waren zudem auch nicht scharf voneinander trennbar. Beim Analyseablauf handelte es sich vielmehr um einen zirkulären Prozess. Im nachfolgenden Abschnitt (8.4.2) wird die tatsächliche Vorgehensweise in diesem Dissertationsprojekt in Anlehnung an den generellen Analyseablauf der inhaltlich strukturierenden qualitativen Inhaltsanalyse nach Kuckartz dargelegt (Kuckartz, 2018).

8.4.2 Dokumentation des Analyseablaufs

Die Dokumentation des erfolgten Analyseablaufs (in Anlehnung an Kuckartz, 2018) macht die Vorgehensweise transparent und nachvollziehbar. Abbildung 8.2 stellt die einzelnen Arbeitsschritte dar. An die initiierende Textarbeit schloss eine erste Phase der Entwicklung von Kategorien an, die ein Kategoriensystem vorstrukturierten und ein erstes Suchraster hervorbrachten. Nachdem erste

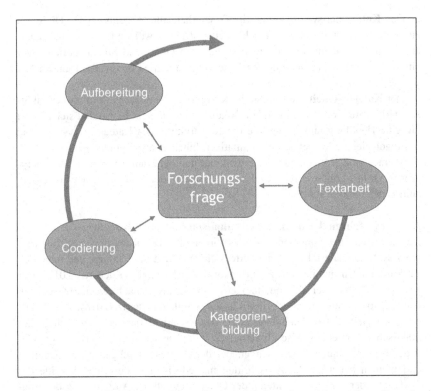

Abbildung 8.1 Ablaufschema der qualitativen Inhaltsanalyse. (eigene Darstellung in Anlehnung an Kuckartz, 2018)

Oberkategorien gefunden waren, wurde das gesamte Material mit eben diesen codiert. Eine erneute Phase der Kategorienbildung entwickelte innerhalb einer Oberkategorie neue Subkategorien. Das auf diese Weise ausdifferenzierte Kategoriensystem wurde einem erneuten Codierdurchgang unterzogen. An die Erstellung des Kategoriensystems schloss sich die Auswertung und Beantwortung der Forschungsfragen an. Im Folgenden werden die einzelnen Analyseschritte ausführlicher eingeführt und beschrieben.

1.) Initiierende Textarbeit
Die initiierende Textarbeit diente dazu, sich mit dem Material vertraut zu machen. Bei der intensiven Durchsicht des Materials waren die Forschungsfragen bzw.

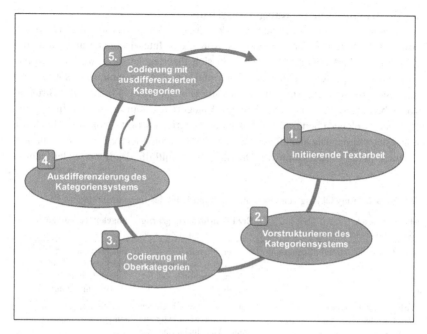

Abbildung 8.2 Analyseprozess der strukturierenden qualitativen Inhaltsanalyse im Dissertationsprojekt. (eigene Darstellung in Anlehnung an Kuckartz, 2018)

das Erkenntnisinteresse steter Begleiter. Nach einer ersten Orientierungsphase am gesamten Interviewmaterial erfolgte eine intensivere Auseinandersetzung an einer Auswahl des Gesamtmaterials.[10] So lenkte das Forschungsinteresse die Aufmerksamkeit beim mehrfachen Lesen der Interviewtranskripte. Neben dem Markieren von inhaltstragenden Textstellen wurden Anmerkungen zu auffallenden Themen festgehalten. Memos waren in dieser Phase der Analyse von besonderer Relevanz, um Auffälligkeiten zu erfassen und erste Analyse- und Auswertungsideen zu notieren. Dies wurden entweder direkt im Material festgehalten oder in einem Forschungstagebuch dokumentiert, wenn es sich um allgemeinere Gedanken und Analyseideen handelte.

---

[10]An 20 % des Gesamtmaterials (= 6 Interviewtranskripte) erfolgte eine intensivere Durchsicht und Auseinandersetzung im Hinblick auf das Erkenntnisinteresse. Die Auswahl der Interviewtranskripte erfolgte nach dem Prinzip der Heterogenität der Interviewpartner*innen sowie der Variation ihrer Ansichten (die nach der ersten Orientierungsphase erkannt wurden).

2.) Vorstrukturieren des Kategoriensystems

In Anlehnung an die zugrundeliegende Theorie des professionellen Handelns sowie den aktuellen Forschungsstand wurde das Interviewmaterial vorstrukturiert. Erste Oberkategorien entwickelten sich theoriegeleitet,[11] angelehnt an die Elemente des professionellen Handelns und aus den Erkenntnissen sowie Studienergebnissen der gegenwärtigen Literatur (Forschungsstand). Als erste Struktur von Oberkategorien für ein vorläufiges Kategoriensystem diente der Interviewleitfaden, welcher ebenfalls auf Basis der Theorie des professionellen Handelns erarbeitet wurde. Die nachfolgende Tabelle 8.2 ermöglicht einen beispielhaften Einblick in die Entwicklung von Oberkategorien mithilfe des Interviewleitfadens.

Tabelle 8.2 Entwicklung von Oberkategorien mit Hilfe des Interviewleitfadens

Themenblock des Interviewleitfadens	Erzählaufforderung/Frage	abgeleitete Kategorie
Problemkonstellation/Fallkonkretion	Können Sie mir beschreiben, was Sie unter „Fluchterfahrung" verstehen?	Fluchtspezifische Merkmale – Frauen mit Fluchterfahrung (Betreuungssituation)
Arbeitsbündnis/Werteorientierung und Habitus	Können Sie davon berichten, wie Sie eine Beziehung zu Frauen mit Fluchterfahrung aufbauen?	Beziehungsgestaltung (Interaktionsmuster)
	Erzählen Sie doch mal, was macht für Sie eine gute geburtshilfliche Betreuung bei Frauen mit Fluchterfahrung aus?	Prinzipien/Orientierungen im Handeln (Selbstverständnis)
Problembewältigung	Erzählen Sie doch mal, in welchen Momenten der Betreuung von Frauen mit Fluchterfahrung Sie an Ihre Grenzen stoßen? Wie gehen Sie mit solchen Situationen um? Können Sie ein Beispiel dafür nennen?	Praktiken der Berufsausübung (Versorgungspraxis)

---

[11] In dieser Arbeit wird in Anlehnung an Kuckartz (2018) von *theoriegeleiteter* Kategorienbildung gesprochen, da diese die Vorgehensweise und das Prozedere der Kategorienbildung bestmöglich beschreibt. Auf die Verwendung der weit verbreiteten Bezeichnung der *deduktiven* Kategorienbildung wird verzichtet, da Deduktion (sowie Induktion) Forschungsansätze und logische Ableitungen darstellen.

In Ergänzung dazu stellt die Abbildung 8.3 die wesentlichen Elemente der Theorie des professionellen Handelns dar und verdeutlicht zudem, auf welche Weise diese in das Kategoriensystem eingeflossen sind. So wurden beispielsweise die Kernelemente des professionellen Handelns, das Arbeitsbündnis (Kategorie: Arbeitsbündnis) sowie die Problembewältigung (Kategorie: Versorgungspraxis) direkt in das Kategoriensystem integriert.

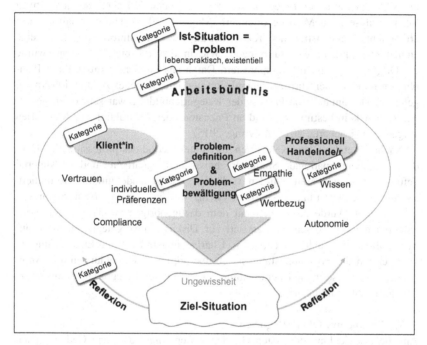

Abbildung 8.3 Entwicklung von Oberkategorien mithilfe der Theorie. (eigene Darstellung)

Bereits während der initiierenden Textarbeit sind erste Kategorienideen am Material[12] entstanden. Ergänzend zur theoriegeleiteten Kategorienbildung wurden auch diese in dem ersten Suchraster bzw. dem vorläufigen Kategoriensystem

---

[12] Analog zum Verzicht auf den Begriff der *deduktiven* Kategorienbildung, wird auch auf die Bezeichnung *induktive* Kategorienbildung in dieser Arbeit verzichtet. Es wird als sinnvoller erachtet, den Prozess der Kategorienbildung zu beschreiben und von *am Material orientiert* zu sprechen.

berücksichtigt. Diese am Material gebildeten (Ober-)Kategorien entwickelten sich sowohl in der Einzelarbeit als auch im Austausch mit anderen Forschenden. In diversen Forschungswerkstätten konnten durch das offene Heranführen an das Interviewmaterial von der Forscherin nicht-antizipierte Themen und Aspekte herausgearbeitet werden. In der folgenden Tabelle 8.3 wird ein Einblick in die Kategorienbildung am Material gewährt.

Die Abfolge von Originaltext über die Paraphrase zur Generalisierung zeigt die Bildung einer neuen Kategorie auf, die sich an dem Verfahren der qualitativen Inhaltsanalyse nach Mayring orientiert (Mayring, 2015). Dieser Analyseschritt ermöglicht es, inhaltstragende Textstellen mit relevanten Informationen auf eine einheitliche Sprachebene zu bringen. Wie in den Beispielen sichtbar, wurde der Originaltext zunächst paraphrasiert. Daran anschließend wurden diese Paraphrasen mittels Überschriften generalisiert und auf ein neues Abstraktionsniveau gehoben. Der anfängliche Prozess der Kategorienbildung war sehr offen gestaltet. So war kein bestimmter Grad an Präzision oder Abstraktion der Kategorien vorgegeben (Kuckartz, 2018; Mayring, 2015).

Nachdem erste (Ober-)Kategorien durch die Theorie des professionellen Handelns, durch internationale Studienergebnisse herausgearbeitet und im Material gefunden worden waren, wurden vorläufige Kategoriendefinitionen formuliert. Dieses erste, vorläufige Kategoriensystem, welches einem ersten Suchraster gleichkommt, wurde zusammen mit dem dazugehörigen vorläufigen Kategorienleitfaden einer Forschungswerkstatt zur Diskussion vorgelegt, um diese auf Verständlichkeit, Nachvollziehbarkeit, Überlappungsfreiheit und Erschöpfung im Hinblick auf das Forschungsinteresse zu überprüfen. Rückmeldungen und Anregungen konnten so in die Überarbeitung des vorläufigen Kategoriensystems sowie des -leitfadens einfließen.

3.) Codierung mit Oberkategorien

Auf die Entwicklung der ersten Oberkategorien folgte die erste Codierung am gesamten Interviewmaterial (Grobcodierung). Die Codierung diente der Extraktion von Informationen (Codiersegmente/Textpassagen), welche Antworten auf die Forschungsfragen gaben. Demnach erfolgte die Durchsicht des Materials und die Auswahl der Codiersegmente mit Fokus auf die Forschungsfragen. Alle Interviewtranskripte wurden sequentiell durchgearbeitet und relevante Textstellen (Codiersegmente) entsprechenden (Ober-)Kategorien zugeordnet. Dabei blieben für das Erkenntnisinteresse irrelevante Textpassagen uncodiert. Der Umfang eines Codiersegments orientierte sich an dessen Inhalt. So sollte ein codiertes Segment auch außerhalb des Kontextes verständlich sein. Ein ausgewählter Sinnabschnitt konnte demzufolge bis zu mehreren Sätzen oder gar Absätzen umfassen. Sofern

Tabelle 8.3 Entwicklung von Oberkategorien am Material (in Anlehnung an Mayring, 2015)

Originaltext	Paraphrase	Generalisierung	Abgeleitete Kategorie
„Ja, das hat ein bisschen verschiedene Formen, das war ja von wirklich (lacht) absolut chaotisch in diesen Hallen irgendwo in diese Räume mit reinzugehen, wo dann mehrere Familien ja zuhörten in dem Moment, nur mit Vorhängen, bis hin jetzt in den Wohnungen ganz normal oder im Frühstück sie kennenlernen." (FamHeb_amb_10: 685–689)	verschiedene Formen des Kennenlernens über Hallen, Räume mit Vorhängen, Wohnungen und Frühstück	Setting der Betreuung und Versorgung	Arbeitssituation/Arbeitsumfeld
„[…] dann eben war es immer, glaube ich, sehr individuell, unbedingt gucken, wer ist da, wer hört zu? Welche Sprache habe ich zur Verfügung, wen brauche ich dazu als Übersetzer? Wer spricht am Anfang immer doll, dann sprechen die Männer nur mit dir, wie kann ich, ohne irgendjemand hier zu verletzen, das schaffen, dass die Frau mit mir spricht […]." (FamHeb_amb_10: 689–693)	in der individuellen Situation ist Folgendes zu identifizieren: – Anwesende Personen, – Sprachkenntnisse, – Notwendigkeit der Übersetzung, – primäre Ansprechperson und eigentliche Zielperson, nämlich Frau	Kommunikationserfordernisse	Kommunikation

die Interviewfrage zum Verständnis erforderlich war, wurde diese mitcodiert. Da ein Textabschnitt oder Satz mehrere Themen abdecken konnte, war infolgedessen auch die Codierung eines Codiersegments mit mehreren Kategorien bzw. Überlappungen möglich. Die dargestellten allgemeinen Codierregeln werden in Tabelle 8.4 zusammengefasst.

Tabelle 8.4 Allgemeine Codierregeln	• Sequentielle Durchsicht des gesamten Interviewmaterials
	• Reduktion des Interviewmaterials im Sinne des Erkenntnisinteresses
	• Codierung sinntragender Textpassagen
	• Belegen eines Codiersegments mit mehreren Kategorien möglich

Die erste Grobcodierung erfolgte auf Grundlage des vorläufigen Kategoriensystems und des dazugehörigen Kategorienleitfadens. Mit der Perspektive „Von der (Ober-)Kategorie in den Text" konnten Codiersegmente identifiziert und das Material auf diese Weise strukturiert werden. Diese Codierung diente der Strukturierung und Systematisierung des Interviewmaterials. Der Codierprozess reduzierte das Interviewmaterial auf den Kern des Forschungsinteresses. Zusätzlich diente diese erste Grobcodierung der Modifikation der Kategorien sowie der Erprobung und Anpassung der Kategoriendefinitionen. Ferner konnten in diesem ersten Codierdurchlauf weitere Kategorienideen am Material entwickelt und das Kategoriensystem ergänzt werden.

Diese Grobkodierung bzw. deren Ergebnisse wurden in einer Forschungswerkstatt diskutiert bzw. im Rahmen einer Inter-Coder-Übereinstimmung überprüft. Hierzu wurde zwei voneinander unabhängigen Codierenden identisches Material (gekürzte Interviewausschnitte) vorgelegt, mit der Bitte, dieses mit Hilfe des vorläufigen Kategoriensystems zu codieren. Anschließend wurden die Codierungen miteinander verglichen und Abweichungen im Diskurs der zwei Codierenden abgestimmt. Ziel war es dabei, die vorläufigen Kategorien zu erweitern bzw. deren Definitionen zu schärfen (Kuckartz, 2018, 2019).

4.) Ausdifferenzierung des Kategoriensystems
Zur Ausdifferenzierung der (Ober-)Kategorien wurden alle Codiersegmente einer Oberkategorie zusammengestellt. Die Subkategorien wurden nun direkt am Material gebildet, indem ein Codiersegment eine oder mehrere neue Subkategorien generierte. In diesem Fall wurde ausgehend vom Text bzw. dem identifizierten

Codiersegment die Kategorie(n) gefunden. Die Entwicklung von Subkategorien am Material erfolgte dabei analog dem Vorgehen zur Bildung von Oberkategorien am Material (siehe Vorstrukturieren des Kategoriensystems, Tabelle 8.3): Vom Paraphrasieren des Originaltextes über das Generalisieren wurden neue Subkategorien gefunden und das Kategoriensystem auf diese Weise ausdifferenziert (siehe hierzu die Beispiele in Tabelle 8.5). Im weiteren Fortgang wurden neu entwickelte Subkategorien gebündelt, wenn diese ähnliche Aussagen bzw. Phänomene abbildeten. Zudem wurden die Kategorien systematisiert, indem sie im Sinne des Forschungsinteresses allgemeiner zusammengefasst und/oder umformuliert wurden (Kuckartz, 2018).

5.) Codierung mit ausdifferenzierten Kategorien
Im Anschluss an die Ausdifferenzierung des Kategoriensystems durch das Bilden von Subkategorien folgte abermals ein Codierprozess (Feincodierung). Dabei sind die Codierung und die Ausdifferenzierung des Kategoriensystems (siehe vorheriger Schritt 4) keine eindeutig voneinander trennbaren Analyseschritte, sondern gehen fließend ineinander über. Die sequentielle Arbeit am Material wechselte stets zwischen dem Identifizieren neuer Subkategorien und dem Zuordnen von Textpasssagen zu bereits generierten Kategorien. Denn Codiersegmente konnten entweder bereits entwickelten Subkategorien zugeordnet werden oder sie veranlassten die Forscherin zum Bilden einer neuen Subkategorie. Das Bilden neuer Subkategorien erforderte zudem ein Zurückgehen in den Text, um jene Subkategorie im gesamten Material berücksichtigen zu können (iterativer Prozess). Im gesamten Codierprozess wurden (bestehende) Kategorien sowohl angepasst als auch weiterentwickelt und ausdifferenziert. Ferner wurden die Kategorien sinnvoll angeordnet und in ihrer Gesamtheit strukturiert (Kuckartz, 2018).

Auch die Feincodierung stellte sich der Probecodierung und Diskussion in der Forschungswerkstatt (Inter-Coder-Übereinstimmung), indem die Codierungen zweier unabhängiger Personen miteinander verglichen wurden, um in der Rücksprache die Kategorien anzupassen und zu modifizieren (Kuckartz, 2018, 2019).

Am Ende dieses Analyseschrittes stand ein ausdifferenziertes Kategoriensystem samt Kategorienleitfaden, welches es vermag, das Forschungsinteresse bzw. den Forschungsgegenstand abzubilden. Zusätzlich war das gesamte Interviewmaterial codiert, und entsprechend relevante Textpassagen den passenden Kategorien zugeordnet.

Tabelle 8.5 Ausdifferenzierung einer Oberkategorien am Beispiel der Oberkategorie „Kommunikation"

Originaltext	Paraphrase	Generalisierung	Abgeleitete Kategorien
„Und dann, in der individuellen Betreuung von den Familien auch wieder diese offensichtlichen Sachen, [...] man hat eigentlich immer eine Sprachbarriere gehabt. Das heißt, man ist sehr abhängig von Dolmetschern oder von Sprachmittlern, ohne finde ich, kann man nur sehr begrenzt bis gar nicht arbeiten." (Heb_amb_01: 174–178)	Sprachbarriere als Problem, welches Abhängigkeit von/m Dolmetscher*in bzw. Sprachmittler*in schafft, da Arbeiten sonst nur begrenzt möglich ist	• Sprachbarriere als Verständigungsproblem • Notwendigkeit von Dolmetscher*innen/ Sprachmittler*innen • Eingeschränkte Arbeitsfähigkeit	• Kommunikationsschwierigkeiten bei Frauen mit Fluchterfahrung • Verständigungsalternativen (Modifizieren der Kommunikation) • Folgen von Verständigungsproblemen
„Ich würde zusehen, irgendeinen Dolmetscher zu kriegen. Ich hatte mir irgendwo mal was abgespeichert, es gibt (seufzt) so eine Telefonberatung mit Dolmetschern, dass man da jemanden kriegt und zur Not erst mal über Google-Translator, so dass man zumindest so ein paar Sachen hinkriegt. Also auch mein Englisch ist nicht so perfekt. Das ist, ist ja generell immer, die Sprache ist ja schon ein Problem, und auch die Familien, die ich hatte, größtenteils ohne Dolmetscher sozusagen, es ging ganz gut." (Heb_amb_04: 273–279)	Versuch, eine/n Dolmetscher*in zu finden oder Telefondolmetschen bzw. Übersetzungshilfen zu nutzen, um Informationen zu erhalten, eigene Sprachkenntnisse in Englisch nicht perfekt, aber auch die Gesprächssituation mit der/m Dolmetscher*in nicht immer einfach	• Überbrücken von Sprachbarrieren durch Dolmetscher*innen oder Telefondolmetschen oder elektronische Übersetzungshilfen oder Kenntnisse von Brückensprachen (z. B. Englisch) • Anwesenheit von Dolmetschenden kann die Gesprächssituation auch stören	• Verständigungsalternativen (Modifizieren der Kommunikation)
„Und dann versucht man da irgendwie Sachen zu übersetzen, aber es ist dann halt oft ziemlich mühsam und ich hab auch immer dann so ein bisschen so die Sorge, dass wichtige Informationen, die man benötigen würde, um die Frau auch gut zu betreuen, dass die einfach verloren gehen oder dass man die nicht erhält. Weil man bestimmte Dinge einfach nicht klären kann." (Heb_stat_30: 237–242)	Versuch mühsam, zu übersetzen, und dabei dennoch das Gefühl haben, wichtige Informationen, die für eine gute Betreuung benötigt, zu verlieren	• Übersetzen, um Informationen zur Betreuung zu erhalten • Übersetzungssituation mühsam und unbefriedigend	• Zweck der Kommunikation • Folgen von Verständigungsproblemen

Einsatz von Qualitative Data-Analysis-Software
Die Qualitative Data-Analysis-Software MAXQDA 2018 (Version 18.2) unterstütze den Auswertungsprozess. So assistierte MAXQDA nach dem Import der Interview-Transkripte die Textarbeit, indem Markierungen und Kommentierungen vorgenommen werden konnten. Ebenso konnten Ideen und Gedanken im Verlauf der Analyse in Form von sogenannten Memos auf verschiedenen Ebenen (Text, Dokument, Kategorie) festgehalten werden. Ferner unterstütze die Software die Codierung der Daten bzw. die Entwicklung von Kategorien und des Kategoriensystems. So konnten Kategorien sowohl aus der Theorie des professionellen Handelns kommend eingefügt als auch aus dem Interviewmaterial generiert werden. Auf diese Weise ließen sich die Kategorien zu einem hierarchischen Kategoriensystems mit unterschiedlichen Ebenen konstruieren.

Sogenannte Text-Retrievals – Zusammenstellungen aller Codiersegmente einer Kategorie – erlaubten eine kategorienbezogene Zusammenstellung von Codiersegmenten, um themenfokussiert neue Subkategorien am Material zu entwickeln. Die Software verknüpfte interaktiv Codiersegmente mit Kategorien sowie den Originaldaten, sodass stets eine Übersicht bestand. Zusätzlich ermöglichte die Computerunterstützung die Dokumentation des Analyseablaufs.

Zusammenfassung der Analysephase – Erstellung des Kategoriensystems
Die Basisstrategie der vorgestellten Analyse stellt eine Mischform der Kategorienbildung zwischen *theoriegeleiteten* und *am Material entwickelten* Kategorien dar. Zunächst begann die Codierung mit wenigen aus der Theorie bzw. dem Forschungsstand abgeleiteten Kategorien. Im weiteren Prozess waren jene (Ober-) Kategorien durch weitere zumeist am Material orientierten (Sub-)Kategorien ergänzt und ausdifferenziert worden. Das auf diese Weise entstandene Kategoriensystem stellte ein Suchraster dar, welches dazu diente, das vorliegende Interviewmaterial zu strukturieren. Um das Instrument „Kategoriensystem" samt der zugeordneten Codiersegmente qualitativ zu optimieren, reflektierte die Forscherin kontinuierlich die einzelnen Teilschritte bzw. -ergebnisse mit anderen qualitativ Forschenden. Auf diese Weise konnten sowohl die Kategorien, das Kategoriensystem samt Kategorienleitfaden als auch die Zuordnung der Codiersegmente im Sinne des Forschungsinteresses ausgebaut werden. Das fertiggestellte Kategoriensystem stellte zusammen mit den zugehörigen Codiersegmenten die Grundlage für die daran anschließende Aufbereitung und Einordnung der Analyseergebnisse dar. Das Zwischenergebnis der Analysephase ist das Kategoriensystem, der dazugehörige Kategorienleitfaden sowie die zugeordneten Textstellen.

8.4.3   Aufbereitung und Einordnung der Ergebnisse

Die Aufbereitung und Einordnung der Ergebnisse erfolgte vor dem Hintergrund des Erkenntnisinteresses und der Forschungsfragen auf Basis des Kategoriensystems. Das Kategoriensystem bildete die relevanten Themenfelder und Aspekte zur Beantwortung der Forschungsfragen ab. Mithilfe der Textstellen bzw. Aussagen der geburtshilflichen Akteur*innen innerhalb der Kategorien konnten Themenbereiche systematisch aufarbeitet und auf deskriptiver Ebene beleuchtet werden. Ziel der Ergebnisaufbereitung war es, die Gestaltung der geburtshilflichen Betreuung von Frauen mit Fluchterfahrung aus der Perspektive der geburtshilflichen Akteur*innen zu erkunden. Außerdem sollten Herausforderungen aufgedeckt sowie deren Umgang damit analysiert werden. Die Abbildung 8.4 illustriert die beiden miteinander in enger Verbindung stehenden Arbeitsschritte der Analyse und Ergebnisaufbereitung.

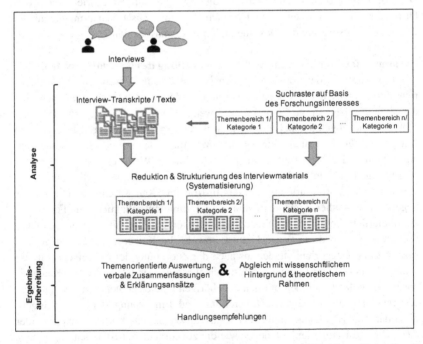

Abbildung 8.4   Darstellung des Analyse- und Auswertungsprozesses. (eigene Darstellung)

An die Interviews bzw. die Interviewtranskripte wurde in Anlehnung an das Forschungsinteresse ein Suchraster angelegt, das das Interviewmaterial reduzierte und zugleich strukturierte. Auf Grundlage dieser Systematisierung konnten die Ergebnisse aufbereitet werden.

Zunächst galt es, das Kategoriensystem in seinem allgemeinen Aufbau zu beschreiben. Daran schloss sich die **themenorientierte Auswertung** an. Auf den Ebenen der einzelnen Themenfelder, Kategorien und deren Subkategorien wurden verbale Zusammenfassungen der codierten Textpassagen erstellt (themenorientierte Deskription). Zusätzlich konnten Zusammenhänge verdeutlicht und Erklärungsansätze gefunden werden.

Abschließend nimmt die Auswertung einen **Abgleich zur Theorie** des professionellen Handelns vor, indem theoretische Zusammenhänge beleuchtet sowie Bestätigungen, aber auch Widersprüche in der Empirie aufgezeigt werden. Im weiteren Fortgang können Einschränkungen der Theorie des professionellen Handelns aufgezeigt und Umformulierungen angeboten werden.

Neben dem Beitrag zur Theorieentwicklung bzw. Rückbindung der empirischen Beobachtungen an die Theorie werden **Handlungsempfehlungen** formuliert, die sich an geburtshilfliche Akteur*innen in der Betreuung von Frauen mit Fluchterfahrung richten.

8.5   Zusammenfassung des methodischen Vorgehens

Frauenärzt*innen und (Familien-)Hebammen wurden als Expert*innen mittels leitfadengestützter Interviews nach ihrer Problemperspektive zur Betreuung von Frauen mit Fluchterfahrung befragt. Die Beschreibungen zum Arbeits- und Betreuungskontext sowie ihr Handeln in jenen Situationen wurde mittels inhaltlich strukturierender qualitativer Inhaltsanalyse nach Kuckartz ausgewertet. Tabelle 8.6 gibt eine zusammenfassende Übersicht zur methodischen Herangehensweise.

Tabelle 8.6 Zusammenfassung des methodischen Vorgehens

Design	Qualitative Versorgungsforschung	
Sampling	Kriterien-Sampling	Einschlusskriterien: • Frauenärzt*innen und (Familien-)Hebammen als geburtshilfliche Akteur*innen • Leistungsangebot Schwangerenvorsorge/-betreuung und/oder die Geburtsbegleitung und/oder die Wochenbettbetreuung • Die geburtshilflichen Akteur*innen mit Erfahrung in der Betreuung von Frauen mit Fluchterfahrung
	Maximales Variations-Sampling	Heterogenität: Berufsabschluss, Setting, Leistungsspektrum, Wirkungsort, Haltung/Einstellung
	Opportunistisches Sampling	Nutzen von unvorhergesehenen, vorteilhaften Situationen während der Feldarbeit
	Schneeballsampling	Vermittlung weiterer Kontakte durch Interviewpartner*innen
Feldzugang/ Rekrutierung	Institutionelle Wege	• Frauen-/Geburts-Kliniken • einschlägige Verbände und Vereinigungen
	direkte Kontaktaufnahme	• FlüGe-Praxispartner*innen • Branchenbücher und Interneteinträge (Hebammen-/frauenheilkundliche Praxen); Hebammenlisten • persönliche Kontakte
Datenerhebung	Expert*innen-Interviews	
	teilstrukturiert – Interviewleitfaden	
	mündliche Einzelinterviews (face-to-face)	
Analyse	inhaltlich strukturierende qualitative Inhaltsanalyse nach Kuckartz (2018)	
Aufbereitung	kategorienbasierte Auswertung und deskriptive Zusammenfassungen, Analyse von internationalen Erkenntnissen, Rückbindung an die Theorie des professionellen Handelns sowie Entwicklung von Handlungsempfehlungen	

Ergebnisse

9

Das Ergebniskapitel stellt die Auswertung der Interviews mit geburtshilflichen Akteur*innen zur Gestaltung der geburtshilflichen Betreuung von Frauen mit Fluchterfahrung dar. In der Analyse diente das Kategoriensystem als Instrument, mit dessen Hilfe die Auswertung erfolgte und Antworten auf die folgenden Forschungsfragen gefunden werden konnten:

- Unter welchen Bedingungen bzw. in welchen Kontexten handeln geburtshilfliche Akteur*innen in der Betreuung von Frauen mit Fluchterfahrung (Makro- und Mesoebene)?
- Welchen Einflussfaktoren begegnen geburtshilfliche Akteur*innen auf individueller Ebene in der Betreuung von Frauen mit Fluchterfahrung (Mikroebene)?
- Wie gestalten geburtshilfliche Akteur*innen ihr (professionelles) Handeln gegenüber Frauen mit Fluchterfahrung und ihrer besonderen Problemkonstellation?

Die Analyse der Interviews grenzt vier zentrale Themenfelder voneinander ab:

1. Selbstverständnis geburtshilflicher Akteur*innen in der Betreuung von Frauen mit Fluchterfahrung (Abschnitt 9.2)
2. Kontexte und Rahmenbedingungen in der Betreuung von Frauen mit Fluchterfahrung (Abschnitt 9.3)
3. Arbeitsbündnis zwischen geburtshilflichen Akteur*innen und Frauen mit Fluchterfahrung (Abschnitt 9.4)
4. Versorgungspraxis in der Betreuung von Frauen mit Fluchterfahrung (Abschnitt 9.5)

© Der/die Autor(en), exklusiv lizenziert durch Springer Fachmedien Wiesbaden GmbH, ein Teil von Springer Nature 2021
A. Kasper, *Die geburtshilfliche Betreuung von Frauen mit Fluchterfahrung*, https://doi.org/10.1007/978-3-658-33413-0_9

Die Themenfelder sind in Abbildung 9.1 veranschaulicht.

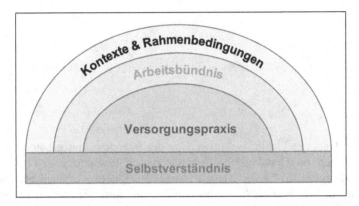

Abbildung 9.1 Zentrale Themenfelder zum Handeln geburtshilflicher Akteur*innen in der Betreuung von Frauen mit Fluchterfahrung. (eigene Darstellung)

Das *Selbstverständnis* geburtshilflicher Akteur*innen gegenüber Frauen mit Fluchterfahrung als Fundament und Grundlage der geburtshilflichen Betreuung umfasst z. B. den persönlichen Hintergrund oder die Motivation der geburtshilflichen Akteur*innen (Abschnitt 9.2). Die *Kontexte und Rahmenbedingungen* beeinflussen ihr Handeln in der Betreuung von Frauen mit Fluchterfahrung (Abschnitt 9.3). Diese werden in die Arbeitssituation der geburtshilflichen Akteur*innen und in Spezifika der Betreuungssituation bei Frauen mit Fluchterfahrung unterteilt. Hinzu kommt das *Arbeitsbündnis* zwischen geburtshilflichen Akteur*innen und Frauen mit Fluchterfahrung (Abschnitt 9.4). Die Kommunikation und die Interaktionsmuster zwischen geburtshilflichen Akteur*innen und Frauen sind hier wesentliche Elemente. Denn um handeln zu können, sind geburtshilfliche Akteur*innen auf die Kommunikation und die Interaktion mit der Frau angewiesen. Sowohl die Kontexte und Rahmenbedingungen als auch das Arbeitsbündnis wirken auf die *Versorgungspraxis* in der Betreuung von Frauen mit Fluchterfahrung – also das Handeln der geburtshilflichen Akteur*innen gegenüber Frauen mit Fluchterfahrung (Abschnitt 9.5). Die Versorgungspraxis wird charakterisiert durch Handlungs- und Verantwortungsbereiche, in denen geburtshilfliche Akteur*innen handeln (Was machen geburtshilfliche Akteur*innen?). Daneben zeigen die Handlungen und Praktiken der Berufsausübung, *wie* geburtshilfliche Akteur*innen die Betreuung von Frauen mit Fluchterfahrung gestalten.

Im Folgenden werden die Studienpopulation (Abschnitt 9.1) sowie die vier genannten Themenfelder ausdifferenziert dargestellt (Abschnitt 9.2– Abschnitt 9.5). Die deskriptive Darstellung der Ergebnisse orientiert sich in den einzelnen Themenfeldern an nachfolgender Struktur. Zunächst werden generelle Beschreibungen der allgemeinen Ist-Situation aufgezeigt; diese beinhalten unter anderem die Strukturen der grundsätzlichen geburtshilflichen Versorgung sowie etablierte Handlungspraktiken. Daraufhin werden Veränderungen und Herausforderungen, die sich für geburtshilfliche Akteur*innen in der Betreuung von Frauen mit Fluchterfahrung ergeben, identifiziert und beleuchtet. Anschließend werden die Reaktionen sowie der Umgang mit diesen Veränderungen und Herausforderungen (Strategien zur Lösungsfindung) veranschaulicht bzw. die Folgen und Konsequenzen für die geburtshilfliche Betreuung aufgezeigt. Abbildung 9.2 zeigt jene idealisierte Struktur der Ergebnispräsentation auf.

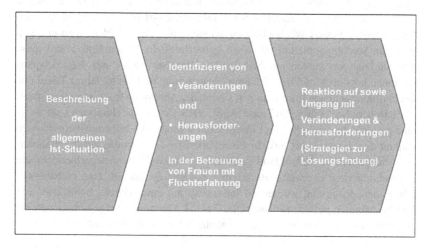

Abbildung 9.2 Struktur der Ergebnisdarstellung. (eigene Darstellung)

Abschnitt 9.6 fasst schließlich die Ergebnisse der vier Themenfelder zusammen und verknüpft diese untereinander. Hierdurch können entscheidende Antworten auf die Forschungsfragen gefunden werden. Weitere Interpretationen der Ergebnisse unter Hinzuziehung internationaler Erkenntnisse und der Theorie des professionellen Handelns erfolgen anschließend in Kapitel 10.

9.1   Deskriptive Darstellung der Studienpopulation

Insgesamt wurden 31 geburtshilfliche Akteur*innen zu ihren Erfahrungen und
Erlebnissen in der Betreuung von Frauen mit Fluchterfahrung befragt: 22
Hebammen und neun Frauenärzt*innen. Einige der befragten geburtshilflichen
Akteur*innen weisen eine Doppelqualifikation auf (n = 5); sie haben einen
zusätzlichen beruflichen Hintergrund, wie bspw. Gesundheits- und Krankenpfleger*in. Zudem verfügen manche über Zusatzqualifikationen in der Psycho-
/Traumatherapie (n = 4) oder im pädagogischen Bereich (n = 4). Fünf Hebammen
hatten ihrer Ausbildung ein hebammenspezifisches Zusatz-Studium angeschlos-
sen.

Im Rahmen der Versorgung von Frauen mit Fluchterfahrung sind geburtshilfliche Akteur*innen in klassischen Arbeitssettings (ambulant und stationär) tätig,
der überwiegende Anteil davon im ambulanten Sektor (n = 22). Zudem haben
sie auch eine Anstellung z. B. in Kommunen inne (n = 4). Alle geburtshilflichen
Akteur*innen betreuen Frauen in der Schwangerschaft (n = 31). 19 Hebammen
bieten darüber hinaus Wochenbettbetreuungen an. Geburtsbegleitungen erfolgen
in dieser Studienpopulation durch elf geburtshilfliche Akteur*innen und diese
ausschließlich im stationären Setting. Die Berufserfahrung der Interviewpartner*innen liegt im Mittel bei 15 Jahren (Spannbreite: fünf bis 42 Jahre). Diese und
darüberhinausgehende Informationen sind in der Abbildung 9.3 zusammengefasst.

Zwischen November 2017 und April 2018 fanden die Interviews überwiegend persönlich in mündlichen Einzelinterviews statt. Die Interviewpartner*innen
wählten den Interviewort aus. In Einzelfällen (n = 3) wurde auf Telefoninter-
views ausgewichen. Zudem fand auf Wunsch von zwei Interviewpartnerinnen ein
Gruppeninterview zu zweit statt. Hierbei handelte es sich um zwei Hebammen-
kolleginnen. Insgesamt wurden 30 Interviews mit einer Durchschnittsdauer von
etwa 60 Minuten geführt (Spannbreite: 34–151 Minuten). Die Informationen zur
Durchführung der Interviews sind in Tabelle 9.1 zusammengefasst.

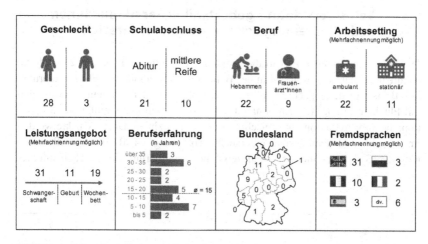

Abbildung 9.3 Soziodemographische Daten der befragten Studienpopulation. (eigene Darstellung)

Tabelle 9.1 Informationen zur Interviewdurchführung

		Anzahl
Interviews		30
Interviewpartner*innen		31
Interview-Form	persönlich, mündliche Einzelinterviews	26
	persönlich, mündliches Gruppeninterview (2 Befragte)	1
	Telefon-Interviews	3
Dauer	im Durchschnitt: ø 56 min (Min. 34, Max. 151)	
	Gesamtmaterial: 1.685 min	

9.2   Selbstverständnis geburtshilflicher Akteur*innen in der Betreuung von Frauen mit Fluchterfahrung

Das Selbstverständnis offenbart die subjektive Einstellung und die innere Haltung geburtshilflicher Akteur*innen in der Betreuung von Frauen mit Fluchterfahrung. Die Basis, auf derer geburtshilfliche Akteur*innen in der Betreuung von Frauen mit Fluchterfahrung handeln, umfasst den persönlichen Hintergrund, die Motivation, die Selbstreflexion und ethisch-moralische Prinzipien. Diese Aspekte werden im folgenden Abschnitt näher untersucht. Abbildung 9.4 illustriert die Bestandteile des Selbstverständnisses und zeigt die Detaillierung dieses Themenfeldes auf.

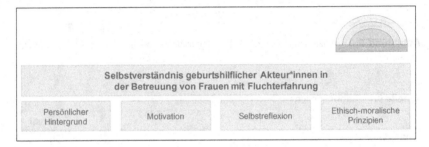

Abbildung 9.4 Detaillierung des Themenfeldes „Selbstverständnis geburtshilflicher Akteur*innen in der Betreuung von Frauen mit Fluchterfahrung". (eigene Darstellung)

9.2.1   Persönlicher Hintergrund

Viele geburtshilfliche Akteur*innen berichten von Fluchterfahrungen im eigenen familiären Umfeld. So sind ihnen Fluchterlebnisse aus der (Groß-) Elterngeneration z. B. nach dem Zweiten Weltkrieg bekannt, die sie und ihr Leben prägten. Hinzu kommt auch eine persönliche Betroffenheit von Fluchterfahrungen bzw. dem Gefühl von Heimatlosigkeit. Geburtshilfliche Akteur*innen berichten von ihrem Wegzug und dem Verlassen der Heimat z. B. aus der ehemaligen Deutschen Demokratischen Republik in die Bundesrepublik Deutschland. Sie beschreiben, dass sie im Kleinen ähnliche Erfahrungen machten wie gegenwärtige Frauen mit Fluchterfahrung.

„Ich komme aus einer Flüchtlingsfamilie. [...] wir sind mit diesen Erfahrungen von Flucht groß geworden und eben mit den Erzählungen." (FamHeb_amb_14: 34–36)[1]

„Das ist für mich jetzt immer so selbstverständlich, aber ich habe auch keine Heimat in dem Sinne, also ich bin eigentlich auch alle paar Jahre umgezogen, innerhalb Deutschlands zwar, aber bin immer wieder irgendwo ganz bei null, alles mit der gleichen Sprache, aber viel, viel leichter, und der gleichen Kultur, aber kenne prinzipiell in kleinster Form das, was die [Frauen mit Fluchterfahrung] im besten Fall durchgemacht haben, [...]." (FamHeb_amb_10: 627–633)

Geburtshilfliche Akteur*innen greifen darüber hinaus auf unterschiedliche Auslandserfahrungen zurück, die ihnen in der Betreuung von Frauen mit Fluchterfahrung weiterhelfen. Diese reichen von Urlaubsreisen in ferne Länder bis zum dauerhaften Leben und Arbeiten im Ausland. Hier engagierten sie sich in der humanitären Hilfe wie z. B. bei Organisationen wie *Ärzte ohne Grenzen* in Ländern der Subsahara-Region Afrikas oder in Ländern Asiens.

„Dann hab ich in der Entwicklungshilfe in Nigeria gearbeitet drei Jahre." (Heb_amb_16: 5–6)

„[Ich] hab dann zwei Einsätze mit Ärzte ohne Grenzen in [...] zwei verschiedenen Ländern, in Afrika, in Äthiopien und im Süd-Sudan, gearbeitet." (FamHeb_amb_14: 8–10)

Die Interviewpartner*innen charakterisieren sich selbst und beschreiben in jenem Zusammenhang erforderliche Eigenschaften, die geburtshilfliche Akteur*innen im Allgemeinen mitbringen sollten. Hierzu zählen sie sowohl aufrichtiges Interesse an der Frau und ihrer Familie als auch Verständnis sowie Empathie in der Begegnung mit ihr. Zudem helfen insbesondere in der Betreuung von Frauen mit Fluchterfahrung Offenheit und Vorurteilslosigkeit gegenüber Neuem, unterschiedlichen Ansichten und unbekannten Vorgehensweisen. Überdies ist Engagement erforderlich, was in der Betreuung von Frauen mit Fluchterfahrung noch mehr an Bedeutung gewinnt. Dieses Engagement begründen einige geburtshilfliche Akteur*innen mit ihrem christlich-ethischen Verständnis bzw. Glauben und der damit einhergehenden Nächstenliebe.

---

[1]Die Kennzeichnung der Zitate ist nach folgender Logik aufgebaut: „(a)_(b)_(c):(d)"

a = Beruf: FamHeb (Familienhebamme), Gyn (Frauenarzt/-ärztin), Heb (Hebamme),

b = Setting: amb (ambulant), Kom (Kommune/Land), stat (stationär)

c = Interviewnummer: 1 – 30

d = Zeilennummern: *(von – bis)*

„Eine gewisse Empathie sollte man den Frauen gegenüber schon mal mitbringen, das sollte man als Gynäkologe eigentlich haben. " (Gyn_amb_21: 441–442)

„Ein großes Herz, viel Verständnis für die Kultur des jeweiligen Landes [...]. " (FamHeb_amb_28: 86–86)

„[...] also vom Grundgedanken her bin ich christlich geprägt und für mich ist das Teil der Nächstenliebe sozusagen, also dass, auch ich aufgrund meines Geburtsortes und meiner Lebenssituation, für mich ist es nicht selbstverständlich, dass es mir so geht, wie es mir geht. Und dass diese Menschen eigentlich eine Berechtigung auch auf ein gutes Leben haben und auf eine Hilfestellung. " (FamHeb_amb_25: 460–465)

9.2.2 Motivation

Die Motivation fasst die Bereitschaft und Beweggründe geburtshilflicher Akteur*innen zusammen, sich gezielt und bewusst in der Betreuung von Frauen mit Fluchterfahrung zu engagieren. Die akut verheerende Situation der Menschen mit Fluchterfahrung in den Jahren 2015 und 2016 sowie die dazugehörige Berichterstattung z. B. in (sozialen) Medien bewegte geburtshilfliche Akteur*innen dazu, aktiv zu werden und sich persönlich für Menschen mit Fluchterfahrung einzusetzen. Während einige zunächst Spenden akquirierten (z. B. Hygieneartikel oder medizinisches Equipment), engagierten sich andere im privaten Umfeld ehrenamtlich, indem sie

- Deutsch-/Sprachunterricht gaben,
- Initiativen gründeten oder unterstützten (Begegnungscafés für Frauen mit Fluchterfahrung, Medinetze[2]) oder
- Patenschaften für Familien mit Fluchterfahrung übernahmen.

Insbesondere geburtshilfliche Akteur*innen des ambulanten Sektors sind zunächst intrinsisch motiviert und versuchen altruistisch bzw. ihren eigenen Idealen folgend, Frauen mit Fluchterfahrung zu betreuen. Teilweise kontaktierten sie proaktiv zuständige Akteur*innen in der Betreuung und Versorgung von Menschen mit Fluchterfahrung oder Unterbringungseinrichtungen und boten ihre Hilfe sowie Mitarbeit im Rahmen der geburtshilflichen Betreuung an. Als intrinsische Motivation nennen sie ihr *„Herzensgefühl"* (Gyn_amb_22: 130) für Frauen in besonderen

---

[2]Medinetze sind Organisationen und Anlaufstellen der medizinischen Hilfe, die sich für die medizinische Versorgung von Menschen ohne Krankenversicherung, ohne geregelten Aufenthaltsstatus o. Ä. einsetzen.

Lebenslagen sowie ihr „*Helfersyndrom*" (FamHeb_amb_20: 842), einen sinnvollen Beitrag leisten zu wollen. Weiterhin führen sie an, dass ihr Interesse an Frauen mit Migrationserfahrung groß sei und sie diese Abwechslung in der Betreuung begrüßten. So haben die meisten geburtshilflichen Akteur*innen bereits zuvor in einem „*multi-kulturellen-Kontext*" (FamHeb_amb_20: 9) gearbeitet und Frauen betreut.

> „*Als ich festgestellt habe, ich möchte auf jeden Fall Hilfe anbieten, Hebammenhilfe anbieten, zu schauen, wie gehe ich das jetzt an. Da hab ich zum Beispiel die Erstaufnahmeeinrichtung kontaktiert, […].*" (Heb_amb_01: 160–163)

> „*[…] mein Herz zieht mich immer zu Leuten, die es schwerer haben als andere und die in größerer Not sind.*" (Heb_amb_03: 372–373)

> „*Ich hab aber früher auch schon gerne Migranten betreut.*" (Heb_amb_16: 89–90)

Andere geburtshilfliche Akteur*innen schildern, dass sie in die Versorgung von Frauen mit Fluchterfahrung „*reingerutscht*" (Heb_amb_04: 55) seien. Obwohl auch sie die Betreuung von Frauen mit Fluchterfahrung begrüßten, bedurfte es eines Auslösers zur tatsächlichen Betreuung. Mögliche Auslöser, die geburtshilfliche Akteur*innen dazu veranlassten, die Betreuung von Frauen mit Fluchterfahrung aufzunehmen, waren zumeist Anfragen von Dritten (z. B. Kolleg*innen, Sozialarbeiter*innen in der Kommune oder in Unterbringungseinrichtungen). Diese hatten geburtshilfliche Akteur*innen gezielt angefragt, da diese nach eigenen Aussagen mindestens eines der folgenden Kriterien erfüllten, welche als hilfreich für die Betreuung von Frauen mit Fluchterfahrung angesehen werden:

- Fremdsprachenkenntnisse
- Berufserfahrungen in der Betreuung von Frauen mit Migrationshintergrund oder sozial benachteiligter Frauen
- Auslandserfahrungen (im beruflichen oder privaten Kontext)

> „*Und dann hat eine Freundin […], eine befreundete Hebamme, da angefangen, in dieser Unterkunft zu arbeiten, und hat dann gesagt, das ist so viel, ich schaff das nicht alleine, magst du nicht mit einsteigen? Und darüber bin ich dann mehr oder weniger da ein bisschen reingerutscht.*" (Heb_amb_04: 51–55)

> „*Und bin dann ziemlich schnell von einer Frau vom SKF [Sozialdienst katholischer Frauen] angerufen worden, ob ich nicht da im Flüchtlingslager arbeiten könnte, sie hätte da so viele Frauen zu betreuen. Und dann bin ich da einfach so ein bisschen reingeschlittert, (lacht). Also die sagte, sie sucht dringend eine Hebamme und ob ich nicht mal mitkommen könnte.*" (Heb_amb_15: 20–25)

9.2.3 Selbstreflexion

Die Betreuung von Frauen mit Fluchterfahrung lässt geburtshilfliche Akteur*innen über ihr Handeln und ihr Denken reflektieren. Sie hinterfragen zum einen ihr „Schubladendenken" (Gyn_stat_29: 93) über Frauen mit Fluchterfahrung, da sich dies in der Begegnung mit diesen Frauen nicht bestätigt. Weiter veranlasst die Betreuung von Frauen mit Fluchterfahrung geburtshilfliche Akteur*innen dazu, ihr Handeln zu überdenken. Es sind vor allem die Handlungen gegenüber Frauen mit Fluchterfahrung, die nicht zufriedenstellend verlaufen sind, die sie mitnehmen und z. B. im Rahmen der Qualitätssicherung aufarbeiten. Ziel ist es, die Betreuung der Frauen mit und auch ohne Fluchterfahrung in der Zukunft zu verbessern. Darüber hinaus fließen Erfahrungen aus der Betreuung von Frauen mit Fluchterfahrung auch in das Handeln gegenüber Frauen ohne Fluchterfahrung ein, wenn z. B. das Vorgehen der Beikosteinführung beim Kind grundsätzlich überdacht wird.

> „Also man ist natürlich sehr schnell dabei, einen Stempel aufzusetzen irgendwie so, Flüchtling ist gleich Flüchtling und alles. Und es ist schwierig zu definieren. Man denkt auch in Schubladen, so doof es auch ist, man packt da/ keine Ahnung, jeder, der nicht Deutsch kann und nicht so aussieht wie hier, in eine Schublade, die teilweise da nicht reingehören." (Gyn_stat_29: 90–95)

> „Jetzt arbeite ich zum Beispiel mit meinen deutschen Frauen anders und erzähle denen, aber passt mal auf, die Beikosteinführung läuft so und so, [...] ich betreue so viele arabische und afrikanische Frauen, die machen das total anders [...] die fangen (laut) ganz anders an. Und die machen das/ [...] das ist wirklich eine ganze Kultur, die das anders macht, [...], das ist für mich total schön." (FamHeb_amb_10: 351–362)

Darüber hinaus schildern geburtshilfliche Akteur*innen Situationen, die sie persönlich schwierig finden und als emotional belastend erleben:

- Gewalterfahrungen der Frauen (vergangene und aktuelle)
- Schicksale der Frauen (ihre Vor- und Fluchtgeschichte, ihre aktuelle Situation rund um die Wohnverhältnisse und Abschiebegefahr)
- der Wechsel im Arbeitsalltag zwischen der Betreuung von Frauen mit Fluchterfahrung und Frauen ohne Fluchterfahrung
- divergierende Ansichten und Einstellungen von Kolleg*innen gegenüber Frauen mit Fluchterfahrung

„[...] das war irgendwie immer ziemlich krass, so aus meinem kleinen behüteten Praxisleben, wo die Frauen dann irgendwie gerade wichtig finden, ob der Wolle-Seide-Body linksrum oder rechtsrum zugeknöpft wird. Das ist ja auch so ein Mikrokosmos, (leise) (lacht), dann dahin [Erstaufnahmeeinrichtung] zu fahren, das war ganz schwierig zu trennen für mich. Und es war sehr anstrengend zu der Zeit, dann die Probleme von den Frauen, die ich so betreue, ernst zu nehmen, wenn ich auf der anderen Seite zwei Stunden später Menschen in so existenzieller Not betreue." (FamHeb_amb_20: 150–157)

Einige der Befragten betonen, dass ihnen der Austausch mit Kolleg*innen (Hebammen, Ärzt*innen und anderen Beteiligten an der Betreuung von Frauen mit Fluchterfahrung) wichtig ist, um das Erlebte, das Gehörte und den eigenen Umgang damit zu reflektieren. Hierbei sind sowohl angeleitete Situationen als auch informelle Gespräche hilfreich. Geburtshilfliche Akteur*innen haben sich zu diesem Zweck teilweise selbstorganisiert zusammengetan oder versuchen angeleitete Supervisionen oder Fallbesprechungen zu etablieren, um voneinander zu lernen.

„Und immer wieder sich austauschen, das war, glaube ich, das Wichtigste, [...] nicht alleine dazustehen, Kolleginnen zu haben, mit denen ich das gemeinsam machen kann, wo ich mich rückversichern kann, bei Unsicherheiten auch mal nachfragen." (Heb_amb/stat_26: 126–129)

Neben dem Austausch mit Kolleg*innen erläutern geburtshilfliche Akteur*innen weiter, wie sie eine Art Selbstfürsorge in der Betreuung von Frauen mit Fluchterfahrung umsetzen und auf sich selbst achten. Sie betonen eine nötige Balance zwischen Arbeit und Freizeit. So haben sich viele einen Arbeitsstil angeeignet, der es ihnen erlaubt, ihren Alltag zu strukturieren oder Zeiten für Frauen mit Fluchterfahrung zu reservieren. Dazu zählt auch, die Arbeitskapazitäten und Doppelbelastungen (durch Arbeit und Ehrenamt) zu begrenzen, auch wenn dies bedeutet, Betreuungen abzulehnen.

„Ich sehe es nicht so, dass man abstumpft, sondern ich sehe es tatsächlich als Selbstfürsorge, indem man nicht mehr alles an sich ranlässt und sich auch nicht für alles verantwortlich zeigt, (leise) ist nicht meine Schuld. Ich tu was ich kann [...]." (Heb_amb/Kom_19: 386–389)

Darüber hinaus erläutern einige Interviewpartner*innen, sich in schwierigen Situationen durch Abgrenzung zu schützen, indem sie Geschichten nicht an sich ranlassen, sie sich nicht verantwortlich fühlen und zudem eine *„professionelle Distanz"* (Heb_amb/Kom_08: 2000) aufbauen. Außerdem heben geburtshilfliche

Akteur*innen hervor, dass sie gelernt haben, Frauen mit Fluchterfahrung an interdisziplinäre Kolleg*innen abzugeben, wenn sie an ihre Grenzen stoßen (z. B. in
der Trauma-Begleitung).

> *„Aber das (seufzt) und das hab ich gelernt inzwischen, also wenn ich da so an*
> *die Grenzen komm', auch dann jemand anderen zu schicken und das abzugeben."*
> *(Heb_amb/stat_26: 478–479)*

9.2.4 Ethisch-moralische Prinzipien

Geburtshilfliche Akteur*innen begründen ihr Handeln zumeist durch ethische
Richtlinien. Insbesondere Hebammen führen ihr Handeln in der geburtshilflichen
Betreuung explizit auf die Hebammenethik zurück, die besagt, dass alle Frauen
würdevoll und menschlich zu behandeln sind. Darüber hinaus sind Respekt und
Achtung vor den Frauen und ihren Familien in der geburtshilflichen Betreuung
unabdingbar. Diese Attribute äußern sich laut den Befragten in einem aufrichti-
gen Interesse und Verständnis für Frauen sowie einem Begegnen auf Augenhöhe.
Geburtshilfliche Akteur*innen beschreiben weiter, dass sie sich von Annahmen und Prägungen gegenüber Frauen mit Fluchterfahrung befreien und ihnen
unvoreingenommen, wertfrei und offen gegenübertreten wollen. Für eine gute
geburtshilfliche Betreuung werden von geburtshilflichen Akteur*innen Geduld,
Ruhe und Zuwendung als essentiell angesehen. Insbesondere bei Frauen mit
Fluchterfahrung sei eine Betreuung mit Zeit und ohne Störungen unabdingbar.

> *„Das war, glaube ich, das Allerwichtigste und bis heute auch, dass ich merke, ich gehe*
> *einfach nur mit diesem Respekt vor dem, was ich nicht weiß (lacht), da rein, statt mich*
> *jetzt schon zu bilden und dann trampelt man genauso mal in ein Fettnäpfchen [...]."*
> *(FamHeb_amb_10: 330–334)*

> *„Interesse, wenn die Frau mich nicht interessiert, dann kann ich mich auch nicht gut*
> *um sie kümmern. Das heißt, also immer, das Interesse wachhalten, wirklich wissen zu*
> *wollen, wie geht es dir? Oder wie fühlst du dich? Oder was kann ich für dich tun?"*
> *(FamHeb_amb_14: 700–703)*

Die Interviewpartner*innen heben vermehrt hervor, dass ihr Handeln in der
Betreuung von Frauen mit Fluchterfahrung sich nicht grundsätzlich von der
Betreuung anderer Frauen unterscheidet. So gehen sie mit der Einstellung, alle
gleich behandeln zu wollen, in die Betreuung von Frauen mit Fluchterfahrung
hinein. Das Bestreben der meisten geburtshilflichen Akteur*innen ist es, Frauen

mit Fluchterfahrung, wie jede andere Frau auch, zu betreuen. Dennoch erkennen einige von ihnen einen Widerspruch zwischen dem erwünschten und dem tatsächlichen Handeln gegenüber Frauen mit Fluchterfahrung und sehen, dass sie Frauen mit Fluchterfahrung in der geburtshilflichen Betreuung nicht immer gerecht werden können.

> *„Wir haben keine Unterschiede gemacht, jeder, der kam, wurde gleichbehandelt. "*
> *(Gyn_amb_21: 71–71)*

> *„Ich glaube, Familien [mit Fluchterfahrung] kriegen halt wirklich einen unterschiedlichen Standard an Betreuung. Und der Standard wird manchmal aus Versehen niedriger sein bei Familien mit Fluchthintergrund, [...]. Manchmal ist es unabsichtlich, aber manchmal ist es absichtlich und ich glaube, da können wir noch mehr tun, um darauf zu achten, dass es den Leuten bewusster wird, dass wir da eine/ wirklich eine Unfairness haben, dass es sozusagen unfair ist. " (Heb_amb_01: 905–913)*

9.3   Kontexte und Rahmenbedingungen in der Betreuung von Frauen mit Fluchterfahrung

Das Themenfeld *Kontexte und Rahmenbedingungen in der Betreuung von Frauen mit Fluchterfahrung* beschreibt die bedingenden Faktoren, in denen geburtshilfliche Akteur*innen in der Betreuung von Frauen mit Fluchterfahrung tätig sind. Das Themenfeld untergliedert sich in zwei Teilbereiche. Auf der einen Seite sind es die *Arbeitssituation*, das Arbeitsumfeld, in welchem geburtshilfliche Akteur*innen in der Betreuung von Frauen mit Fluchterfahrung agieren (Abschnitt 9.3.1). Auf der anderen Seite werden die Spezifika der Betreuungssituation bei Frauen mit Fluchterfahrung und ihre Problemkonstellation differenziert betrachtet (Abschnitt 9.3.2). Abbildung 9.5 fasst dieses Themenfeld zusammen, welches im Nachgang erläutert wird.

9.3.1   Arbeitssituation der geburtshilflichen Akteur*innen

Die Arbeitssituation der geburtshilflichen Akteur*innen stellt sowohl die Versorgungssituation als auch herausfordernde Arbeitsbedingungen dar, denen geburtshilfliche Akteur*innen in der Betreuung von Frauen mit Fluchterfahrung begegnen.

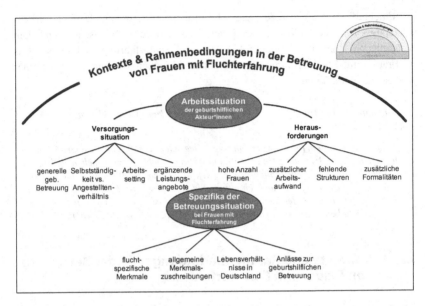

Abbildung 9.5 Detaillierung des Themenfeldes „Kontexte und Rahmenbedingungen in der Betreuung von Frauen mit Fluchterfahrung". (eigene Darstellung)

9.3.1.1 Versorgungssituation

Geburtshilfliche Akteur*innen sind bereits durch die **generelle geburtshilfliche Betreuung** einheimischer Frauen ausgelastet und haben wenig bis keine zusätzlichen Betreuungskapazitäten. Zum einen führen sie den Hebammenmangel als limitierenden Faktor an, welcher sowohl im ambulanten Sektor als auch im klinischen Bereich zu spüren ist. Parallel hierzu herrscht auch Personalmangel bei Frauenärzt*innen in beiden Sektoren. Hinzu kommen Arbeitsüberlastungen in anderen Versorgungsbereichen, z. B. bei Kinderärzt*innen und Psychotherapeut*innen. Geburtshilfliche Akteur*innen geben an, dass unter einer solchen Versorgungssituation insbesondere Frauen mit Fluchterfahrung leiden.

> *„[...] ich könnte jetzt eine Stunde über den Hebammenmangel freiberuflich und in Krankenhäusern reden, aber das geht ja weiter bei Kinderärzten. Wir kriegen die Kinder kaum für U-3 an Kinderärzte vermittelt. Die sind alle bis obenhin mit Arbeit zu. Das geht weiter mit Therapieangeboten, die eh schon superschwierig sind für jede Familie. [...] Und das sozusagen nur das i-Tüpfelchen ist, dass diese Familien [mit Fluchterfahrung], die viel Betreuung brauchen, da noch hinzukommen." (Heb_amb/Kom_08: 2038–2051)*

Die Angebotslandschaft für Frauen mit Fluchterfahrung wird durch die generelle Versorgungssituation für Frauen in der Phase des Mutterwerdens beeinflusst. Hinzu kommt, dass keine verlässlichen Versorgungsstrukturen in der Betreuung von Frauen mit Fluchterfahrung existieren. Geburtshilfliche Akteur*innen, die Frauen mit Fluchterfahrung betreuen, beklagen, dass sie sich mit dieser Aufgabe alleine fühlen und damit überlastet sind. Sowohl Hebammen als auch Frauenärzt*innen aus dem ambulanten Sektor behalten sich vor, die Betreuung von Frauen mit Fluchterfahrung abzulehnen. In der Folge steige der Zulauf bei den wenigen geburtshilflichen Akteur*innen, die Frauen mit Fluchterfahrung betreuen. Darüber hinaus fehle es nach Aussagen der Befragten neben Fachärzt*innen, insbesondere an Psychotherapeut*innen sowie Sprachmittler*innen.

„Also ich habe das [Betreuung von Frauen mit Fluchterfahrung] mal angesprochen bei uns im Kreis bei den Hebammen, am Hebammenstammtisch und habe nur den Satz gesagt, wir müssten uns überlegen, wie wir mit den Flüchtlingen umgehen. Und daraufhin habe ich von drei Seiten gleich gekriegt, das interessiert uns nicht, das Thema. Wir haben genügend mit deutschen Frauen zu tun. So. Wir nehmen keine Flüchtlinge an. Keine Diskussion. Nee, ich brauchte das nicht wieder ansprechen, das Thema. Es wurde immer sofort im Keim erstickt. Also, es gibt einige Kolleginnen, die auch mal Flüchtlingsfrauen betreuen, aber selten. Wenig. Mhm (bejahend)." (Heb_amb/stat_06: 596–604)

„[Ich] hab in den letzten Jahren vermehrt mit geflüchteten Schwangeren und Wöchnerinnen gearbeitet, weil ich die einzige Hebamme in meiner Kommune bin, die dieses Klientel betreut." (Heb_amb_03: 6–8)

„[...] wir haben Praxen, die nehmen gar keine Flüchtlinge. Ist einfach so." (Gyn_amb_02: 106–107)

Geburtshilfliche Akteur*innen arbeiten in der **Selbstständigkeit und/oder im Angestelltenverhältnis.** In der Selbstständigkeit suchen freiberufliche Hebammen Frauen mit Fluchterfahrung z. B. in Gemeinschaftsunterkünften für Asylbewerber*innen oder eben auch in ihren Wohnungen auf. Niedergelassene Frauenärzt*innen nehmen nach der bekannten Komm-Struktur in ihrer Praxis auch Frauen mit Fluchterfahrung auf. Sowohl Hebammen als auch Frauenärzt*innen sind außerdem in Klinken angestellt (als Alternative oder in Ergänzung zur Selbstständigkeit) und treffen dort auf Frauen mit Fluchterfahrung. Neben dem Anstellungsverhältnis in der Klinik sind z. B. Familienhebammen zumeist beim Jugendamt angestellt und bieten aufsuchende Hebammenbetreuung und -beratung an. Neue Formen der Anstellung haben sich in der jüngeren Vergangenheit durch die Zunahme von Menschen und Frauen mit Fluchterfahrung ergeben. So sind von

Kommunen Stellen für gesundheitliche Akteur*innen in Sozial- oder Gesundheits-
ämtern geschaffen worden, welche z. B. die Koordination, die Organisation oder
die Umsetzung der gesundheitlichen Versorgung in Gemeinschaftsunterkünften
oder Wohnungen für Asylbewerber*innen übernehmen. Vorwiegend Hebammen
bieten in diesem Rahmen geregelte Sprechzeiten für Frauen mit Fluchterfahrung
an oder koordinieren die geburtshilfliche Betreuung von Frauen mit Fluchterfahrung innerhalb einer Kommune.

Geburtshilfliche Akteur*innen haben zudem vor allem in den Jahren 2015 und
2016 ihre geburtshilflichen Leistungen im Ehrenamt angeboten und Frauen mit
Fluchterfahrung parallel zu ihrer normalen Arbeit betreut. Während dieser Phase
sind ihre Leistungen finanziell teilweise nicht vergütet worden.

*„Es ist so, dass eben das Gesundheitsamt eine kleine Zweigstelle hat in der Erst-
aufnahme in der [Nennung Straßenname], um die Pflichtuntersuchungen zu machen.
Und der leitende Arzt hat eben gesehen, wie viele Schwangere es dort gibt, und, da
seine Frau selber Hebamme ist, einen Blick dafür gehabt. Und hat dann, dieses/ ich
glaube, im April 2014 schon diese Sprechstunde einmal die Woche eingeführt [...].“
(Heb_Land_23: 38–43)*

*„[...] weil bis dahin habe ich die eineinhalb Jahre das alles unbezahlt gemacht,
ehrenamtlich. Und dann die letzten fünf Monate hatte ich dann den Vertrag für die
Unterkünfte.“ (FamHeb_amb_20: 701–703)*

Geburtshilfliche Akteur*innen berichten zu ihren **Arbeitssettings**, dass sie
zumeist in örtlicher Nähe zu (Erstaufnahme-)Einrichtungen sowie Unterkünften
für Menschen mit Fluchterfahrung tätig sind und diese räumliche Nähe ihre Arbeit
mit Frauen mit Fluchterfahrung begünstigt bzw. ermöglicht hat. Zumeist bieten
sie ihre Leistungen in herkömmlicher Weise an: in der Klinik, in der Praxis oder
im Umfeld der Frauen. Insbesondere Hebammen bieten wie gewohnt eine aufsuchende Hebammenbetreuung an. So unterscheidet sich auch ihr Arbeitsplatz je
nach Wohnsituation der Frauen und Familien (Beispiele sind Hallen ohne Privatsphäre, Containerdörfer mit Privatzimmern, eigene Wohnungen). Während einige
Unterkünfte Sprechzimmer für die Betreuung von Frauen mit Fluchterfahrung zur
Verfügung stellen und auf diese Weise eine Privatsphäre ermöglichen, existieren in
anderen Unterkünften keine Rückzugsorte, sodass geburtshilfliche Akteur*innen
Frauen an ihren Betten, in ihren Zimmern oder in Wohnungen besuchen.

*„Wir haben relativ viele Camps, Unterkünfte hier auch am Standort, sind, glaube ich,
zwei und eben drum herum. Da werden wir eben auch als Regelkrankenhaus gezielt
angefahren.“ (Heb_stat_17: 155–158)*

„Wir haben uns/ wir hatten uns das vorher überlegt. Das ist wichtig/ also wir haben in den Einrichtungen immer angefragt, habt ihr Zimmerchen für uns, da kommen/ machen wir dann ein Schild an die Tür. Da sitzen wir dann einmal in der Woche 90 Minuten, weil die Familien ohnehin so wenig Privatsphäre haben, dass wir nicht in die Zimmer gehen wollen, möglichst. Klar, wenn da nur eine Familie ist oder wenn es eben keine Räumlichkeiten gibt irgendwo in dem Containerdorf, ist es manchmal so oder in einer Turnhalle früher auch noch, ist das natürlich etwas anderes. (...) also wir haben uns da theoretisch so Sachen überlegt, [...].“ (Heb_amb/Kom_08: 312–320)

Parallel zu regulären Betreuungsstrukturen entwickelten sich über die Zeit alternative und **ergänzende Leistungsangebote** für Frauen mit Fluchterfahrung. So haben Hilfsorganisationen, Wohlfahrtsverbände und ehrenamtliche Zusammenschlüsse verschiedenste Projekte initiiert. Beispiele hierfür sind Beratungs- und Informationsstellen, Begegnungscafés oder Koordinationsstellen für die Versorgung von Geflüchteten. Neben Projekten und Angeboten übergeordneter Art richten sich Initiativen und Projekte auch direkt an Frauen mit Fluchterfahrung in der Phase des Mutterwerdens, z. B. Hebammensprechstunden und Kurse mit Sprachmittler*innen für Frauen mit Fluchterfahrung. Jene Kurse und Informationsangebote lehnen sich zumeist an das Konzept der klassischen Geburtsvorbereitungskurse an, zielen aber auf die Bedürfnisse und Kenntnisse von Frauen mit Fluchterfahrung ab. Geburtshilfliche Akteur*innen begrüßen dieses Engagement und bringen sich selbst aktiv ein, um über diese spezifischen Angebote Frauen mit Fluchterfahrung den Weg in das Regelsystem der geburtshilflichen Betreuung zu erleichtern. Daneben kritisieren sie, dass es an einem übergreifenden Austausch zwischen Akteur*innen mangelt und Lösungsideen nicht immer geteilt werden.

„[...] wir haben angefangen mit diesem Projekt, [eine] Hebammensprechstunde für Flüchtlingsfrauen aufzubauen, das heißt, da war ich oder bin vorwiegend in der Vorsorge erstmal tätig gewesen. Wir haben so eine Art Geburtsvorbereitungskurs für die Frauen [mit Fluchterfahrung] entwickelt, wo aber auch ein Teil eben Vorsorge ist [...].“ (FamHeb_amb_25: 12–16)

„[...] mit einer Sozialarbeiterin von Caritas betreue ich, von den Frühen Hilfen ist das organisiert, ein Flüchtlings-, ein Mama-Flüchtlings-Frühstück, immer noch jede Woche. [...] wo die [Frauen mit Fluchterfahrung] jetzt zu uns kommen und ich sie dort gesammelt sehen kann, wenn sie Fragen haben, weil ich diese Besuche gar nicht mehr schaffen konnte. Und das ist auch ganz toll und gut angenommen worden und die eben die Möglichkeit sowohl, an mich medizinische Fragen, als auch organisatorische Fragen, Familienhebammenbereich oder meine Sozialarbeiterin-Kollegin zu stellen.“ (FamHeb_amb_10: 26–35)

9.3.1.2 Herausfordernde Arbeitsbedingungen

Herausforderungen in der Betreuung von Frauen mit Fluchterfahrung sind:

- die hohe Anzahl der zu betreuenden Frauen (mit Fluchterfahrung)
- der zusätzliche Arbeitsaufwand und entsprechende Anpassungen im Arbeitsmanagement
- fehlende Strukturen der geburtshilflichen Versorgung
- zusätzliche Formalitäten

Hohe Anzahl der zu betreuenden Frauen

Geburtshilfliche Akteur*innen geben ihren subjektiven Eindruck wieder, dass die Zahl der Frauen mit Fluchterfahrung in der Betreuung mit den Fluchtbewegungen seit Ende 2015 stark zugenommen hat. Zugleich führen sie an, dass keine statistischen Daten oder systematischen Zählungen existieren. Weiter berichten sie, dass diese große Anzahl nicht von Dauer war, sondern über die Zeit wieder sank.

> „[...] schwierig zu sagen, auch schwierig zu quantifizieren. Wir hatten neulich davon geredet, dass wir ja, einfach weder Zahlen haben, noch gar nichts." (Gyn_stat_29: 17–19)

> „[...] es sind mittlerweile auf jeden Fall weniger, es war schon so '15, '16 die Hochzeit auch an Schwangeren, die gekommen sind. Also das hat dann abgeflacht." (FamHeb_amb_20: 741–743)

Zusätzlicher Arbeitsaufwand und Anpassungen im Arbeitsmanagement

Die Betreuung von Frauen mit Fluchterfahrung bedeutet für geburtshilfliche Akteur*innen einen zusätzlichen Arbeitsaufwand. Sie versuchen hier andersartige Wege zu gehen, die von ihrer klassischen Organisation und Umsetzung der Betreuung abweichen. Vor allem Hebammen kommen in der Betreuung von Frauen mit Fluchterfahrung an ihre Grenzen und können die aufsuchende Betreuung teilweise nicht aufrechterhalten. Als Antwort hierauf etablierten sie (Hebammen-)Sprechstunden im Sinne einer Komm-Struktur, z. B. in Unterbringungseinrichtungen für asylsuchende Menschen.

Insbesondere die zeitlichen Ressourcen der geburtshilflichen Akteur*innen sind in der Betreuung begrenzt. Der Zeitaufwand ist in der Betreuung von Frauen mit Fluchterfahrung jedoch erhöht. Die Verständigung und die häufig damit verbundene Sprachmittlung nehmen überdurchschnittlich viel Zeit in Anspruch. In der Folge passen geburtshilfliche Akteur*innen z. B. ihre Tagesstruktur an, indem sie die Betreuung von Frauen mit Fluchterfahrung vor Mittagspausen oder am

Tagesende einplanen. Diese Tagesplanung erlaubt es ihnen, länger zu arbeiten, auch wenn dies zum Teil mit fehlender Vergütung einhergeht und somit im Ehrenamt erfolgt. Zudem halten geburtshilfliche Akteur*innen Betreuungskapazitäten für Frauen mit Fluchterfahrung frei, um auf deren kurzfristige Anfragen reagieren zu können.

> „Also, ich leg mir das dann schon so, dass ich dann eben Mittagspause oder Feierabend habe. Wenn ich da [in der Unterkunft für Asylsuchende] mehrere Termine habe, habe ich dann anschließend nicht noch zwei andere in der Stadt. Nein, das ist ganz wichtig, dass man sich das einteilt." (Heb_amb_16: 337–340)

> „[...] wir haben das auch so eingerichtet, dass wir gesagt haben, wir machen diese Kooperation [mit einer Aufnahmeeinrichtung]. Sie können die geflüchteten Frauen immer mittags schicken, wir machen dafür längere Sprechstunden, weil zwischendurch sprengt das echt den Rahmen. Also das ist eine Untersuchung, die immer doppelt so lange dauert wie bei den anderen Frauen." (Gyn_amb_22: 98–102)

Manche geburtshilfliche Akteur*innen kehren den wahrgenommenen Mehraufwand allerdings in einen vermeintlichen Vorteil um, indem sie z. B. die Kommunikation reduzieren und sich in ihrem Handeln auf das Wesentliche konzentrieren. So erleben sie die Betreuung von Frauen mit Fluchterfahrung gar als einfacher, unkomplizierter und schneller.

> „[...] mir selbst ist in meiner Arbeit aufgefallen, und das fand ich ganz erschreckend, dass ich bei geflüchteten Frauen auch mit den Hausbesuchen schneller bin, weil ich mich so auf das Nötigste halt konzentriere." (Heb_amb_07: 130–132)

Fehlende Strukturen der geburtshilflichen Versorgung

Geburtshilfliche Akteur*innen berichten von fehlenden Strukturen in der Versorgung von Frauen mit Fluchterfahrung. Zuständige Institutionen waren auf die Betreuung von Frauen mit Fluchterfahrung nicht vorbereitet und in der Folge überfordert, sodass die Organisation rund um die geburtshilfliche Betreuung suboptimal verlief. Einige geburtshilfliche Akteur*innen sprechen gar von „Chaos" und „heillosem Durcheinander" (Gyn_stat_09: 51, 86; FamHeb_amb_10: 686). Über die Zeit sehen sie jedoch eine Entwicklung hin, zu sich stabilisierenden Strukturen, wobei diese aus ihrer Perspektive weiterhin ausbaufähig bleiben. Abbildung 9.6 zeichnet die Entwicklung der Strukturen in der geburtshilflichen Versorgung von Frauen mit Fluchterfahrung nach.

Zunächst existierten keine Strukturen in der Betreuung von Frauen mit Fluchterfahrung, und bei geburtshilflichen Akteur*innen fielen zusätzliche Aufgaben an. Es waren zunächst Ehrenamtliche, Sozialarbeiter*innen und geburtshilfliche

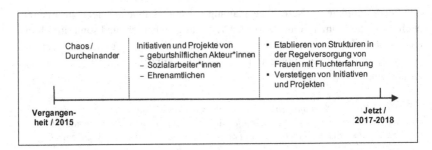

Abbildung 9.6 Entwicklung von Strukturen für die Betreuung von Frauen mit Fluchterfahrung. (eigene Darstellung)

Akteur*innen, die Zuständigkeiten regelten und auf diese Weise Strukturen schafften, z. B. durch Projekte und Initiativen innerhalb der geburtshilflichen Betreuung für Frauen mit Fluchterfahrung. Teilweise konnten diese über die Zeit verstetigt werden. Parallel etablierten sich Strukturen, die die Regelversorgung innerhalb der geburtshilflichen Betreuung von Frauen mit Fluchterfahrung verbesserten.

„Und wir dachten irgendwie so, okay, die haben das einfach nur nicht mitbekommen, dass hier [bei Menschen mit Fluchterfahrung] medizinische Hilfe notwendig ist. Wir sagen das den Behörden mal und dann werden die das schon organisieren. Das war so unsere Idee. Und wir machen es eine Woche. Und dass daraus irgendwie, ich glaube, fast eineinhalb Jahre war, etablierte Arbeit auf dem Gelände [der Aufnahmeeinrichtung für Asylsuchende] werden, hat niemand gedacht zu dem Zeitpunkt." (FamHeb_amb_20: 89–94)

„Also ich hab die ganze Zeit parallel immer versucht, auch die Strukturen zu ändern, damit es einfacher für mich und dann auch für meine Kolleginnen wird. Das ist immer noch, hat immer noch nicht ganz gut geklappt, [...]." (Heb_amb_03: 46–49)

Zusätzliche Formalitäten
Geburtshilfliche Akteur*innen haben auch in der Betreuung von Frauen mit Fluchterfahrung formale Richtlinien und Regeln zu beachten. Darüber hinaus begegnen ihnen zusätzliche Formalitäten und administrative Herausforderungen (z. B. in der Abrechnung der erbrachten Leistungen). Geburtshilfliche Akteur*innen führen im Rahmen der Betreuung von Frauen mit Fluchterfahrung z. B. die Datenschutzrichtlinien an, welche häufig nicht umfassend beachtet werden, wenn Informationen mit Sprachmittler*innen, Ehrenamtlichen oder Sozialarbeiter*innen geteilt werden.

„Es ist ja auch das Schwierige, es ist ja eine Grauzone, in der wir uns bewegen, muss man ja jetzt mal ganz ehrlich sagen. Denn eigentlich, was die Mitarbeiter [der Unterbringungseinrichtung] uns erzählen oder wir denen erzählen, müssten wir uns eigentlich alles absichern lassen mit einer Schweigepflichtsentbindung. Wie soll das eigentlich funktionieren? Niemand hat eine/die Frauen oder die Leute verstehen/ wir haben keine Übersetzung, da muss man einfach sagen: Gut, wo kein Kläger, da kein Richter." (Heb_amb/Kom_08: 411–417)

Geburtshilfliche Akteur*innen erläutern, dass die Kosten der geburtshilflichen Leistungen bei der Betreuung von Frauen mit Fluchterfahrung in der Regel von der zuständigen Kommune oder einer Krankenkasse getragen werden. Entsprechend ist es für sie zumeist irrelevant, welcher Stelle sie die Kosten in Rechnung stellen. Eine Herausforderung ist es teilweise jedoch, den Kostenträger zu ermitteln. Zudem beanstanden sie die Dauer, bis Rechnungen z. B. vom Sozialamt beglichen werden oder kritisieren, dass sie nicht den gesamten Arbeitsaufwand honoriert bekommen und Leistungen, die keinen direkten geburtshilflichen Bezug haben, nicht finanziert werden.

„Was es auch so ein bisschen nervig macht als Hebamme von den Finanzen. Wenn ich einmal vergesse, zwischendurch zu fragen, habt ihr jetzt ja doch eine Krankenkassenkarte? Dann ist echt/ Also Sozialamt, Landkreis, Stadt, wer ist zuständig? Welche andere Stadt ist vorher zuständig? Ja, da war sie noch da gemeldet." (Heb_amb/stat_05: 717–721)

„Oder man redet mit den Flüchtlingshelfern nochmal. Das kann man sich ja dann nicht unterschreiben lassen, wie es jetzt weitergehen soll und was die nächsten Schritte sind und so. Dann sind das manchmal zwei Berufe, die man halt nur einmal unterschrieben hat, so in der Art, ne. Ja. Zwei Besuche, meine ich." (Heb_amb/stat_06: 632–636)

9.3.2   Spezifika der Betreuungssituation bei Frauen mit Fluchterfahrung

In diesem Abschnitt wird die Betreuungssituation von Frauen mit Fluchterfahrung beleuchtet, indem Kennzeichen und Merkmale der Frauen mit Fluchterfahrung sowie ihre Problemkonstellation aus Sicht der geburtshilflichen Akteur*innen aufgezeigt werden. Die Perspektive der geburtshilflichen Akteur*innen auf Frauen mit Fluchterfahrung untergliedert sich in folgende Teilaspekte, die im Anschluss erläutert werden:

- fluchtspezifische Merkmale
- allgemeine Merkmalszuschreibungen

- Lebensverhältnisse in Deutschland
- Anlässe zur geburtshilflichen Betreuung

9.3.2.1 Fluchtspezifische Merkmale

Die fluchtspezifischen Merkmale beleuchten das Verständnis der geburtshilflichen Akteur*innen von Flucht und Fluchterfahrung. Diese definieren *Fluchterfahrung* bzw. *Flucht* überwiegend als eine Migration aufgrund einer unfreiwilligen bzw. erzwungenen äußeren Einwirkung. Frauen mit Fluchterfahrung fliehen aus einer Notsituation, die geburtshilfliche Akteur*innen als akut lebensbedrohliche Situationen beschreiben. Geburtshilfliche Akteur*innen nennen Gewalterfahrungen, wirtschaftliche Not, Hunger, religiöse oder politische Verfolgung als Anlässe, die Frauen zwingen, ihre Heimat zu verlassen. Jedoch sind sich die Befragten uneinig darüber, inwiefern die unterschiedlichen Beweggründe die Flucht aus ihrer Perspektive legitimieren.

> *„Auf jeden Fall als ein sehr unfreiwilliges, häufig sehr plötzliches Verlassen von meiner hoffentlich geliebten Umgebung oder auf jeden Fall eine erzwungene Situation. Nichts, was man sich aussucht, sondern etwas, was man vielleicht sehr plötzlich entscheiden muss oder was man nach langer Überlegung auch gemacht hat, aber etwas, was einen aus der Situation oder aus dem Land, wo man eigentlich war, gewaltsam herausgebracht hat. Ob das jetzt Krieg ist oder Hunger oder irgendwas. Also auf jeden Fall etwas Erzwungenes und eine Situation, in der sich die Familie oder die Frau jetzt befindet, in der sie eigentlich im Idealfall nicht sein sollte oder nicht sein wollen würde.“*
> (Heb_amb_01: 74–82)

Wie Frauen nach Deutschland gelangt sind, ist für geburtshilfliche Akteur*innen ein entscheidender Aspekt dafür, ob Frauen eine „echte" Fluchterfahrung mitbringen. So wird erwartet, dass Frauen Deutschland unter negativen Bedingungen und Strapazen erreicht haben (z. B. weite Fußwege über die Balkanroute oder die Überquerung des Mittelmeers in einem Schlauchboot). Hinzu kommt, dass geburtshilfliche Akteur*innen Flucht auch über die Dauer der Mobilität definieren: Frauen waren über einen längeren Zeitraum (bis zu mehrere Jahre) unterwegs. Neben der Frage, *wie* und *wie lange* Frauen fliehen, ist für die Interviewpartner*innen auch von Bedeutung, *was* Frauen erlebt haben, um sie zu Frauen mit Fluchterfahrungen zu zählen. Frauen mit Fluchterfahrung blicken demnach auf traumatisierende Erfahrungen und Erlebnisse zurück, z. B. Kriegsgewalt, sexueller Missbrauch, Zwangsprostitution oder Formen der Verfolgung und Bedrohung. Dabei bekommen geburtshilfliche Akteur*innen unterschiedlich tiefe Einblicke in die Erlebnisse und Erfahrungen der Frauen. Während einige Frauen geburtshilflichen Akteur*innen viele unangenehme bis beklemmende Geschichten erzählen, kennen andere geburtshilfliche Akteur*innen die Erlebnisse der Frauen nicht. Um die Frau nicht unnötig aufzuwühlen, erfragen sie dies zumeist auch nicht näher.

„Ich frage das tatsächlich direkt, bist du geflohen? Oder wie seid ihr hierhergekommen? Und aus der Geschichte hört man dann ja auch ganz oft, ob das entspannt war (lacht), das ist wie quasi Auswandern ist. Oder ob es tatsächlich auf der Flucht ist und wie das Wort eigentlich schon sagt, richtig fliehen und wegmüssen." (Heb_amb_07: 98–102)

„[...] also dass der Vater gesagt hat, dass ihnen fast die Bomben auf den Kopf gefallen sind und dass sie deswegen geflüchtet sind mit ihren zwei Kindern, die sie schon hatten und der schwangeren Frau, die war da gerade frisch schwanger." (Heb_amb/Kom_08: 814–817)

Wenn geburtshilfliche Akteur*innen ihre Auffassungen zu Frauen mit Fluchterfahrungen erläutern, stellen sie zugleich eine Diskrepanz zwischen ihren assoziierten Vorstellungen sowie der beobachteten Wirklichkeit fest. So ist ihr Bild stark geprägt von der medialen Präsenz klassischer Kriegsflüchtlinge und Fluchtrouten über das Mittelmeer. In der Realität treffen sie allerdings selten auf Frauen mit Fluchterfahrung, die diesem Bild entsprechen. Denn Frauen kommen auch aus Nicht-Kriegsregionen oder mit dem Flugzeug nach Deutschland.

„Die klassische Flüchtlingsfrau kann ich Ihnen von den ganzen, die ich jetzt so vor Augen habe oder zurückblickend mir so durch den Kopf gehen lasse, eigentlich Ihnen keine nennen. Also ich habe keine bewusst jetzt, die über das Mittelmeer gekommen ist, vor Augen." (Gyn_stat_09: 122–125)

Einige geburtshilfliche Akteur*innen merken an, dass sie Frauen voreilig mit geflüchteten Frauen gleichsetzen, wenn sie anders aussehen, Kopftuch tragen oder keine Deutschkenntnisse haben. So beschreiben einige von ihnen, dass Frauen mit Fluchterfahrung *„anders aussehen"* (FamHeb_amb_10: 80), und benennen hierzu die Hautfarbe bzw. Haarfarbe oder Kleidung, z. B. *„dunkelhäutig"* (Gyn_amb_21: 395) oder *„Frauen mit Kopftuch"* (Heb_amb/stat_05: 841). Demgegenüber berichten andere, dass sie Frauen mit Fluchterfahrung nicht aufgrund von Äußerlichkeiten erkennen könnten. Sie identifizieren Frauen mit Fluchterfahrung überwiegend über deren Wohnsituation. Frauen, die in Aufnahmeeinrichtungen oder Gemeinschaftsunterkünften für Geflüchtete wohnen, werden mit Frauen mit Fluchterfahrung gleichgesetzt. Zudem sind es Vorinformationen von vermittelnden Personen über die Herkunft und den Status der Frauen, die es geburtshilflichen Akteur*innen ermöglichen, Frauen mit Fluchterfahrung zu erkennen. Vom tatsächlichen Fluchthintergrund und den damit verbundenen

Erfahrungen der Frauen erfahren geburtshilfliche Akteur*innen teilweise in der Anamnese durch das direkte Nachfragen.

9.3.2.2 Allgemeine Merkmalszuschreibungen

Wenn geburtshilfliche Akteur*innen Frauen mit Fluchterfahrung in ihrem Verhalten beschreiben, nutzen sie Attribute wie *„verunsichert"*, *„hilflos"*, *„erschrocken"*, *„zurückhaltend"* und *„scheu"* (Heb_amb/stat_06: 253; Gyn_amb_02: 40; 205; Gyn_amb_22: 17–18). Doch existieren laut geburtshilflichen Akteur*innen auch Frauen mit Fluchterfahrung, die sehr entschlossen sowie zielstrebig sind und ihre Schwangerschaft durchaus sorglos erleben.

Die befragten geburtshilflichen Akteur*innen betreuten Frauen aus folgenden Herkunftsregionen:

- Südwestasien (Syrien, Afghanistan, Iran, Irak, Pakistan und die Region Kurdistan)
- Balkan-Halbinsel (Rumänien, Serbien, Albanien)
- Afrika, vorwiegend aus der Subsahara-Region (Sudan, Somalia, Eritrea und Nigeria)
- unklar (Unwissen über Herkunft der Frauen oder Frauen ohne Heimat)

Der Bildungsstatus unterscheidet sich nach Auffassung geburtshilflicher Akteur*innen unter Frauen mit Fluchterfahrung stark. So reiche die Spannbreite von Analphabetinnen über Frauen, die *„ein ganz kleines bisschen Primary School kennengelernt [haben]"* (Heb_amb_18: 191–193) zu hochgebildeten Frauen. Die Interviewpartner*innen beschreiben die Auswirkungen eines niedrigen Bildungsstatus der Frauen auf die geburtshilfliche Betreuung, wenn sie versuchen, medizinische Sachverhalte zu erklären, und dabei aufgrund fehlender Grundkenntnisse bei den Frauen an Grenzen stoßen.

> *„Also das ist manchmal schon so ein bisschen schwierig, das denen auch zu vermitteln. Weil auch der medizinische Hintergrund einfach nicht da ist. Wenn die aus sehr ländlichen Strukturen kommen, die Bildung nicht da ist, das nicht lesen können, et cetera. Dann ist es schon schwer, denen medizinische Sachverhalte irgendwie beizubringen."* (Gyn_stat_09: 327–332)

Auch der von geburtshilflichen Akteur*innen wahrgenommene sozioökonomische Status variiert zwischen Frauen mit Fluchterfahrung. So werden insbesondere

Syrerinnen, aus *„wohlsituierten Verhältnissen kommend"* (Gyn_amb_21: 276–277), beschrieben. Demgegenüber gebe es Frauen (insbesondere aus Afrika oder vom Balkan), die mit wenig Rücklagen nach Deutschland kämen. Frauen mit Fluchterfahrung werden von geburtshilflichen Akteur*innen überwiegend als Musliminnen wahrgenommen, insbesondere, wenn sie aus Südwestasien kommen. Doch sind manche Frauen z. B. auch Christinnen oder Jesidinnen.

> *„Und ich dachte, das ist irgendwie okay, sind alles irgendwie Muslime, das passt (lacht), und so ist das nicht."* (FamHeb_amb_10: 482–484)

Geburtshilfliche Akteur*innen beschreiben kulturelle Unterschiede bei Frauen mit Fluchterfahrung in Bezug auf

- geschlechtsspezifische Rituale (z. B. weibliche Genitalverstümmelung)
- die Rolle der Frau in der Familie und der Gesellschaft
- Familienbilder und soziale Unterstützung
- Umgang mit Problemen und Konflikten (z. B. Äußerung von Schmerz)
- Verständnis von Zeit (z. B. in Bezug auf die Pünktlichkeit)
- Gastfreundschaft und Dankbarkeit (z. B. große Anerkennung der geburtshilfliche Akteur*innen für ihre Unterstützung sowie Einladungen zum Essen und Trinken)

9.3.2.3 Lebensverhältnisse in Deutschland

Frauen mit Fluchterfahrung sind nach Aussagen der geburtshilflichen Akteur*innen zumeist erst kurz in Deutschland. Die Aufenthaltsdauer variiert laut den Befragten zwischen wenigen Tagen über Monate bis hin zu einigen Jahren. Sie beschreiben die rechtliche Situation der Frauen zumeist als undurchsichtig: Wer hat welchen Status, mit welchen Ansprüchen oder Rechten und welchen Einfluss hat eine Schwangerschaft darauf? Einige Frauen verstünden nach Aussagen der geburtshilflichen Akteur*innen ihre Schwangerschaft als Eintrittspforte für ein Bleiberecht in Deutschland. Zusätzlich erleben geburtshilfliche Akteur*innen das Asylverfahren in Deutschland als kompliziert und langwierig. Das Asylverfahren verursacht nach ihrer Beobachtung bei Frauen Anspannung und Unsicherheiten über die Zukunft.

Die Wohnsituation der Frauen mit Fluchterfahrung variiert. Geburtshilfliche Akteur*innen beschreiben unterschiedliche Unterbringungseinrichtungen:

- (Erst-)Aufnahmeeinrichtungen
- Flüchtlings- oder Asylunterkünfte
- Unterkünfte für besonders Schutzbedürftige

In den unterschiedlichen Unterbringungseinrichtungen verbringen Frauen und Familien mit Fluchterfahrung zwischen wenigen Wochen bis zu mehreren Monaten. Hinzu kommt, dass Unterbringungseinrichtungen zumeist außerhalb der Stadt und sehr isoliert sind. Nur in Ausnahmenfällen existieren auch zentrale und gut angebundene Unterkünfte in der Stadt.

Auch die Formen der Unterbringung unterscheiden sich. Diese reichen nach Beobachtungen der geburtshilflichen Akteur*innen von Gemeinschaftsunterkünften in Zelten, Containern, Messe- oder Sporthallen über alte Schulen und alte Kasernen bis hin zu eigenen Wohnungen. Geburtshilfliche Akteur*innen konkretisieren die Wohnsituation als überfüllt und eng (insbesondere in Gemeinschaftsunterkünften). Den Frauen fehle es an Privatsphäre, insbesondere in den Hallen seien Rückzugsorte lediglich durch Stoffbahnen möglich. Ähnlich sei die Situation in Mehrbettzimmern (der private Bereich der Frauen und Familien sei teilweise auf ein Bett eines Stockbettes begrenzt). Demgegenüber hätten Frauen und ihre Familien in eigenen Wohnungen mehr Privatsphäre und mehr Eigenständigkeit (z. B. können sie selbst kochen). Doch empfinden geburtshilfliche Akteur*innen die Zustände der Wohnungen teilweise als unzumutbar. Sie berichten von Schimmel und Löchern in den Wänden. In Gemeinschaftsunterkünften, aber auch in Wohnungen, teilten sich Frauen und ihre Familien mit anderen Personen allgemeine Räume wie Duschen, Toiletten und Küchen. Geburtshilfliche Akteur*innen kritisieren diese Wohnsituation für Frauen mit Fluchterfahrung in der Phase des Mutterwerdens. Gemeinschaftstoiletten sind für Schwangere mit vermehrtem Harndrang, Hyperemesis (Übelkeit und Erbrechen) oder vorzeitigen Wehen problematisch. Auch für Wöchnerinnen mit Wochenfluss und Dammverletzungen sind Gemeinschaftstoiletten unangebracht. Zudem sei die Essensversorgung (durch Caterer) zu festen Essenszeiten für Schwangere oder Wöchnerinnen unangemessen.

„Schlechte Wohnsituation, also wirklich, also ich habe so viele Familien auch in Schimmelwohnungen wohnen oder in irgendwelchen komischen Löchern oder Durchgangszimmer oder es so vollgestopft ist, dass das Kind gar nicht auf den Fußboden kann. Also das ist/ schlechte Wohnung, schlechte Situation." (FamHeb_amb_14: 781–785)

„Wir haben oft geguckt, wo die dann hinkommen, dass die nicht wieder in dieses Massenquartier zurückkommen, wenn die geboren haben. [...] finden die ein Zimmer in der Unterkunft mit ihrer Familie, zum Beispiel mit eigenem Bad, Wochenfluss finde

*ich total wichtig, keine Gemeinschaftstoilette. Das ist ja grauenhaft.“ (Gyn_stat_12:
86–91)*

Geburtshilfliche Akteur*innen berichten weiter, dass Frauen mit Fluchterfahrung
in Deutschland in einer unbekannten Kultur ankommen und mit dem *„für uns
Normalen“* (FamHeb_amb_14: 269) konfrontiert sind. So finden sie sich nicht
zurecht und erleben die Verrichtung vermeintlich einfacher Dinge als schwierig: Sie müssen sich in einer fremden Stadt orientieren; dies betrifft z. B. auch
das Einkaufen oder das Busfahren. Analog dazu fänden sich Frauen mit Fluchterfahrung auch im deutschen Gesundheitssystem anfänglich nicht zurecht und
suchten Antworten auf Fragen wie: Wo finde ich Hilfe? Welche Ärztin/welcher
Arzt ist zuständig? Auch seien ihnen Betreuungskonzepte unbekannt bzw. hätten
sie hierüber falsche Annahmen (z. B. für Angebote selbst zahlen zu müssen). Insbesondere die Hebammenbetreuung, wie sie in Deutschland angeboten wird, sei
Frauen mit Fluchterfahrung zumeist fremd.

*„(…) alle Menschen mit Fluchterfahrung, die neu nach Deutschland kommen, haben
keine Ahnung, wie das System hier funktioniert. Und wie funktioniert das Gesundheitssystem, was ist nötig? Und manche Dinge kann man auch schwer vermitteln, wenn
man nicht hier aufgewachsen ist. Wozu ist es gut, dass ich einmal im Monat oder alle
zwei Wochen zum Frauenarzt gehe, weshalb, wenn alles in Ordnung ist und ich mich
wohlfühle? Und was wird da gemacht und warum wird es gemacht und kann ich mich
dagegen wehren, darf ich auch nein sagen?“ (Heb_amb_03: 133–140)*

9.3.2.4 Anlässe zur geburtshilflichen Betreuung

Geburtshilfliche Akteur*innen berichten, dass sich die Anliegen, Hilfebedarfe
und Bedürfnisse, die Frauen mit Fluchterfahrung an sie herantragen, nicht
wesentlich von den Bedarfen anderer Frauen unterscheiden. Frauen mit Fluchterfahrung benötigen Betreuung in der Schwangerschaft, die die Routine-
Schwangerenvorsorge einschließt, Begleitung während der Geburt und Betreuung
im Wochenbett. Geburtshilfliche Akteur*innen räumen ein, dass es sich trotz der
sehr ähnlichen Bedarfe um ein besonderes Patientinnenkollektiv mit bestimmten
Risiken handelt. Hierbei heben sie verschiedene Aspekte hervor, die sich aufgrund
möglicher Traumatisierungen und daraus resultierender Bedarfe an psychosozialer
Unterstützung ergeben. Einige geburtshilfliche Akteur*innen erwarten geradezu,
dass Frauen mit Fluchterfahrung traumatisiert sind. In der realen Betreuungssituation erleben geburtshilfliche Akteur*innen sowohl Frauen mit traumatischen
Erfahrungen als auch Frauen, die keine Traumata erlitten haben.

„[…] also alles Mögliche, weswegen deutsche Frauen auch kommen. Wegen Ziehen, Drücken, Schmerzen in der 20. Schwangerschaftswoche. Wegen Blutungen, also was es da so an Indikationen von Schwangerschaftskomplikationen gibt. Ich habe jetzt nicht das Gefühl, dass die sich da groß unterscheiden von anderen Frauen." (Gyn_stat_27: 235–239)

„[…] also das ist natürlich ein, wie soll ich sagen, besonderes Risikokollektiv, wo wir uns eben auch engagiert hatten im Rahmen verschiedener Projekte. Stichwort Gewalt und Flüchtlinge, die Frauen zu identifizieren, zusätzlich Betreuung/ psychosoziale Betreuung [anzubieten]." (Gyn_stat_13: 146–150)

„Ich muss immer mit einem Trauma rechnen. Das heißt, ich muss eigentlich versuchen, ich versuche es auch immer, aber ich, ich weiß auch, dass es mir manchmal nicht gelingt, ganz traumasensibel heranzugehen." (FamHeb_amb_14: 302–304)

„Und wie gesagt, die Traumaerfahrung habe ich – muss ich sagen, weil ich hier noch Psychotherapie mache – bei den Wenigsten irgendwie erlebt. Jedenfalls, was für Frauen [mit Fluchterfahrung] anging." (Gyn_stat_09: 114–116)

In der **Schwangerschaft** sind es vorwiegend stressbedingte, funktionale Beschwerden, die geburtshilfliche Akteur*innen bei Frauen mit Fluchterfahrung beobachten. Hierzu zählen z. B. Übelkeit und Erbrechen, diffuse Schmerzen, vorzeitige Wehen, Plazentainsuffizienzen, fetale Wachstumsretardierungen und Frühgeburtsbestrebungen. Darüber hinaus beobachten geburtshilfliche Akteur*innen bei Frauen mit Fluchterfahrung Blasenentzündungen, vaginale Infektionen und Bluthochdruck. Hieraus resultiert ein vermehrter Bedarf an Hilfe bei Schwangerschaftsbeschwerden.

Geburtshilfliche Akteur*innen berichten darüber hinaus, dass Frauen mit Fluchterfahrung gewollt und ungewollt schwanger werden. Die Umstände der ungewollten Schwangerschaft reichten von unzureichender Verhütung bis zu Vergewaltigungen. Nach Meinung der geburtshilflichen Akteur*innen würden ungewollte Schwangerschaften von Frauen mit Fluchterfahrung zumeist vorzeitig beendet. Demgegenüber existieren nach ihren Beobachtungen auch Frauen mit einem ausdrücklichen Kinderwunsch. Mit diesem Anliegen konsultieren sie auch geburtshilfliche Akteur*innen.

„Und ich würd' sagen, viele, viele, viele sind gewollt und die paar, die nicht gewollt sind, wissen auch sehr gut, wie sie abtreiben können." (Heb_amb/Kom_19: 199–201)

„Und wir sitzen teilweise kopfschüttelnd daneben, ich habe tatsächlich mal eine junge Frau gehabt, noch in der Turnhalle. Die mich fragte, was sie denn machen muss, um schwanger zu werden. Also der Kinderwunsch ist trotz der super prekären Lage trotzdem da […]." (Heb_amb/Kom_08: 1119–1122)

Auch in der **Geburtsbegleitung** erleben geburtshilfliche Akteur*innen klassische Anliegen der Frauen mit Fluchterfahrung, die mit fraglichem Geburtsbeginn, Wehentätigkeit und Fruchtwasserabgang in die Klinik kommen. Geburtshilfliche Akteur*innen erläutern, dass Frauen mit Fluchterfahrung teilweise aufgrund einer Vielzahl vorangegangener Kaiserschnittgeburten in besonderem Maße einem Uterusruptur-Risiko[3] ausgesetzt sind. Bei Frauen mit weiblicher Genitalverstümmelung stehen geburtshilfliche Akteur*innen vor der Herausforderung, dieser angemessen zu begegnen.

„Also die haben, gerade die Syrerinnen, haben viel mehr Kaiserschnitte in der Anamnese, weswegen die auch im erheblichen Maße rupturgefährdet sind, wenn sie schon drei Kaiserschnitte in ihrer Lebensgeschichte haben, dann kann natürlich eine Ruptur schon mal auftreten. Und das hat man auch bei der Analyse gesehen, also die bringen schon erhebliche Risiken [mit]." (Gyn_stat_13: 231–235)

„Und wenn die natürlich eine Frau aus Somalia haben, die unten beschnitten ist, und absolut eigentlich zu ist. Und sie da ein Kind durchbringen sollen, dann muss man ehrlich sagen, könnte man manchmal so ein Stück weit mitweinen. So, wo man denkt: Wie soll das denn gehen?" (Gyn_stat_09: 313–317)

Die Betreuung im **Wochenbett** erfolgte ausschließlich durch Hebammen. Diese berichten, dass Frauen mit Fluchterfahrung ähnlich wie Frauen ohne Fluchterfahrung das Neugeborene in den Mittelpunkt der Betreuung stellen. Frauen und Eltern mit Fluchterfahrung wünschten sich Beratung und Tipps rund um das Elternsein, Unterstützung bei der Mutter-Kind-Bindung sowie Stillhilfe. Dies gilt sowohl für Erstgebärende als auch für Frauen, die bereits mehrere Kinder geboren haben.

„[...] aber die [Frauen mit Fluchterfahrung] wollen hauptsächlich das Kind gewickelt haben, da viel Kosmetik drauf, auf den Nabel gucken. Das ist so der Zugang zur Hebammenarbeit." (FamHeb_amb_20: 400–401)

„Hauptsächlich Fragen zum Kind, zum Stillen und (...) ja, das ist eigentlich das. Also eigentlich ist das so die Haupt/ eher so der medizinische Aspekt, den man dann da abdeckt." (Heb_amb_07: 431–433)

Im **Inanspruchnahmeverhalten** der Frauen mit Fluchterfahrung beobachten geburtshilfliche Akteur*innen, dass z. B. die Schwangerenvorsorge nur unregelmäßig wahrgenommen wird. Darüber hinaus merken geburtshilfliche

---

[3]Eine Uterusruptur ist ein teilweiser oder vollständiger Riss der Gebärmutterwand (zumeist unter der Geburt aufgrund der Wehenbelastung).

Akteur*innen an, dass Frauen mit Fluchterfahrung seltener einen Termin bei einer/einem niedergelassenen Frauenarzt/-ärztin vereinbaren. Bei Problemen suchen sie häufiger Hilfe in der Notaufnahme einer Klinik.

Die Ansprüche, die Frauen mit Fluchterfahrung an eine geburtshilfliche Betreuung stellen, reichen von sehr geringen bis zu hohen Erwartungen an geburtshilfliche Akteur*innen. So nehmen geburtshilfliche Akteur*innen auf Seiten der Frauen Unverständnis für die teilweise umfassende Betreuung während der Schwangerschaft wahr. Sie führen an, dass Frauen über die engmaschigen Kontrollen in der Schwangerschaft erstaunt sind oder von der vorgehaltenen Technik eingeschüchtert sind. Wiederum sähen Frauen mit Fluchterfahrung auch den Nutzen in dieser umfassenden Betreuung und wünschten sich z. B. regelmäßige Ultraschalluntersuchungen.

„Diese Frauen [mit Fluchterfahrung] kommen natürlich sehr unregelmäßig. Die kommen unregelmäßig, einmal, weil sie das mit den Terminen überhaupt nicht schnallen, diese deutsche Versorgung ist denen natürlich, sag ich jetzt, erstmal völlig fremd." (Gyn_amb_22: 3–6)

„Und (räuspert sich) ich denke, da ist dann einfach der Weg über die Notaufnahme meistens niederschwelliger, als jetzt irgendwie sich einen niedergelassenen Frauenarzt zu suchen, die ja meistens auch irgendwie mit Wartelisten für Vorsorgetermine und so weiter verbunden sind. Ich denke, da ist es so, dass die allermeisten einfach dann in die Klinik gehen." (Gyn_stat_27: 160–165)

9.4 Arbeitsbündnis zwischen geburtshilflichen Akteur*innen und Frauen mit Fluchterfahrung

Das *Arbeitsbündnis zwischen geburtshilflichen Akteur*innen und Frauen mit Fluchterfahrung* beleuchtet die Interaktionen einschließlich der Beziehungsgestaltung zwischen diesen beiden Parteien. Hierbei werden die Kommunikation (Abschnitt 9.4.1) und die Interaktionsmuster (Abschnitt 9.4.2) berücksichtigt. Abbildung 9.7 zeigt die Unterteilung des Themenfeldes in *Kommunikation* und *Interaktionsmuster* sowie deren Untergliederung auf.

9.4.1 Kommunikation

Die Kategorie *Kommunikation* beleuchtet die Gestaltung von Gesprächs- und Verständigungssituationen zwischen geburtshilflichen Akteur*innen und Frauen mit

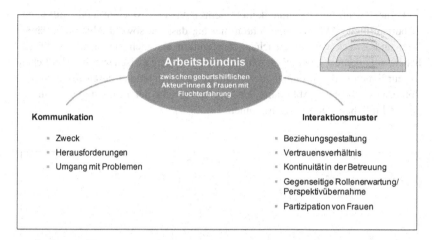

Abbildung 9.7 Detaillierung des Themenfeldes „Arbeitsbündnis zwischen geburtshilflichen Akteur*innen und Frauen mit Fluchterfahrung". (eigene Darstellung)

Fluchterfahrung. Hierzu werden der Zweck der Kommunikation aufgezeigt sowie Herausforderungen und deren Folgen herausgearbeitet (Abschnitt 9.4.1.1). Ferner werden Lösungsstrategien der geburtshilflichen Akteur*innen für den Umgang mit Kommunikationsproblemen erfasst (Abschnitt 9.4.1.2).

9.4.1.1 Zweck der Kommunikation und Herausforderungen

Geburtshilfliche Akteur*innen heben die Relevanz der Kommunikation zwischen ihnen und der Frau hervor. Dabei dient die Kommunikation der Erhebung und Ermittlung

- der medizinischen Daten,
- des psychosozialen Hintergrundes
- der individuellen Situation und
- der persönlichen Bedarfe und Bedürfnisse der Frau.

All diese Informationen dienen der fachlichen Beurteilung durch geburtshilfliche Akteur*innen und nehmen Einfluss auf deren Handeln. Denn sie begründen ihr Handeln unter anderem auf der Basis der anamnestischen Befunde sowie Wünsche der Frauen.

Ferner dient die Kommunikation dem Erklären, Anleiten und Aufklären. Geburtshilfliche Akteur*innen führen hier an, dass sie sowohl Abläufe erklären, Sinn und Zweck von Untersuchungen erläutern als auch die rechtliche Pflicht haben, aufzuklären. Über allem schwebt die Beziehung zwischen geburtshilflichen Akteur*innen und den Frauen, deren Aufbau und Gestaltung durch Kommunikation ermöglicht wird. Abbildung 9.8 fasst den Zweck der Kommunikation in der geburtshilflichen Betreuung zusammen.

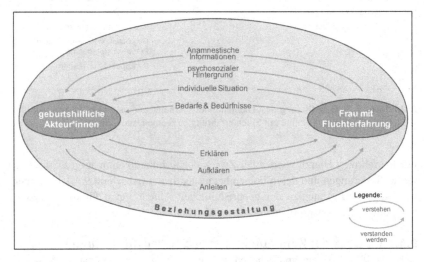

Abbildung 9.8 Zweck der Kommunikation in der geburtshilflichen Betreuung. (eigene Darstellung)

In der Betreuung von Frauen mit Fluchterfahrung verdeutlichen geburtshilfliche Akteur*innen Schwierigkeiten in der Kommunikation durch Verständigungsbarrieren. Die Verständigungsbarrieren betreffen sowohl die sprachliche als auch die kulturelle Ebene. Dabei werden alle Bereiche der Kommunikationszwecke berührt. Geburtshilfliche Akteur*innen führen an, dass z. B. das Einholen von anamnestischen Informationen erschwert sowie zeitintensiver ist. Geburtshilflichen Akteur*innen fehlen in der Folge anamnestische Informationen, insbesondere zur geburtshilflichen Vorgeschichte und zu Besonderheiten der Frauen mit Fluchterfahrung, die sich aufgrund der Begleitumstände der Flucht ergeben, wie bspw. eine bis dato fehlende medizinische Betreuung oder eine

unklare Schwangerschaftsdauer. Sie erkennen, dass sie durch Kommunikationsprobleme in der Betreuung von Frauen mit Fluchterfahrung in ihrem Handeln
eingeschränkt sind (z. B. hinsichtlich der Aufklärung über Maßnahmen). Darüber
hinaus beschreiben geburtshilfliche Akteur*innen den Beziehungsaufbau bzw. die
Beziehungsgestaltung zu Frauen mit Fluchterfahrung als erschwert.

„Und eine vernünftige Anamnese kann man eigentlich nicht erheben [...]."
(Gyn_amb_22: 20–21)

„[...] dass man auf einmal sich Gedanken macht über Dinge, über die man sich sonst
keine Gedanken macht. Also eine Frau, die hochschwanger zu einem kommt oder auch
mittelschwanger, sage ich jetzt mal und man sich überlegt, diese Frau war noch nie
beim Frauenarzt. Also, es sind so banale Dinge als Frauenarzt, dass man einfach
mal merkt, wie verwirrt man ist, wenn man keine Schwangerschaftswoche mehr hat."
(Gyn_stat_29: 364–369)

„Aber eine Beziehungsgestaltung ist für mich auch geprägt davon, dass man eben
miteinander sprechen kann und Wünsche und Bedürfnisse äußern kann. Sodass ich
als Hebamme darauf eingehen kann. Und das passiert dann selten. Weil es ist einfach
dann nicht möglich, wenn wir nicht eine Sprache sprechen." (Heb_stat_17: 491–494)

9.4.1.2 Umgang mit Kommunikationsproblemen

Geburtshilfliche Akteur*innen versuchen, die Kommunikation zwischen ihnen
und den Frauen mit Fluchterfahrung herzustellen bzw. aufrechtzuerhalten.
Zunächst ermitteln sie hierfür die Sprachkenntnisse der Frau, um im Weiteren Verständigungsalternativen einzuleiten. Die aufgezählten Verständigungsalternativen
sind:

1. Sprachkenntnisse erweitern und Brückensprachen verwenden
2. Sprachmittler*innen einsetzen (persönlich, telefonisch, digital)
3. andere Hilfen und Materialien (z. B. Wörterbücher/-Apps oder Bilder)
4. nonverbale Kommunikation

Die Aufzählung gibt zudem die Präferenz der Kommunikationsstrategien von
geburtshilflichen Akteur*innen wieder. Dabei stellen Brückensprachen und
Sprachmittler*innen das Optimum der Verständigungsalternativen dar, während
andere Hilfen und nonverbale Kommunikation als Ergänzung gesehen werden
oder dann zum Einsatz kommen, wenn die erstgenannten Optionen nicht möglich
sind.

Sprachkenntnisse und Brückensprachen

Geburtshilfliche Akteur*innen stellen fest, dass Frauen oft keine oder nur sehr rudimentäre Deutschkenntnisse aufweisen. Zugleich erkennen sie, dass Frauen über die Zeit Deutsch lernen und sich zunehmend besser verständigen können. Gelegentlich fordern geburtshilfliche Akteur*innen von Frauen mit Fluchterfahrung, Deutsch zu lernen (teilweise bereits im Herkunftsland). Einige geburtshilfliche Akteur*innen erheben auch den Anspruch an sich selbst, ihre Fremdsprachenkenntnisse zu erweitern, und führen hier vor allem Englisch, aber auch Arabisch an. Insbesondere Englisch oder Französisch dienen als Brückensprachen und ermöglichen eine Kommunikation zwischen geburtshilflichen Akteur*innen und Frauen mit Fluchterfahrung. Gleichzeitig folgt die Einsicht, nicht alle Sprachen lernen zu können, um jeder Frau gerecht werden zu können.

„Erst habe ich überlegt, ob man vielleicht versuchen soll, die Sprache zu lernen/ damit man sich besser irgendwie ausdrücken kann. Und das habe ich aber ziemlich schnell aufgegeben[...]." (Heb_amb/stat_06: 26–28)

„Viele, die auch wirklich gut Englisch konnten, wo man dann auch keinen Übersetzer brauchte [...]." (Heb_amb_15: 68–69)

Sprachmittlung

Geburtshilfliche Akteur*innen betonen die Notwendigkeit von Sprachmittler*innen, insbesondere in folgenden Situationen mit Kommunikationsschwierigkeiten:

- Erstkontakt mit der Frau
- Erheben der Anamnese
- Erklären von Maßnahmen und Interventionen
- Aufklären und Einholen der Einwilligung

Die Organisation, der Einsatz und die Anwesenheit von Sprachmittler*innen stellen geburtshilfliche Akteur*innen vor diverse Herausforderungen. Zunächst sind nach Erfahrung der geburtshilflichen Akteur*innen ausgebildete und fachlich kompetente Sprachmittler*innen nur selten verfügbar. Geburtshilfliche Akteur*innen bemängeln, dass der Zugang zu Sprachmittler*innen meist unklar ist und zentrale Anlaufstellen häufig fehlen. Hier heben sie die Vorteile von Gemeinschaftsunterkünften für Menschen mit Fluchterfahrung hervor, wo häufig Sprachmittler*innen vor Ort verfügbar und einsatzbereit sind. Unklarheit bestünde oft darüber, wer für die Organisation der Sprachmittlung bzw. von Sprachmittler*innen zuständig ist. So legen einige der Befragten es in die Verantwortung der Frauen, geeignete Sprachmittler*innen aufzusuchen oder mitzubringen. Auf der anderen Seite sehen sie sich auch selbst in der Verantwortung, die Kommunikation zwischen ihnen und der Frau sicherzustellen.

„Dann habe ich ihr [Frau mit Fluchterfahrung] halt erst mal klargemacht, sie muss jemanden mitbringen, der dolmetscht. Translation, Translation.“ (Heb_amb_16: 480–482)

Wenn geburtshilfliche Akteur*innen aufzeigen, welche Personen Gespräche in der geburtshilflichen Betreuung von Frauen mit Fluchterfahrung dolmetschen, fällt eine große Bandbreite auf, die häufig vom Bild der idealen Sprachmittlerin/des idealen Sprachmittlers abweicht. Tatsächlich zum Einsatz kommen häufiger Angehörige und Bekannte der Frau (Ehepartner*in, Kinder, Nachbar*in, Freund*in). Darüber hinaus greifen geburtshilfliche Akteur*innen auf Sprachmittler*innen-Pools oder Listen (der Kliniken, Gemeinden oder Unterkünfte) zurück. Teilweise nutzen sie auch private Kontakte, die spontan über das Telefon kontaktiert werden. In der Klinik greifen geburtshilfliche Akteur*innen in Situationen mit Kommunikationsschwierigkeiten auch auf Kolleg*innen und Mitarbeitende aus dem direkten Arbeitsumfeld zurück (z. B. Reinigungskräfte, Auszubildende). Wenn die Betreuung im Wohnumfeld der Frau stattfindet, gehen sie auf Sprachmittler*innen oder Mitbewohner*innen der Unterbringungseinrichtungen und andere Geflüchtete mit Deutschkenntnissen zu.

„Ja, dann würde ich mir wünschen, dass wir mehr Zugang zu Dolmetschern hätten. Dass es irgendwie eine Möglichkeit, eine Anlaufstelle [gibt] [...].“ (FamHeb_amb_14: 834–836)

„Über irgendeine Sprache und wenn ich eine Putzfrau versuche zu finden, die die Sprache spricht, das ist aber echt nicht mehr so einfach. Und Telefonjoker gibt es schon oft, aber nicht immer.“ (Gyn_stat_12: 302–305)

„Und was Dolmetscher anging, hatten wir in der Erstaufnahmeeinrichtung einfach ein sehr gutes Team, auf das ich zurückgreifen konnte. Später hab ich auf die VHS [Volkshochschule] zurückgegriffen, die hat auch einen guten Sprachmittler-Pool, von Laiendolmetschern, was ja immer so ein bisschen nicht perfekt ist, aber das Beste (lacht), was man kriegen kann manchmal.“ (Heb_amb_01: 398–403)

Wenn geburtshilfliche Akteur*innen ihr Ideal von Sprachmittler*innen in der Betreuung von Frauen mit Fluchterfahrung beschreiben, nennen sie folgende Attribute, Kompetenzen und Bedarfe:

- Ausbildung oder Schulung als Voraussetzung für Sprachmittlung (Fähigkeit des Wort-für-Wort-Dolmetschens)

- (rechtliche) Zulassung oder institutionelle Anbindung
- Kenntnisse von medizinischem Fachvokabular sowie zum Gesundheitswesen
- Beherrschen verschiedener Dialekte der entsprechenden Sprache
- transkulturelle Kompetenz
- Vertrauenswürdigkeit und Integrität
- persönliche Anwesenheit vor Ort
- Kontinuität *einer* sprachmittelnden Person in der gesamten Betreuung

Geburtshilfliche Akteur*innen illustrieren die Situation des Trialogs[4] als sehr ungewohnt. So geben sie z. B. Kontrolle an Sprachmittler*innen ab, die Informationen und Fragen filtern könnten, Gesagtes nicht weitergäben oder für die Frau antworteten. Zudem zweifeln geburtshilfliche Akteur*innen häufig die Qualität der Sprachmittlung an und äußern Ungewissheit über die Korrektheit der Übersetzung. Diese Zweifel steigen mit einer weniger umfangreichen oder fehlenden Ausbildung der Sprachmittler*innen an.

*„Wobei man aber nichtmals weiß, ob die [Sprachmittler*innen] vernünftig übersetzen und ob das einigermaßen korrekt ist, was die dann hervorbringen." (Gyn_stat_13: 182–184)*

„Mit Dolmetschern? Die machen aus vielen Worten sehr wenig Worte. Also man hat immer das Gefühl, es wird nicht alles übersetzt, und man kann es aber nicht nachkontrollieren, was jetzt übersetzt wurde." (Heb_amb_04: 283–285)

Die (Aus-)Wahl der sprachmittelnden Person ist nach Auffassung der geburtshilflichen Akteur*innen von besonderer Bedeutung für die Betreuungssituation. Auf der einen Seite müssen geburtshilfliche Akteur*innen die sprachmittelnde Person akzeptieren, auf der anderen Seite ist es die Frau, die diese Person annehmen muss. So können unterschiedliche Umstände die Kommunikation trotz Sprachmittlung erschweren:

- männliche Sprachmittler
- religiöser/kultureller Hintergrund der Sprachmittler*innen
- andere persönliche Differenzen

---

[4] Statt eines Dialogs zwischen geburtshilflichen Akteur*innen und Frau findet ein Trialog statt. Denn aufgrund der Kommunikationsprobleme in der Behandlungs- oder Beratungssituation ist eine dritte Person anwesend, die die Sprachmittlung übernimmt.

Schwierigkeiten können dazu führen, dass die/der Sprachmittler*in als störend empfunden wird und dieses Störgefühl die Interaktion sowie die Beziehung zwischen geburtshilflichen Akteur*innen und Frauen negativ beeinflusst.

> *„Und ich finde einen Dolmetscher auch nicht immer so einfach, muss ich sagen. Also kommt immer drauf an, wer denn dolmetscht."* (Heb_amb_04: 279–281)

> *„Also auch da [Sprachmittlung], finde ich, hängt es von der Person ab, also umso besser die beiden miteinander können, desto offener erzählen die [Frauen mit Fluchter-fahrung] da auch. Ich hatte schon Situationen, wo dann ganz viel nebenher gesprochen wurde, und ich krieg zwei Sätze zurück, und dann hieß es, der Rest war nicht für dich. Ja okay, gut, dann nicht (lacht)."* (Heb_amb_04: 311–315)

Geburtshilfliche Akteur*innen haben den Wunsch und den Anspruch, in jeder Situation der Betreuung von Frauen mit Fluchterfahrung eine/n Sprachmittler*in zur Seite zu haben. In der Realität hängt es teilweise von mehreren Faktoren und dem Zufall ab, ob Sprachmittler*innen verfügbar oder einsatzbereit sind und welche Qualifikation sie vorweisen. Eine Hebamme fasst die Überwindung von Kommunikationsschwierigkeiten mittels Sprachmittler*innen eindringlich zusammen:

> *„Ich glaube, was etwas ganz Zentrales ist für mich, die Einbindung von Dolmetschern tatsächlich. Ich hab das Gefühl, das ist so der Kernpunkt, ich finde, es ist kein Luxusgut oder keine Option, Dolmetscher einzubinden, […]. Weil ich sehr viele Hebammenkollegen hab, aber auch Ärzte und auch im Klinikum das wahrnehme, dass Dolmetscher eigentlich nur eingebunden werden, wenn zufällig grad einer da ist. […], man muss einen einbinden, weil man natürlich eine Einwilligung nur einholen kann, wenn man jemanden hat, weil man die Betreuung nur gewährleisten kann, weil man nur die Ana-mnese erheben kann, wenn man einen Dolmetscher hat. […] ich finde, es gehört zu guter Betreuung dazu, dass man das auf jeden Fall hat. Immer. Nicht abwechselnd oder nicht immer mal wieder oder nicht, wenn es geht, sondern immer einen Dolmet-scher dabeihat, wirklich so einen professionellen Dolmetscher, der dafür ausgebildet wurde. […] Informationen genauso weitergibt in beide Richtungen, wie sie eigentlich ausgetauscht worden wäre, wenn man die gleiche Sprache spricht."* (Heb_amb_01: 867–884)

So stellt sich die praktische Situation häufig so dar, dass Personen zur Sprachmitt-lung herangezogen werden, die unverzüglich einsatzbereit sind. Sofern die Aus-wahl besteht, werden folgende Präferenzen der geburtshilflichen Akteur*innen herangezogen:

1. Sprachmittler*innen mit umfassender Ausbildung (siehe Idealbild)

2. Sprachmittlung durch mehrsprachiges Personal (der Klinik oder Unterkünfte), teilweise organisiert mit Hilfe von Sprachmittler*innen-Pools oder Listen
3. Sprachmittlung aus dem persönlichen Umfeld der Frau (Partner*in, Angehörige, Freund*in bis zu Kindern, wenn außer dem Kind niemand sonst verfügbar ist)
4. keine Sprachmittlung

Abbildung 9.9 verdeutlicht die Zusammenhänge zwischen optimaler Sprachmittlung in der geburtshilflichen Betreuung und der Präferenz der geburtshilflichen Akteur*innen.

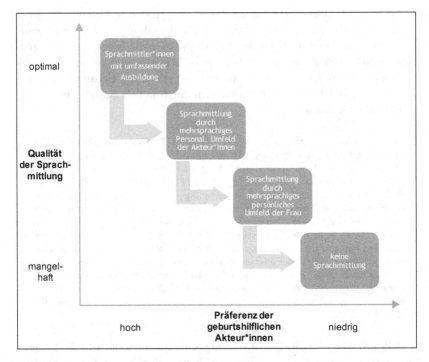

Abbildung 9.9 Die Präferenz der Form der Sprachmittlung in der geburtshilflichen Betreuung von Frauen mit Fluchterfahrung. (eigene Darstellung)

Andere Hilfen und Materialien bei Verständigungsproblemen

Geburtshilfliche Akteur*innen begrüßen mehrsprachige Informationsmaterialien und Aufklärungsbögen, die ein Mindestmaß an Kommunikation ermöglichen. Auch Übersetzungsprogramme aus dem Internet oder als Applikationen für das Mobiltelefon kommen bei ihnen zum Einsatz, um Verständigungsbarrieren zu überbrücken. Darüber hinaus sind es auch klassische Wörterbücher, Bild-Wörterbücher oder Bildtafeln, die ihnen dabei helfen, die Bedarfe der Frauen zu ermitteln. Doch ist die Kommunikation weiterhin begrenzt und die Übersetzungen weisen qualitative Mängel auf, sodass diese Alternativen nach Aussagen der geburtshilflichen Akteur*innen nur zur Not eingesetzt werden.

> „[...] dann gucke ich im Internet, in meinem Translator. Ob ich den habe oder ich lade mir dann irgendwie einen runter, dass ich dann zumindest einige Wörter schon mal habe." (Heb_amb/stat_06: 511–514)

Nonverbale Kommunikation

Unter nonverbaler und paraverbaler Kommunikation verstehen geburtshilfliche Akteur*innen sowohl Körpersprache und Zeichensprache als auch Gestik und Mimik sowie Berührungen. Bei der Mimik sind der Blickkontakt, das gegenseitige Anschauen und Lächeln wichtig, um Frauen auf diese Weise Sicherheit zu geben und Empathie sowie Zugewandtheit zu vermitteln. Geburtshilfliche Akteur*innen beschreiben eine große Bandbreite beim Einsatz der nonverbalen Kommunikation; diese reicht von „Spaß machen" (Gyn_amb_22: 126–127) und den Körpereinsatz als spannend empfinden bis hin zu Geduld fordernd sein.

> „[...] ansonsten hat man halt mit Händen und Füßen, sie schauen jetzt und auch wirklich Pantomime/Hose müssen sie jetzt einmal ausziehen und dieses Hemd anziehen (zeigt dabei pantomimisch das Hose-Ausziehen und Hemd-Anziehen), also das geht natürlich immer irgendwie." (Heb_stat_11: 147–150)

> „Klar, man kann durch Zeichen und, und Gestik und Mimik ein bisschen was, aber ich glaube schon, dass das für das Personal auch frustrierend ist auf die Dauer." (Gyn_stat_29: 270–272)

Unterlassen und Reduzieren der sprachlichen Kommunikation

Geburtshilfliche Akteur*innen erläutern, dass sie Sprachmittler*innen weitaus seltener einbeziehen, als dass Situationen mit Kommunikationsschwierigkeiten existieren (siehe Abschnitt oben zu Sprachmittlung). Sie reduzieren die Einsätze der Sprachmittler*innen auf das Wesentliche. Sie gehen sowohl in Routine- als auch in Notfallsituationen pragmatisch vor, indem sie die Kommunikation und Verständigung mit Frauen mit Fluchterfahrung reduzieren. In Routinesituationen kann dies zum Teil bedeuten, dass geburtshilfliche Akteur*innen direkt in (körperliche) Untersuchungen übergehen (z. B. Ultraschall/Sonografie oder auch vaginale Untersuchung). Insbesondere in Notsituationen haben geburtshilfliche Akteur*innen nicht die erforderliche Zeit für die Organisation oder den Einsatz von Sprachmittler*innen, um der Frau unter Zeitdruck die (Not-)Situation und deren Konsequenzen zu erläutern. Einige erkennen das Problem bei diesem Vorgehen, dass Frauen aufgrund der ausbleibenden verständlichen Aufklärung und Erklärung nicht wissen, was warum passiert und auch kein verbales Einverständnis erfolgen kann.

> „[…] *aufgrund der mangelnden Verständigung konnte man keine weiterführenden Dialoge in irgendeiner Form machen, man musste sich immer irgendwie einen Dolmetscher besorgen und der hat dann natürlich auch bei begrenztem Zeitfenster die medizinischen Dinge, die medizinischen Dinge erfragt, aber da jetzt noch großartig, das soziale Umfeld, wo ist ihre Familie, wer ist alles mit nach Deutschland gekommen/ wir waren ja immer schon froh, wenn wir rausgekriegt haben, das wievielte Kind die Frauen bekommen und in welcher Schwangerschaftswoche sie in etwa sind.“* (Heb_stat_11: 59–66)

> „*Wenn wir, wenn wir verbal uns nicht verständigen können, sage ich immer, dass ich untersuchen muss, dass sie sich ausziehen müssen.“* (Gyn_amb_02: 487–488)

Zusammenfassung zum Umgang mit Kommunikationsproblemen
Bei der Überwindung von Kommunikationsproblemen weichen die Wünsche und Ansprüche der geburtshilflichen Akteur*innen an die Gestaltung der Verständigungssituation von der tatsächlichen Umsetzung ab. Während sich die meisten von ihnen die Unterstützung durch qualifizierte Sprachmittler*innen wünschen, greifen sie in der Betreuungssituation von Frauen mit Fluchterfahrung auf schnell, einfach und leicht verfügbare Alternativen zurück. Dies bedeutet, dass seltener ausgebildete Sprachmittler*innen engagiert werden und vielmehr im kollegialen Kontext oder persönlichen Umfeld der Frau nach einer Sprachmittlung gesucht wird. Es existieren auch Situationen, in denen lediglich nonverbal oder gar nicht kommuniziert wird.

9.4.2 Interaktionsmuster

Interaktionen zwischen geburtshilflichen Akteur*innen und Frauen mit Fluchterfahrung werden auf zwischenmenschlicher Ebene durch das wechselseitige Einwirken aufeinander sichtbar. Zu den betrachteten Interaktionsmustern zählen sowohl die Beziehungsgestaltung, das Aufbauen eines Vertrauensverhältnisses, Kontinuität in der Betreuung sowie gegenseitige Rollenerwartungen und Perspektivübernahmen als auch die Partizipation von Frauen mit Fluchterfahrung.

9.4.2.1 Beziehungsgestaltung

Die zwischenmenschliche Beziehung zwischen geburtshilflichen Akteur*innen und Frauen mit Fluchterfahrung beschreibt das gegenseitige Eingehen aufeinander (als Interaktion) und zugleich die Qualität jener Beziehung. Die Beziehungsgestaltung schließt sowohl die Kontaktaufnahme und das Kennenlernen (Beziehungsaufbau) von geburtshilflichen Akteur*innen und Frauen mit Fluchterfahrung als auch das Aufrechterhalten jener Beziehung ein.

Allgemein halten geburtshilfliche Akteur*innen fest, dass keine Beziehung zu einer Frau einer anderen Beziehung gleicht. Sie beschreiben den allgemeinen Bedarf und zugleich die Anforderung an ihren Beruf, schnell mit Frauen in Kontakt kommen – eine Beziehung aufzubauen und aufrechtzuerhalten – zu müssen.

In der konkreten Umsetzung des Beziehungsaufbaus und der damit verbundenen ersten Kontaktaufnahme beschreiben geburtshilfliche Akteur*innen, dass sie Frauen mit Fluchterfahrung freundlich, offen und nach Möglichkeit auch in ihrer Sprache begrüßen. Außerdem kann auch Humor den Weg in eine Beziehung ebnen. Das erste Kennenlernen der Frauen mit Fluchterfahrung gleicht häufig einem Vortasten, welches geburtshilfliche Akteur*innen individuell und situationsbedingt unterschiedlich beschreiben. Die erste Kontaktaufnahme und das weitere Kennenlernen verlaufen aus ihrer Sicht sehr intuitiv. Dabei beschreiben sie häufig einen nonverbalen Zugang zu Frauen mit Fluchterfahrung, indem sie über Augenkontakt und Lächeln, aber auch über Berührungen und Gesten eine Beziehung zu Frauen mit Fluchterfahrung aufbauen bzw. aufrechterhalten.

„Ich glaube, weil ich viel mit Berührung mache, weil ich sie viel anfasse, weil ich viel, mich danebensetze. [...] Ich denke, es ist einfach manchmal die Hand zu nehmen oder irgendwie einfach bloß sie an die Hand zu nehmen, mit ihr rüberzugehen, das reicht ja oft schon. Wenn man nicht sprechen kann, muss man jemanden anfassen und das funktioniert normalerweise immer ganz gut, und Anlächeln. Das reicht auch schon, so wie die Chinesen das immer machen. (lacht)“ (Gyn_amb_21: 222–230)

„Ich glaub, dass ich viel leichter inzwischen den Zugang find, ich kann ein paar Brocken in jeder Sprache. Und wenn ich nur Guten Tag und irgendwie Danke oder sonst was sagen kann oder Atmen, dann ist das schon, schon so ein Gewinn. Auch da, wenn ich freundlich und zugewandt bin und das Gefühl vermittle, es ist mir ernst, dir zu helfen, ich bin da und ich guck‘. Berühren, streicheln, massieren, dass das eigentlich schon reicht.“ (Heb_amb/stat_26: 259–265)

Darüber hinaus lernen geburtshilfliche Akteur*innen Frauen mit Fluchterfahrung im gemeinsamen Austausch, z. B. in Form eines Gesprächs, näher kennen. Sie lassen Frauen mit Fluchterfahrung erzählen und hören ihnen zu. Zudem stellen sie gezielte Nachfragen, um sowohl Interesse an der Frau zu zeigen als auch ihre Bedürfnisse zu ermitteln. Zusätzlich versuchen sie, sensibel für psychosoziale Belastungen der Frau zu sein, um auf diese in der Betreuung reagieren oder eingehen zu können. Direkte Fragen zu traumatischen Erlebnissen in der Vergangenheit oder im Zusammenhang mit der Flucht schließen geburtshilfliche Akteur*innen in einem ersten Kontakt zumeist aus.

Ein gegenseitiges Kennenlernen und die weitere Beziehungsgestaltung geschehen im Idealfall in einem geschützten Rahmen (z. B. in geschlossenen Räumen; Verschließen von Türen) und indem sich geburtshilfliche Akteur*innen (auch physisch) auf Augenhöhe mit der Frau begeben. Insbesondere in den Gemeinschaftsunterkünften für Menschen mit Fluchterfahrung fehle es teilweise an Räumlichkeiten, in die sie sich zusammen mit der Frau zurückziehen können, um die Privatsphäre der Frau zu schützen sowie ihr einen Rahmen zu bieten, intime Themen offen anzusprechen.

Als weitere Voraussetzung der Beziehungsgestaltung gilt es nach Aussagen der geburtshilflichen Akteur*innen, Zeit für die Frau zu haben. Sie beanstanden jedoch einen Mangel an Zeit, um Frauen mit Fluchterfahrung adäquat kennenzulernen und im weiteren Verlauf angemessen auf ihre Bedürfnisse eingehen zu können.

Zur Anwesenheit Dritter und deren Einfluss auf die Beziehungsgestaltung zwischen geburtshilflichen Akteur*innen und Frauen mit Fluchterfahrung äußern die Befragten keine einheitliche Meinung. So kann die Beziehungsgestaltung zwischen ihnen und Frauen mit Fluchterfahrung erleichtert oder auch erschwert sein. Es kann sowohl von Vorteil als auch von Nachteil für die Beziehungsgestaltung sein, wenn die/der Partner*in der Frau mit Fluchterfahrung in die Betreuung einbezogen wird. Neugeborene z. B. beeinflussen die Beziehungsgestaltung positiv und ermöglichen es geburtshilflichen Akteur*innen, an die Frau heranzutreten und eine Art Brücke zu schaffen.

> *„Also es lief eigentlich immer sehr zwanglos, würde mir jetzt spontan keine Familie einfallen, wo es schwierig war. Es war immer ein Beziehungsaufbau zu dritt, weil ich ja nie eine Familie, oder fast nie ohne Dolmetscher betreut hab. Das heißt, eigentlich hatte die Frau meistens schon eine Beziehung zu der Dolmetscherin und ich kam da noch zusätzlich dazu. Und es war eigentlich fast immer eine gelöste, sehr angenehme Atmosphäre."* (Heb_amb_01: 678–683)

9.4.2.2 Vertrauensverhältnis

Freundlichkeit, Offenheit und Zuwendung sind im gesamten Verlauf der Betreuung sowie der damit einhergehenden Beziehungsgestaltung von besonderer Bedeutung. Es gilt von Beginn der Betreuung an, eine Vertrauensbasis zwischen geburtshilflichen Akteur*innen und Frauen mit Fluchterfahrung zu schaffen. Dabei bemängeln geburtshilfliche Akteur*innen erneut, dass es häufig an Zeit und Ruhe hierfür fehlt.

Einige der Frauen mit Fluchterfahrung werden von geburtshilflichen Akteur*innen aufgrund der fremden Umgebung und der unbekannten Sprache als verunsichert und vorsichtig beschrieben. Dieses Verhalten interpretieren geburtshilfliche Akteur*innen zum Teil als Misstrauen und Skepsis ihnen gegenüber. Hinzu kommt die Unkenntnis der Frauen bzgl. der behördlichen Zugehörigkeiten und Zuständigkeiten. So besteht teilweise auch eine Vorsicht gegenüber geburtshilflichen Akteur*innen, aus Angst vor Konsequenzen für das Asylverfahren.

Geburtshilfliche Akteur*innen versuchen, Vertrauen über zwischenmenschliche Nähe zu erzeugen und Frauen die Möglichkeit zu geben, sich zu öffnen bzw. evtl. bestehende Hemmungen abzubauen. Sie berichten, Privates von sich preiszugeben, damit auch die Frauen sich öffnen können. Sie beschreiben eine *„professionelle Nähe"* (Heb_amb_03: 333) zu Frauen mit Fluchterfahrung. So berichten geburtshilfliche Akteur*innen, dass sie von Frauen mit Fluchterfahrung und ihren Familien aufgenommen werden und sich häufig ein inniges Verhältnis entwickelt. Frauen wünschten sich dabei häufig eine freundschaftliche Beziehung zu ihnen. Dennoch merken geburtshilfliche Akteur*innen an, dass es sich hierbei um eine Beziehung auf Zeit handelt, die durch rechtliche Regelungen sowie Vorgaben der Krankenkassen bestimmt ist. Geburtshilfliche Akteur*innen schildern den Balanceakt bzw. die Gratwanderung, zwischenmenschliche Nähe zu den Frauen zu ermöglichen und zugleich eine professionelle Distanz zu wahren.

> *„Und ich erzähle auch oft gern mal etwas von mir, wenn, wenn, damit sie sich angenommen fühlen, dass ich das Problem kenne."* (Heb_Land_23: 560–561)

Sobald eine Vertrauensbasis gelegt ist, verstetigt sich dieses Vertrauen durch Kontinuität in der Betreuung und das explizite *„für-die-Frau-Dasein"* (Fam-Heb_amb_14: 651); das Vertrauen wächst nach Auffassung geburtshilflicher Akteur*innen über die Zeit der Begleitung an. Geburtshilfliche Akteur*innen sind sich unklar darüber, ob und zu welchem Zeitpunkt genau Vertrauen zwischen ihnen und Frauen mit Fluchterfahrung entstehen kann. Während einige eine unmittelbare Vertrauensbasis beschreiben, vermuten andere, dass sich diese erst im weiteren Verlauf oder evtl. gar nicht einstellt.

„Ich finde manchmal, dass sie [Frau mit Fluchterfahrung]/ also ich geh dann oft nach dem ersten Termin raus und könnte nicht sagen, ob das Vertrauen schon da ist oder ob sie mich jetzt dulden quasi oder ob ich schon akzeptiert bin. Das ist meistens, braucht man ein paar mehr Termine, dass man so ein bisschen, ja, bisschen warm wird [...].“ (Heb_amb_04: 507–510)

9.4.2.3 Kontinuität in der Betreuung

Eine Betreuungskontinuität können geburtshilfliche Akteur*innen in der Betreuung von Frauen mit Fluchterfahrung nur vereinzelt realisieren. Wenn Frauen bereits einer Kommune zugewiesen sind und hier ihren vorerst festen Wohnsitz haben, lässt sich eine Betreuungskontinuität leichter umsetzen. Demgegenüber beschränkt sich die Betreuung von Frauen mit Fluchterfahrung in Erstaufnahmeeinrichtungen auf sehr wenige Kontakte über einen kurzen Zeitraum, da Frauen nach kurzem Aufenthalt innerhalb des Landes weiterverteilt werden und sich der Kontakt zur/zum geburtshilflichen Akteur*in verliert. Geburtshilfliche Akteur*innen bemängeln diese fragmentierte Betreuung und schildern, dass sie in der Betreuung von Frauen mit Fluchterfahrung bzw. in der einzelnen Konsultation versuchen, möglichst viele Aspekte der Betreuung zu erledigen und zugleich zu dokumentieren. Denn sie können nicht einschätzen, wie lange sie selbst die Frau betreuen können. Hierdurch sollen die Vorgehensweisen und Maßnahmen transparent und für Dritte nachvollziehbar gemacht werden, um die Weiterbetreuung zu erleichtern.

„Da ergibt sich für mich wieder ein klarer Unterschied zwischen einmal denen, die noch im Flüchtlingslager sind. Weil da ist es einfach immer so, die gehen von A nach B und da kann man so eine gute Betreuung eigentlich nicht gewährleisten, weil man praktisch wie so ein einzelner Arztbesuch, ne (lacht), die einmal kurz sieht und ja das nicht weiterführen kann.“ (Heb_amb_15: 445–449)

„Und ich hab auch versucht, viel vorzubeugen sozusagen, [...] mit dem Gedanken, falls die Familie danach keine Hebamme mehr findet oder weiter auf der Flucht ist, auf dem Weg in ein anderes Land oder so was. Dass möglichst viele Untersuchungen zum Beispiel schon gelaufen sind, dass möglichst viele Informationen schon der Familie gegeben wurden, zur Ernährung und so weiter. Und da hab ich versucht, ein bisschen vorzubeugen, aber in diesem winzigen Rahmen, den ich halt hatte mit den Familien, [...].“ (Heb_amb_01: 253–260)

9.4.2.4 Gegenseitige Rollenerwartung und Perspektivübernahme

Einige geburtshilfliche Akteur*innen messen der Fluchterfahrung von Frauen weniger große Bedeutung für die Betreuung bei. Demgegenüber versetzen sich andere selbst in die Lage der Frauen und versuchen nachzuvollziehen, durch widrige Umstände nach Deutschland gelangt zu sein und sich nun hier zurechtfinden zu müssen. Durch diese Perspektivübernahme zeigen sie Empathie und können Frauen mit Fluchterfahrung besser abholen, wo diese aktuell stehen.

> *„Und ich weiß, wir standen oft da und dachten so, wir wissen alle nicht, ob wir diesen Weg (räuspert sich) geschafft hätten der Flucht. Wir dachten, alleine so das körperlich zu packen, also was da/ also der Antrieb ist, Wahnsinn. Also ganz viel Anerkennung vor dem, was die so geleistet haben und ganz viel, es tut uns so leid, dass ihr ausgerechnet in [dieser Stadt] gelandet seid.“* (FamHeb_amb_20: 236–242)

Geburtshilfliche Akteur*innen vermuten bei Frauen mit Fluchterfahrung zunächst, dass sie Dinge rund um das Mutterwerden sowie Muttersein anders machen und erleben. Dieses als anders wahrgenommene Verhalten und Handeln der Frauen begründen sie zum einen mit Unterschieden in den geburtshilflichen Versorgungssystemen zwischen Deutschland und dem jeweiligen Herkunftsland. So haben z. B. Hebammen anderswo andere Aufgaben und Versorgungsaufträge. Zum anderen vermuten sie, dass der jeweilige kulturelle Hintergrund Einfluss nimmt.

Vereinzelte geburtshilfliche Akteur*innen verlangen, dass sich Frauen ihren eigenen Erwartungen und Wertvorstellungen anpassen, und wünschen sich, dass Frauen mit Fluchterfahrung ihre Empfehlungen sowie Anregungen in der geburtshilflichen Betreuung annehmen und umsetzen. Andere antizipieren die Wünsche der Frauen mit Fluchterfahrung. Hierbei beziehen sie sich auf Vorerfahrungen aus der Betreuung von Migrantinnen oder andere „Kulturrezepte" (siehe dazu Abschnitt 4.3), wie sie in manchen Wörterbüchern oder Ratgebern mitgeliefert werden. Einige üben daran Kritik, da das Antizipieren der Bedürfnisse und Wünsche von Frauen mit Fluchterfahrung trotz zumeist wohlwollender Absichten dennoch die Gefahr birgt, Frauen mit Fluchterfahrung nicht nach ihren individuellen Wünschen zu betreuen, sondern ihnen mit Stereotypen zu begegnen und diese weiter zu verstetigen. Frauen mit Fluchterfahrung würden so nicht nach ihren individuellen Präferenzen betreut. Sie führen weiter aus, dass sie demgegenüber offen in die Interaktion treten, ohne jegliche Vorannahmen, um Frauen ganzheitlich wahrnehmen zu können.

> *„Vielleicht ist es interessant zu wissen, aber das kann man auch das Herkunftsland erfragen und dann stigmatisiert man vielleicht mit Vermutungen, das mach ich aber mit jeder Frau, indem ich einfach Fakten sammle und Vermutungen aufstelle.“* (Heb_amb/Kom_19: 102–105)

> *„[...] und die Erfahrung haben wir auch gemacht, dass wir eben sehr individuell auf jede Frau gucken müssen. Also nur, weil sie aus dieser Kultur kommt oder aus dieser Stadt kommt oder diese Religion hat, heißt es nicht automatisch, dass man sagen kann die wird das immer so und so machen. Die wird auf jeden Fall den Ramadan einhalten*

oder eben auch nicht, also da muss man sehr individuell eben schauen, was sie kann, was sie für Ressourcen hat und Kompetenzen und so weiter." (Fam-Heb_amb_25: 146–152)

9.4.2.5 Partizipation von Frauen mit Fluchterfahrung

Geburtshilfliche Akteur*innen beziehen Frauen mit Fluchterfahrung unterschiedlich stark in die Betreuung bzw. Gestaltung der Betreuung mit ein. Durch Beratung, Aufklärung und Diskussion werden diese Frauen verschiedenartig in Prozesse oder Entscheidungen eingebunden. Auf der einen Seite stehen geburtshilfliche Akteur*innen, die Frauen mit Fluchterfahrung mitentscheiden lassen und in Entscheidungsprozesse einbeziehen, ohne ihnen Maßnahmen zu diktieren oder vorzuschreiben. Auf der anderen Seite existieren geburtshilfliche Akteur*innen, die bevormunden und bewusst Entscheidungen für Frauen treffen. Die Bandbreite des Einbezugs von Frauen mit Fluchterfahrung reicht demnach von absoluter Selbstbestimmung bis hin zu einer Fremdbestimmung der Frau sowie den dazwischenliegenden Abstufungen. Abbildung 9.10 illustriert diese Bandbreite der Partizipation bei Frauen mit Fluchterfahrung. Die Hintergründe für die verschiedenen Handhabungen sind vielfältig und sollen im Folgenden aufgeschlüsselt werden.

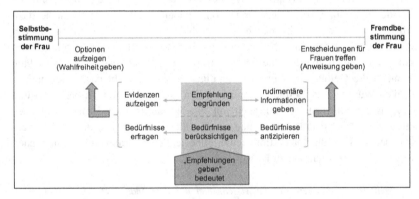

Abbildung 9.10 Bandbreite der Partizipation bei Frauen mit Fluchterfahrung. (eigene Darstellung)

Zunächst beraten geburtshilfliche Akteur*innen Frauen mit Fluchterfahrung, indem sie Informationen vermitteln sowie Prozesse und Maßnahmen erklären und im weiteren Verlauf Empfehlungen geben. So formulieren sie Empfehlungen auf unterschiedlichen Grundlagen. Während einige die Bedürfnisse (sowie Ansichten und Wünsche) der Frau erfragen, antizipieren andere diese, um sie in ihren Empfehlungen zu berücksichtigen. Die Betreffenden räumen hierzu ein, dass ihnen die Wünsche der Frauen mit Fluchterfahrung oft unbekannt sind, sie diese aufgrund der Kommunikationsschwierigkeiten nicht kennen.

Auf der einen Seite erläutern geburtshilfliche Akteur*innen Argumente und Evidenzen für ihre Empfehlung. Auf der anderen Seite vermitteln manche von ihnen nur rudimentäre Informationen und verzichten auf ausführliche Informationen und Erklärungen (Begründungen hierfür sind z. B. der Zeitmangel oder die fehlende Sprachmittlung).

Im weiteren Verlauf erfahren diese Empfehlungen gegenüber Frauen mit Fluchterfahrung unterschiedliche Verbindlichkeiten. Einige der geburtshilflichen Akteur*innen eröffnen der Frau Handlungs- und Entscheidungsoptionen und damit eine Wahlfreiheit, indem sie Frauen in die Entscheidungsfindung einbeziehen. Andere treffen Entscheidungen für Frauen. Teilweise erwarten sie von Frauen mit Fluchterfahrung Zustimmung, das Annehmen und die Umsetzung ihrer Ratschläge. So können deren Empfehlungen mit einer Anweisung gleichgesetzt werden. Hierzu wird auch berichtet, dass Frauen mit Fluchterfahrung mit einer Wahlfreiheit und dem eigenständigen Treffen von Entscheidungen überfordert sein können und es gar begrüßen, wenn geburtshilfliche Akteur*innen ihnen Entscheidungen abnehmen, indem sie einen autoritäreren Part übernehmen.

> *„Da schütte ich jetzt zum Beispiel die geflüchteten Frauen nicht mit zu, das sind zu viele Informationen. Das weiß ich, das wird nicht umgesetzt werden, da sind wir immer bei den Basisinformationen."* (Heb_amb_16: 279–281)

> *„Und dass man die Frauen eben auch dahingehend dann berät oder ihnen sagt, was man grade medizinisch sinnvoll findet, aber eben auch sich immer das Einverständnis einholt, so. Dass man nichts über ihren Kopf hinweg einfach entscheidet, weil man meint, man ist irgendwie das medizinische Fachpersonal und sitzt dadurch irgendwie am längeren Hebel."* (Heb_stat_30: 541–546)

> *„[...] ich sage jetzt mal, wir in Deutschland wollen die Frauen und die Autonomie stärken und wir lassen den Frauen viel Wahlfreiheit. Diese Frauen [Frauen mit Fluchterfahrung] können damit häufig nichts anfangen. Wir stellen sie auch noch in so eine Überforderung, möchten sie lieber die PDA [Periduralanästhesie] oder möchten sie lieber ein Entspannungsbad nehmen oder möchten sie vielleicht lieber noch mal spazieren gehen? Das, habe ich den Eindruck, das wollen die gar nicht entscheiden und das können die auch nicht entscheiden."* (Heb_stat_17: 247–253)

Obwohl geburtshilfliche Akteur*innen in der Verantwortung stehen, Frauen über Maßnahmen und Interventionen aufzuklären und ihre Einwilligung einzuholen, fehlt es oft an Zeit für eine notwendige Aufklärung, insbesondere wenn eine Sprachmittlung nicht unmittelbar verfügbar ist. In der Folge reduzieren oder unterlassen einige geburtshilfliche Akteur*innen zumeist die notwendige Aufklärung. Sobald sie die medizinische Notwendigkeit einer Intervention (z. B. in einer Notsituation) sehen, setzen sie sich ggf. über den Willen der Frau hinweg und treffen Entscheidungen bzw. leiten erforderliche Maßnahmen ein.

„Und wenn man mit, sagen wir mal, unserer deutschen Gründlichkeit einige Dinge etwas lockerer sieht und wo wir sicherlich zigtausend Mal normalerweise aufklären müssten und/ sondern sagt, okay, wir gehen mal davon aus, dass manche so oder so denken würden, und versuchen ein bisschen aufzuklären." (Gyn_amb_21: 38–42)

„Also das finde ich dann tatsächlich manchmal noch schlimmer, die [Ärzte oder anderes Personal] dann einfach sich darüber hinwegsetzen oder darüber hinweggehen, dass die Frau sie nicht versteht und dann so ein bisschen agieren, nach dem Motto, sie ist ja selber schuld, dass sie kein Deutsch kann. […] brauch ich ihr eh nichts erklären, weil sie versteht mich ja sowieso nicht. […] Ich finde das immer schlimm, wenn ich so ein Gefühl kriege, als würde man die Frau irgendwie misshandeln oder irgendwie, halt einfach gegen ihren Willen irgendwas machen oder ohne sie irgendwie aufzuklären." (Heb_stat_30: 595–615)

9.5   Versorgungspraxis in der Betreuung von Frauen mit Fluchterfahrung

Die *Versorgungspraxis in der Betreuung von Frauen mit Fluchterfahrung* umfasst die professionelle Handlungsstruktur inklusive der Gestaltung und Umsetzung der geburtshilflichen Betreuung. Abbildung 9.11 zeigt die Unterteilung und Detaillierung im Themenfeld auf. Hierin werden die *Ansprache von Frauen mit Fluchterfahrung (Zielgruppenansprache)* (Abschnitt 9.5.1), der *Handlungs- und Verantwortungsbereich* von geburtshilflichen Akteur*innen (Abschnitt 9.5.2), *Handlungen und Praktiken der Berufsausübung* (Abschnitt 9.5.3) sowie *Erklärungen und Rechtfertigungen für das Handeln* der geburtshilflichen Akteur*innen (Abschnitt 9.5.4) unterteilt.

9.5.1   Ansprache von Frauen mit Fluchterfahrung durch geburtshilfliche Akteur*innen (Zielgruppenansprache)

Es stellen sich die Fragen: *Wie erreichen geburtshilfliche Akteur*innen Frauen mit Fluchterfahrung?* bzw. *Wie erreichen Frauen mit Fluchterfahrung geburtshilfliche*

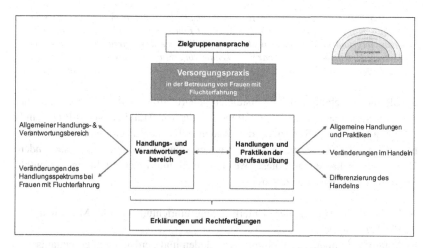

Abbildung 9.11 Detaillierung des Themenfeldes „Versorgungspraxis in der Betreuung von Frauen mit Fluchterfahrung". (eigene Darstellung)

*Akteur*innen?* Im Folgenden werden die Wege sowie Maßnahmen der Angebots-kommunikation und andere Akquisestrukturen der geburtshilflichen Akteur*innen dargestellt und erläutert, die das Zusammentreffen von Frauen mit Fluchterfah-rung und geburtshilflichen Akteur*innen ermöglichen und auf diese Weise auch den Weg in die geburtshilfliche Betreuung eröffnen.

Während geburtshilfliche Akteur*innen in der Klinik ungeplant auf Frauen mit Fluchterfahrung treffen (Frauen kommen zur Geburt in die Klink oder Rettungs-wagen fahren Kliniken an), erläutern im ambulanten Sektor Tätige, dass sie sich und ihr Leistungsangebot persönlich an zentralen Stellen der Versorgung vor-stellen oder Informationsflyer zu ihren Angeboten verteilen. Hierzu gehen sie in Unterbringungseinrichtungen für Menschen mit Fluchterfahrung, gemeinnüt-zige Organisationen, Wohlfahrtsverbände und Beratungsstellen für Asylsuchende und Migrant*innen. Teilweise kooperieren Hebammen mit den Sozialdiensten der Unterbringungseinrichtungen für Menschen mit Fluchterfahrung oder Behörden der Kommunen und können vor Ort zu festen Zeiten z. B. eine Hebammensprech-stunde anbieten. Hebammen heben hier den Vorteil hervor, dass sie Frauen so leicht erreichen, Frauen direkt ansprechen können bzw. der Zugang für Frauen selbst niedrigschwellig ist. Denn es sind seltener die Frauen selbst, die sich aktiv um eine geburtshilfliche Betreuung bemühen.

„[...] ich glaube, was ich als förderlich empfinde, wenn man das Bewusstsein dafür schafft, das man auf viele Familien mit Fluchthintergrund oder mit Migrationshintergrund im Allgemeinen aktiv zugeht. Weil sie das Betreuungsangebot, das Konzept Hebamme vielleicht gar nicht kennen, überhaupt nicht wissen, kann ich das wahrnehmen oder Annahmen haben, die nicht stimmen." (Heb_amb_01: 893–898)

Sobald die Angebote und die Leistungen geburtshilflicher Akteur*innen bekannt sind, verbreiten sich diese Informationen zügig. Die Mund-zu-Mund-Propaganda erfolgt auf der einen Seite unter den Frauen selbst, aber auch unter den Sozialarbeiter*innen in Unterbringungseinrichtungen sowie in Kommunen. Insbesondere Hebammen bekamen auf diese Weise Frauen mit Fluchterfahrung vermittelt. Vermittelnde Akteur*innen waren:

- Sozialarbeiter*innen der Unterbringungseinrichtungen für Menschen mit Fluchterfahrung
- Mitarbeiter*innen von Wohlfahrtsverbänden und gemeinnützigen Organisationen
- Mitarbeiter*innen in Behörden der Kommune oder der Stadt (Jugendamt/Frühe Hilfen, Sozialamt, Gesundheitsamt)
- Sprachmittler*innen
- Integrationslots*innen, Familienhelfer*innen sowie ehrenamtliche Betreuer*innen

„Das geht dann über Donum Vitae, das geht über Kolleginnen oder Familienhebammen oder Kinderarztpraxen oder Gynäkologen oder, oder Sozialarbeiter, irgendwo kriegen wir immer/ durch diese ganzen Infos. Die rufen uns dann quasi an, wir haben uns überall vorgestellt, in den Familienbüros. Wir haben Gynäkologen angeschrieben [...] die rufen dann an – wir haben jetzt wieder eine Schwangere oder wir haben jetzt wieder eine Mutter mit Kind. Können sie wiederkommen? Die haben unsere Telefonnummern [...]." (Heb_amb/Kom_08: 175–186)

9.5.2 Handlungs- und Verantwortungsbereich

Dieser Abschnitt veranschaulicht den allgemeinen Handlungs- und Verantwortungsbereich geburtshilflicher Akteur*innen, indem Zuständigkeiten, Aufgaben und Verpflichtungen aufgezeigt werden. Darüber hinaus werden Abgrenzungen zu anderen Berufsgruppen dargelegt (Abschnitt 9.5.2.1). Auch das veränderte Handlungsspektrum in der Betreuung von Frauen mit Fluchterfahrung wird erläutert (Abschnitt 9.5.2.2).

9.5.2.1 Allgemeiner Handlungs- und Verantwortungsbereich

Geburtshilfliche Akteur*innen betreuen Frauen vor, während und nach der Geburt. Über diese Phasen hinweg sehen sie ihre Betreuungsverantwortung sowohl auf medizinischer als auch auf psychosozialer Ebene. Durch gezielte Untersuchungen z. B. im Rahmen der Mutterschaftsrichtlinien beobachten sie die Physiologie der Schwangerschaft und versuchen, Abweichungen frühzeitig zu erkennen. Zudem sind sie auch Ansprechpartner*innen für Frauen bei psychosozialen Angelegenheiten. So nennen geburtshilfliche Akteur*innen die Beratung als eine zentrale Aufgabe in der geburtshilflichen Betreuung. Ziel dieser Betreuung ist es, Ängste zu reduzieren und Frauen sowie ihre Familien zu stärken.

> *„Wir gucken nicht nur auf die Gesundheit, wir machen nicht nur Untersuchungen, wir machen auch diese psychosoziale Beratung." (Heb_amb_01: 104–106)*

> *„[...] dass meine Aufgabe darin besteht, zu schauen, ob es ihr gut geht und ob es ihrem Kind gut geht, und ihr mit allen Fragen zu helfen, die irgendwie in dieser Zeit entstehen." (Heb_amb_01: 1090–1092)*

Geburtshilfliche Akteur*innen nehmen innerhalb der geburtshilflichen Betreuung Unterscheidungen in ihrem Zuständigkeitsbereich vor. In der Klinik tätige geburtshilfliche Akteur*innen sehen sich primär für die Geburtsbegleitung und die Akutversorgung (z. B. Notfälle) zuständig. Die Schwangerenvorsorge sowie die Wochenbettbetreuung sehen geburtshilfliche Akteur*innen im ambulanten Sektor angesiedelt. Hebammen betonen, dass sie die psychosozialen Komponenten der geburtshilflichen Betreuung stärker ausfüllen als Frauenärzt*innen, indem sie z. B. mehr Zeit für die Fragen der Frauen einräumen. Auch Familienhebammen nehmen einen gesonderten Auftrag wahr. Sie betreuen Frauen und Familien mit einem Mehrbedarf, der über die normale Hebammenbetreuung hinausgeht und zusätzlich den sozialen Bereich rund um das Mutterwerden und das Muttersein abdeckt.

> *„Wir haben im Dienst eher Notfälle oder Frauen, die denken, sie wären ein Notfall. [...] jetzt machen wir Schwangerschaftsvorsorge. Also, was eigentlich das täglich Brot für den Niedergelassenen ist, für uns Krankenhausärzte wirklich, da muss man immer in sich gehen, was braucht ich überhaupt, was macht man da überhaupt." (Gyn_stat_29: 55–65)*

> *„Und ich möchte, dass sie [die Frauen] wissen, dass sie bei mir halt auch die Zeit haben, die Fragen zu stellen. Weil das oft beim Frauenarzt vielleicht ja nicht der Fall ist. Und dass sie, ja, das klingt vielleicht blöd, aber ich finde, so sehe ich unseren Job gerade, dass ich so ein bisschen Scherbenaufsammler bin, was vielleicht bei einer Vorsorge nicht geklärt werden konnte. [...] Und ich eben eine Sicherheit für die Frauen*

*geben kann, wenn sie Fragen haben, dass sie sich bei mir melden können. Und ich
ihnen dann eben eine Antwort gebe." (Heb_amb_07: 510–519)*

Abgrenzung

Geburtshilfliche Akteur*innen grenzen sich von anderen Berufsgruppen bzw. den
damit verbundenen Handlungsfeldern ab. Bereiche, in denen sie an ihre Zuständigkeitsgrenze stoßen, umfassen z. B. die Betreuung von psychisch belasteten
oder traumatisierten Frauen. Die Befragten betonen, dass sie diese Aufgabe nicht
annehmen, sondern in entsprechenden Fällen an zuständige Berufsgruppen wie
z. B. Psycholog*innen oder Psychotherapeut*innen weiterleiten. Im Gegensatz
dazu werden ihre Kompetenzen und Zuständigkeitsbereiche auch von anderen
Berufsgruppen anerkannt. Diese vermitteln Frauen in der Schwangerschaft ihnen
auch direkt.

*„Also das ist, das ist schon so, also da haben wir schon, auch schon so ein bisschen
Schuster bleib bei deinen Leisten, wenn ich dieses Fass [traumatische Erlebnisse der
Frauen] aufmachen würde am Anfang, also ich finde, da müssen Leute hin, die die
Sprache können. Das kann man nicht nachvoll/ also trau ich/ da würde ich sagen, da
ist echt mal eine Grenze erreicht, das würde ich nicht nonverbal in irgendeiner Form
anstupsen." (Gyn_amb_22: 328–333)*

*„[…] wahrscheinlich werden es Hausärzte sein, oder wie auch immer. Die dann sagen,
so, das fremde Wesen Schwangere, die wird direkt in die Klinik geschickt. […] Das ist,
glaube ich, so ein Sonderfall, weil der Hausarzt traut sich an alle Krankheiten, nur an
die Schwangere traut er sich irgendwie nicht ran." (Gyn_stat_29: 178–189)*

9.5.2.2 Veränderungen des Handlungsspektrums bei Frauen mit Fluchterfahrung

Geburtshilfliche Akteur*innen heben hervor, dass Wissen und Kenntnisse in folgenden Themenbereichen und Handlungsfeldern relevant für die Betreuung von
Frauen mit Fluchterfahrung sind:

- die Organisation und die Gestaltung der geburtshilflichen Versorgung im
  Herkunftsland der Frauen, inklusive religiöser und kultureller Besonderheiten
- das spezifische Erkrankungsspektrum von Frauen mit Fluchterfahrung mit
  Auswirkungen auf die Schwangerschaft (z. B. HIV, Malaria oder Tuberkulose)
- Hintergründe und Umgang mit psychischen Beeinträchtigungen der Frauen wie
  beispielsweise Traumatisierung
- die Vorgehensweisen bei vorhandener weiblicher Genitalverstümmelung unter
  der Geburt

Geburtshilfliche Akteur*innen räumen Unerfahrenheit sowie Unsicherheiten in eben diesen Bereichen ein und betonen, dass sie darauf teilweise nicht vorbereitet sind. Um diesen Unsicherheiten zu begegnen, versuchen sie ihr Wissen zu erweitern und greifen auf verschiedene Wissensquellen zurück. Hierzu zählen:

- Lehrbücher und Internetquellen
- Schulungen im Rahmen von Aus-, Fort- und Weiterbildungen

Darüber hinaus geben die Befragten an, dass sie sich in vielen Fällen auf ihre Berufserfahrung sowie Intuition verlassen, welche auch die Beobachtung und Untersuchung der Frauen einschließt. Außerdem berichten sie, dass sie Frauen mit Fluchterfahrung erzählen lassen und auf diese Weise dazulernen. Dabei sei es ein Balanceakt, das eigene Wissen und die Expertise mit dem Wissen der Frauen übereinzubringen, um deren Vorgehensweisen mitgehen zu können. In einem „*Graubereich*" (FamHeb_amb_10: 760) aus unzureichendem Wissen (in neuen Handlungsbereichen) beraten geburtshilfliche Akteur*innen Frauen dennoch und klären sie bestmöglich auf.

> „*[…] ich meine, im Ultraschall kriegt man ja so ein bisschen mit, ob irgendwie der CK [Cervixkanal/Gebärmutterhals], ob das Kind wer weiß wo sitzt in der 24. Woche oder 20. Woche oder ob das so normal ist. Also da vertrau ich dann einfach auch ein bisschen auf Berufserfahrung und denke ich, ich werde es schon hoffentlich mitkriegen.*" (Gyn_amb_22: 317–321)

> „*[…] dann gibt es diesen Graubereich, glaube ich, ja in jedem Beruf, wo manche [geburtshilfliche Akteur*innen] denken, sie wüssten es, aber sie wissen es ja oft gar nicht. Und da machen es die Kulturen, zum Beispiel, unterschiedlich, da einfach mitzugehen, zu gucken, was kann ich da tragen, manchmal vom Wissen, meistens intuitiv kann ich das nur entscheiden, […].*" (FamHeb_amb_10: 759–764)

In der Klinik tätige geburtshilfliche Akteur*innen berichten von einer Verschiebung ihrer Zuständigkeiten und ihres Handlungsspektrums. Sie sind nun zusätzlich mit der Routineversorgung von schwangeren Frauen konfrontiert – eine typische Aufgabe des ambulanten Sektors. Geburtshilfliche Akteur*innen des ambulanten Sektors führen an, dass sie im Rahmen der geburtshilflichen Basisbetreuung erweiterte medizinische Aufgaben bei Frauen mit Fluchterfahrung wie z. B. Impfungen oder vermehrt Hilfe bei Kinderwunsch (Familienplanung) übernehmen. Weiterhin tauchen vermeintliche Kleinigkeiten und zusätzliche Aufgaben „*Drumherum*" (Gyn_stat_29: 30) auf, welche geburtshilfliche Akteur*innen abzudecken versuchen. Sie heben vor allem logistische Aufgaben hervor, die

sich in unterschiedliche Bereiche wie z. B. die Klärung der Unterbringungssituation von Frauen, die Organisation von Sprachmittlung, die Koordination der
geburtshilflichen (Weiter-)Betreuung oder Terminabsprachen mit anderen gesundheitlichen bzw. sozialen Einrichtungen erstrecken. Hierbei handelt es sich oftmals
um ein Management im Einzelfall und weniger um die Organisation allgemeiner und übergeordneter Strukturen. Geburtshilfliche Akteur*innen organisieren
für einzelne Frauen mit Fluchterfahrung bspw. die Sprachmittlung oder die Weiterbetreuung. Geburtshilfliche Akteur*innen haben diese Mehrfachbelastung aus
originärer Berufstätigkeit und zusätzlicher Verantwortlichkeiten erkannt und versuchen diese im Rahmen ihrer Möglichkeiten abzudecken. Dies mündet häufig
in einer unklaren Abgrenzung zwischen beruflicher und ehrenamtlicher Tätigkeit.
Den Versuch, parallel auch Strukturen zu verändern, beschreiben geburtshilfliche
Akteur*innen als wenig erfolgsversprechend.

> *„[…] aber dieses ganze Drumherum, das nicht auch noch machen müssen, müssen
> wir natürlich sowieso nicht, aber die Frauen kommen mit den Fragen. Also die haben
> diese Fragen, und man mag auch nicht immer sagen, ist nicht mein Job, also musst du
> woanders hingehen, geht ja auch nicht." (Heb_amb_04: 650–654)*

> *„Also zusammenfassend ganz, ganz, ganz, ganz viel Logistik und Gespräche und orga-
> nisieren und relativ wenig originäre Hebammenarbeit tatsächlich. Aber immer mit
> diesem Hintergedanken, dass alles eine Auswirkung hat auf die Gesundheit von Mut-
> ter und Kind. Das heißt, wenn sie im Stress ist, wenn sie Angst hat, wenn sie nicht
> weiß, wo es hingeht, wenn sie sich nicht gut ernähren kann, wenn sie nachts friert,
> weil die Heizung nicht funktioniert. All das kann ja eine Auswirkung haben auf die
> Schwangerschaft, kann Frühgeburt, im schlimmsten Fall, auslösen und so weiter. Das
> heißt, mit dem Hintergedanken ganz viele verschiedene Dinge. Das war so in der
> Erstaufnahmeeinrichtung das Wesentliche." (Heb_amb_01: 327–337)*

Zudem sehen sich geburtshilfliche Akteur*innen in der Betreuung von Frauen
mit Fluchterfahrung vielfach in der Position einer Lotsin/eines Lotsen bzw.
Brückenbauer*in. So geben sie Frauen mit Fluchterfahrung Orientierungshil-
fen und lenken das Ankommen der Frauen in Deutschland und dem deutschen
Gesundheitssystem. Geburtshilfliche Akteur*innen vergleichen ihre zusätzlichen
Aufgaben mit denen von Sozialarbeiter*innen, weil sie Frauen mit Fluchterfah-
rung lebenspraktische Hilfen geben und sie auch in sozialen und alltäglichen
Fragen beraten.

Außerdem schildern sie, dass sie von Frauen und Familien mit Fluchterfahrung mit administrativen Aufgaben betraut werden. Hierzu zählen zum einen das
Ausstellen von Bescheinigungen oder Atteste, z. B. einer Transportunfähigkeit,
die eine mögliche Verlegung oder Abschiebung zu verhindern oder zumindest

hinauszuzögern versucht. Zum anderen sind es Hilfen und Unterstützung beim Lesen von Briefen und dem Ausfüllen von Anträgen sowie Formularen (z. B. vom Jobcenter, von der Krankenkasse, vom Geldinstitut).

„Also das hat sich für mich schon gewandelt, also ich habe das Gefühl, ich bin schon Hebamme, aber auch viel so Sozialarbeiterin." (Heb_Land_23: 375–377)

„Ich finde, erst mal ist mein Job, finde ich immer, so Lotsin auch zu sein. Also so, wie jemand, also man kennt sich ja einfach auch irgendwann aus, man hat seine Netzwerke. Man weiß, wo man die Frauen hinschicken kann, damit sie gut versorgt werden, wo es Angebote gibt, dass sie Kontakt kriegt mit anderen Müttern." (Heb_amb_07: 271–275)

„[...] den Wunsch, man möchte jetzt hier eine Bescheinigung zu haben, nicht transportfähig, um eben nach Möglichkeit im Land bleiben zu können, [...]. Dass man da irgendwelche Gefälligkeitsgutachten machen soll." (Gyn_stat_13: 224–228)

„[...] die kommen halt auch mit Post und die kriegen ja massenhaft Post vom Landkreis, vom Jobcenter, von den Kindergärten irgendwas und verstehen da gar nichts, sondern die bringen es mit, die gehen wir mit denen durch [...]." (FamHeb_amb_10: 458–460)

9.5.3 Handlungen und Praktiken der Berufsausübung

Die *Handlungen und Praktiken der Berufsausübung* beschreiben, in welcher Form und auf welche Art und Weise geburtshilfliche Akteur*innen handeln: Wie sieht ihr praktisches Handeln aus? Wie wird etwas gemacht? Praktiken der Berufsausübung beschreiben etablierte klinisch-praktische Handlungen und medizinische Handlungsstrategien bzw. gängige Prozesse im Berufsalltag geburtshilflicher Akteur*innen (z. B. die vaginale Untersuchung). Von den Praktiken der Berufsausübung grenzen sich die Vorgehensweisen der zwischenmenschlichen Interaktion ab (siehe dazu Abschnitt 9.4.2 Interaktionsmuster im Themenfeld Arbeitsbündnis zwischen geburtshilflichen Akteur*innen und Frauen mit Fluchterfahrung).

Zunächst werden *allgemeine Handlungen und Praktiken der Berufsausübung* (Abschnitt 9.5.3.1) beschrieben, bevor *Veränderungen im Handeln* gegenüber Frauen mit Fluchterfahrung (Abschnitt 9.5.3.2) erläutert werden. Abschließend werden die Praktiken und das Handeln in der Betreuung von Frauen mit Fluchterfahrung in die Ebenen *Modifizieren* des Handelns, *Aufrechterhalten* des allgemeinen Handelns und *Unterlassen/Reduzieren* allgemeiner Handlungen differenziert (Abschnitt 9.5.3.3).

9.5.3.1 Allgemeine Handlungen und Praktiken

Geburtshilfliche Akteur*innen berücksichtigen in ihrem Handeln stets zwei Ebenen: die körperlich-somatische Ebene und die psychosoziale Ebene. Dabei orientieren sie sich an Richtlinien und Standards der Versorgung bzw. ihrer jeweiligen Berufsorganisationen. Als Voraussetzung und Basis aller Handlungen gilt es laut geburtshilflicher Akteur*innen stets, Zeit und Ruhe zu haben. Hierzu versuchen sie Störungen zu vermeiden und sich ganz der Frau zuzuwenden, um ihr Sicherheit zu vermitteln.

> *„[…] dass man auf jeden Fall den Frauen zugewandt ist, dass man darauf eingeht, was sie für einen Hintergrund haben und was sie selber sich für Gedanken gemacht haben und was sie sich wünschen so für die Geburt. Oder auch, was sie halt in dem Moment grade brauchen, dass man auf ihre Bedürfnisse eingeht, dass man ihnen auf jeden Fall ein Gefühl von Sicherheit und Geborgenheit vermittelt. Also sowohl medizinisch, dass man zum Beispiel immer wieder auch ohne Nachfrage vermittelt, dass alles in Ordnung ist und dass alles okay ist."* (Heb_stat_30: 525–532)

> *„Ich sitze auch bei anderen Frauen einfach ganz oft im Kreißsaal, guck mir natürlich das CTG an oder wie sind die Wehen, wie geht die Frau damit um, wie atmet sie, wie ist so der ganz/ wenn ich die Zeit,* maximale *Beobachtung, Geduld und Ruhe."* (Gyn_stat_12: 339–342)

Geburtshilfliche Akteur*innen ermitteln die Anliegen, Bedarfe und Bedürfnisse der Frauen. Hierzu setzen sie unterschiedliche Strategien ein: das Gespräch in Form der formellen Anamnese oder informelle Unterhaltungen, die die Bedarfe, Wünsche und Bedürfnisse der Frau aufzudecken versuchen. Außerdem sind es Untersuchungen, mit denen sie Komplikationen und Abweichungen von der Norm erkennen wollen und die helfen, den Bedarf an geburtshilflicher Betreuung zu beurteilen. Geburtshilfliche Akteur*innen agieren dabei vorausschauend – sie versuchen, Risiken im Vorfeld zu erfassen und deren Folgen abzumildern. Zum einen bedienen sie sich technischer Hilfsmittel wie z. B. der Sonographie (Ultraschall) oder des CTG. Zum anderen wenden sie auch manuelle Methoden an, indem sie z. B. die Frau vaginal untersuchen (um z. B. den Geburtsfortschritt beurteilen zu können) oder den Bauch der Frau palpieren (zur Feststellung der kindlichen Lage/Position).

> *„[…] eine ordentliche Anamnese, wirklich gucken, also behandeln heißt dann aber auch immer nicht nur reden, sondern auch Hand anlegen."* (Gyn_amb_02: 511–512)

> *„Geburtshilfe machen wir heute prospektiv, das heißt, wir versuchen die Risiken im Vorfeld zu erfassen, […]."* (Gyn_stat_13: 18–19)

„Aber als Hebamme stellt man bestimmte Fragen, die klingen nach überhaupt nichts. Die klingen so, als wär das nur Small-Talk, aber man hat schon was reinverpackt, was man irgendwie versucht zu ermitteln, [...]." (Heb_amb_01: 647–650)

Geburtshilfliche Akteur*innen reagieren auf identifizierte Hilfsbedarfe und Komplikationen, indem sie Frauen Lösungen anbieten bzw. Handlungsoptionen für ihre Umstände aufzeigen. Diese können wiederum von unterschiedlichen Maßnahmen begleitet werden (technische Hilfsmittel oder auch manuelle Methoden). Es ist zu jedem Zeitpunkt erforderlich, dass jede Intervention und damit verbundene Maßnahmen (Routine, Diagnostik, Behandlung und Therapie) der Frau gegenüber transparent gemacht werden. Dies bedeutet, dass die jeweilige Notwendigkeit sowie das Prozedere erläutert werden. Dies übertragen geburtshilfliche Akteur*innen auch auf allgemeine Arbeitsabläufe. Sie möchten auf diese Weise Ängste bei Frauen vermindern und Sicherheit vermitteln. Jedoch stellen einige von ihnen auch in Frage, inwiefern durch eine ausführliche Erläuterung bzw. Aufklärung Ängste bei Frauen geschürt werden könnten. Modifiziert wird dieses Vorgehen in Notfällen oder anderen bedrohlichen Situationen (zumeist während der Geburtsbegleitung), wenn schnelles und klares Handeln gefragt ist und sie unmittelbar handeln müssen, um ernsthafte Folgen für die Frau und/oder das Kind abzuwenden. Hier verzichten sie zumeist auf Erklärungen und Begründungen für ihr Vorgehen oder eingeleitete Maßnahmen. Sie versuchen jedoch, dies nachzuholen und Frauen nachträglich über ausgeführte Interventionen aufzuklären.

„Was sind die nächsten Schritte, die jetzt kommen. Also ich bin hier. Ich habe Wehen, was passiert? Ich möchte den Frauen schon mal so ein, so ein Bild zeigen, als Nächstes kommt der Arzt, wir machen einen Ultraschall. Dann würde ich sie gerne untersuchen, um zu gucken, wie weit die Geburt ist. Dann kommt irgendwann ihr Baby, also dass sie so dieses Ungewisse, was passiert denn jetzt, dass ich das schon mal so, ah, runterbreche. Und ihnen klar sage, was kommt. Ich meine immer, ich nehme ihnen damit Angst. Vielleicht mache ich auch Angst, das weiß ich nicht." (Heb_stat_17: 650–657)

„Bei einer Not-Sectio brauchen wir darüber nicht zu reden, also da ist es wirklich egal und ehrlich gesagt, wenn ich bei einer Not-Sectio, das ist zwar schon eine weiter, das ist aber auch bei anderen Frauen, da finde ich, dass man hinterher mit denen sprechen muss." (Gyn_stat_12: 162–165)

9.5.3.2 Veränderungen im Handeln

Geburtshilfliche Akteur*innen beschreiben, dass die Arbeit mit Frauen mit Fluchterfahrung zunächst sehr diffus ist und ihnen angepasste Standards und Routinen bzw. Anhaltspunkte fehlen. So reagieren sie auf die vielseitigen Situationen und

Bedingungen der Frauen mit Fluchterfahrung mehrheitlich spontan und intuitiv. Darüber hinaus verdeutlichen sie, dass sie in der Betreuung von Frauen
mit Fluchterfahrung sensibel sind für traumatische Erfahrungen und psychische
Belastungen. Sie beschreiben ihr Handeln und ihren Umgang mit Frauen mit
Fluchterfahrung als langsam, behutsam und vorsichtig. Hinzu kommt, dass sie
bevorzugt allein und zudem störungsfrei mit der Frau arbeiten.

> *„[...] [die Betreuung von Frauen mit Fluchterfahrung] war schon sehr vielseitig
> (lacht), würde ich jetzt positiv sagen. Der Anfang, sehr vielseitig und sehr, sehr intuitiv
> und spontan handelnd. (...)" (FamHeb_amb_10: 746–748)*

> *„Ich finde, es braucht noch mehr Achtsamkeit. Und Langsamkeit und (...), also so
> geschehen lassen, [...]." (Heb_amb/stat_26: 514–515)*

Geburtshilfliche Akteur*innen schildern im Weiteren Veränderungen in ihrem
Handeln gegenüber Frauen mit Fluchterfahrung in den Bereichen:

- Anliegen der Frauen ermitteln
- Gestalten von (Routine-)Behandlungen und Therapien
- Beratung und Aufklärung
- inter- und intradisziplinäres Vernetzen

Anliegen der Frauen ermitteln
Die Anliegen der Frauen mit Fluchterfahrung sind geburtshilflichen Akteur*innen
nicht immer bekannt. Hinzu kommt, dass häufig nur eine unvollständige Anamnese vorliegt. So versuchen die Interviewpartner*innen, den Frauen viele Fragen
zu stellen und mit ihnen ins Gespräch zu kommen, um hierüber ihre Bedürfnisse
und Bedarfe zu erfahren. Teilweise gehen sie auch direkt in die Durchführung
von allgemeinen Routinen und Standarduntersuchungen über.

Interviewpartner*innen beschreiben, dass sie ihre Vorgehensweise modifizieren, indem sie z. B. die Abfolge von Fragen oder Maßnahmen anpassen. Diese
kann sich bspw. auch an der Anwesenheit der Sprachmittler*innen orientieren,
sodass kommunikative Prozesse wie die Anamneseerhebung z. B. zu Beginn der
Konsultation durchgeführt werden und im Anschluss daran Untersuchungen ohne
Sprachmittler*innen durchgeführt werden.

> *„Aber [ich] hab dann natürlich das auf den Bauch gucken, Kind wiegen und so, das
> hab ich nicht alles mit ihm [Sprachmittler] gemacht, sondern hinterher, aber vorher die
> Sachen abgefragt. Das ist praktisch der Unterschied zu jetzt deutschen Frauen, dass
> ich dann wirklich erstmal geguckt hab, wieviel trinkt es [das Neugeborene]. Also diese*

Sachen, die man einfach wissen muss, die erst mal so abgehakt und dann hinterher alles, wo man jetzt nicht viel sprechen muss." (Heb_amb_15: 246–251)

„[...] ich mache also die ganze Untersuchung rückwärts. Also ich mache das, was ich sonst am Anfang mache, mache ich dann am Schluss [...]." (Gyn_amb_02: 282–283)

Gestalten von (Routine-)Behandlungen und Therapien
Geburtshilfliche Akteur*innen sind aufgrund fehlender Informationen (unzureichende Anamnese) irritiert und halten sich infolgedessen an Bekanntem sowie Vertrautem fest. Hierfür orientieren sie sich an allgemeinen Routinen und Standards der geburtshilflichen Betreuung:

- Mutterschaftsrichtlinien
- andere Richtlinien und Leitlinien der geburtshilflichen Versorgung (z. B. klinikinterne Standards)

„Also man fühlt sich in seiner Rolle [als Hebamme] weniger sicher, [...] weil man eigentlich nicht weiß, wen hab ich da vor mir sozusagen." (Heb_stat_30: 287–292)

Diese Art der Betreuung fokussiert vorwiegend die Kontrolle der körperlichen Gesundheit von Mutter sowie Kind und legt einen Schwerpunkt auf Untersuchungen. Geburtshilfliche Akteur*innen stellen heraus, dass sie bei Frauen mit Fluchterfahrung ihrem Handwerk im wörtlichen Sinne näherkommen und z. B. den schwangeren Bauch häufiger abtasten, anstatt nur auf Apparatuntersuchungen und Techniken zurückzugreifen.

„[...] was ich an der Arbeit [mit Frauen mit Fluchterfahrung] sehr mag, ist, da geht es wirklich noch um die Basics. Also, das, was mich als Hebamme ausmacht in meinem Handwerk, das bring ich da ein. Es ist eine sehr bodenständige Arbeit [...]." (Heb_amb/stat_26: 273–276)

Die vaginale Untersuchung stellt laut einigen Befragten eine Besonderheit in der Betreuung von Frauen mit Fluchterfahrung dar. Sie beschreiben die vaginale Untersuchung als eine erschwerte Maßnahme bei Frauen mit Fluchterfahrung. Demgegenüber stellen andere keine Abweichungen in der Umsetzung der vaginalen Untersuchung von Frauen mit Fluchterfahrung im Vergleich zu anderen Frauen fest. Die Bandbreite reicht von Frauen mit Fluchterfahrung, denen diese Form der Untersuchung bekannt und vertraut erscheint, sodass keine Einschränkungen auftreten, bis hin zu Frauen mit Fluchterfahrung, die die vaginale Untersuchung nur sehr schwer oder gar nicht tolerieren. Allgemein gehen geburtshilfliche

Akteur*innen bei der vaginalen Untersuchung bei Frauen mit Fluchterfahrung sensibel, vorsichtig und wenig offensiv vor.

> *„Wobei ich sie auch in Ruhe lasse, wenn ich nichts machen muss, muss ich auch nicht vaginal oder in irgendeiner Form untersuchen. Also ich hab es auch immer versucht zu vermeiden, so lange es irgendwie geht, weil ich weiß, dass es einfach schwierig ist."*
> *(Gyn_amb_21: 120–123)*

> *„Ich empfinde das immer als traumatisierend, also ich habe noch keine Flüchtlingsfrau erlebt, die unkompliziert auf den gynäkologischen Stuhl gegangen ist, also oder sich hat unkompliziert untersuchen lassen. Das ist für mein Gefühl so schambehaftet und ich weiß nicht, was da an Traumatisierung vorher war, dass ich mich da immer scheue."*
> *(Gyn_amb_22: 27–31)*

In der Betreuung von Frauen mit Fluchterfahrung beschreiben geburtshilfliche Akteur*innen, Kompromisse einzugehen. Hierfür beobachten sie Frauen mit Fluchterfahrung und ihren Umgang mit bestimmten Situationen bzw. nehmen ihre Ansichten stärker wahr, um diese evtl. mitgehen zu können. In diesem Zusammenhang stellen einige von ihnen fest, dass ihr eigenes Wissen begrenzt ist, und gestehen sich Wissenslücken ein.

> *„[...] weil ich merke, unser Starres/ Ist ja auch so, wir haben jahrelang irgendwas so und so empfohlen, dann empfehlen wir plötzlich Jahre später was ganz anderes, wo ich denke, wir haben doch eigentlich ganz oft keine Ahnung, das müssen wir auch zugeben, sondern wir probieren aus, das auch so zu benennen [...]."* *(FamHeb_amb_10: 363–367)*

Außerdem ändern sie ihr Handeln in der geburtshilflichen Betreuung. So erfolgt teilweise eine großzügigere Indikationsstellung für einige Interventionen oder Eingriffe bei Frauen mit Fluchterfahrung. Hierfür liegen zum Teil jedoch fragliche medizinische Indikationen vor: Interventionen werden vielmehr mit den Kontexten und Umständen der Frauen mit Fluchterfahrung oder mit einem Mangel an Kommunikation begründet. Als Beispiele nennen geburtshilfliche Akteur*innen folgende Interventionen:

- vorzeitige Einleitung der Geburt von Frauen mit Fluchterfahrung (z. B. aufgrund der Unterbringungssituation der Familie)
- Geburten durch Kaiserschnitt aufgrund vermeintlich leichterem Geburtsmanagement statt einer Anleitung der Frau unter der Geburt
- Bevorzugen der Intubationsnarkose (ITN) statt üblicher Spinalanästhesie (SPA)

• Zufüttern von Flaschennahrung des Neugeborenen statt einer angepassten Stillanleitung der Mutter

„Und ganz konkretes Problem, was wir jetzt haben, an Absurdität kaum zu überbieten, dass die Narkoseärzte sagen: „Naja, wenn ich eine Teilnarkose/ wenn ich eine Spinale steche, müss/ oder würde ich gerne mit der Frau hinterher reden. Ich würde gerne wissen, ob sie neurologische Ausfälle, so. Und wenn ich das nicht kann, dann sagt meine Fachgesellschaft, dann mach die Intubationsnarkose." So, dass wir letztendlich medizinisch riskantere Dinge machen, also Intubationsnarkose bei schwierigen Kaiserschnitten oder auch umsonst die Intubationsnarkose. Weil Sprache nicht möglich ist. Also, die werden schlechter behandelt, einfach nur, weil sie kein Deutsch können." (Gyn_stat_29: 249–258)

Beratung und Aufklärung

Geburtshilfliche Akteur*innen wollen Frauen mit Fluchterfahrung wie alle anderen Frauen auch beraten, aufklären und anleiten, um ihnen z. B. Ängste zu nehmen. Jedoch widersprechen sich ihre Ansprüche und die Umsetzung in der Realität bzgl. der Beratung und Anleitung in der Betreuung von Frauen mit Fluchterfahrung. Während sie die Frauen mit Fluchterfahrung auf der einen Seite nicht mit Informationen überfordern wollen, fehlt es ihnen auf der anderen Seite auch an Möglichkeiten, mit Frauen mit Fluchterfahrung effektiv zu kommunizieren. Die Beratungssituation bei Frauen mit Fluchterfahrung ist erschwert durch fehlende oder unzureichende Sprachmittlung. Dennoch versuchen geburtshilfliche Akteur*innen, Frauen bestmöglich aufzuklären und zu informieren. Hierfür schlagen sie vor, in der individuellen Betreuungssituation ausreichend Zeit einzuplanen und alternative Betreuungskonzepte oder Kursangebote zu konzipieren.

„Das probiere ich manchmal den, bei diesen Frauen [mit Fluchterfahrung] noch mehr, weil ich so empfinde, die müssen jetzt einfach wissen, was passiert, damit mein Arbeiten gut wird hier, damit die Frauen auch informiert sind und ich hoffe, dann immer gut mitmachen können, weil das erleichtert es mir auch. Wenn ich jetzt auf die zeitliche Komponente gucke, es dauert viel, viel länger, die Frauen zu informieren. Und ich checke auch immer ab, haben sie das verstanden, ist klar, was jetzt kommt? Also ich überprüfe das immer noch mal, aber das dauert." (Heb_stat_17: 661–667)

„Von der Wahl der Schmerzmittel bis zur Wahl der Entbindungsposition oder die Wahl des Geburtsortes, ob das jetzt die Wanne ist, ob das das Bett ist, ob das der Hocker ist, aber all diese Dinge können sie mit diesen Frauen [mit Fluchterfahrung] nicht ausschöpfen." (Heb_stat_11: 225–228)

Inter- und intradisziplinäres Vernetzen

Das Vernetzen und das Aufbauen von Netzwerken scheinen wichtige Ressourcen für geburtshilfliche Akteur*innen in der Betreuung von Frauen mit Fluchterfahrung. Übergeordnetes Ziel des Vernetzens ist es, eine angemessene Gesamtbetreuung für Frauen mit Fluchterfahrung zu realisieren. Hierfür lösen unterschiedliche Akteur*innen bestehende Probleme gemeinsam, indem sie sich untereinander abstimmen oder gemeinsame Ideen für die Betreuung und Versorgung der Frauen entwickeln. Dennoch existieren unterschiedliche Auffassungen zur Vernetzen und zur Nutzung von Netzwerken unter geburtshilflichen Akteur*innen. Das Spektrum reicht von enger Zusammenarbeit und Kooperation bis hin zu einem voneinander Wissen und Kennen der Angebote, um Frauen dorthin zu vermitteln.

Geburtshilfliche Akteur*innen knüpfen Verbindungen mit Kolleg*innen, anderen Berufsgruppen, Institutionen (z. B. Kliniken), Organisationen (z. B. Wohlfahrtsverbände), Sprachmittler*innen und Ehrenamtlichen. Außerdem versuchen sie auch Frauen mit Fluchterfahrung zu vernetzen, indem sie sie mit Fachärzt*innen, spezifischen (Beratungs-)Einrichtungen, Ehrenamtlichen und Peers zusammenbringen.

„Die zweite Ressource ist, dass ich ein wahnsinnig gutes Netzwerk aufgebaut habe. Dass ich jetzt einfach alle möglichen Leute anrufen kann, mit einbinden kann. Leute auch zusammenbringen kann und einfach das Gefühl habe, ich kann eigentlich für jede Frau irgendwie einen Anknüpfungspunkt finden." (FamHeb_amb_14: 436–440)

„Ja, also ich denke da einfach so diese Kommunikation, dass das besser läuft, die Vernetzung, dass man, ja, einfach vielleicht auch sich ab und zu mal zusammentrifft, so alle Beteiligten, und sich austauschen kann. Dadurch könnte die Arbeit auch erleichtert und verbessert werden." (Heb_amb_15: 559–562)

9.5.3.3 Differenzierung des Handelns

Einige geburtshilfliche Akteur*innen sind in der Betreuung von Frauen mit Fluchterfahrung verunsichert. Aufgrund der veränderten Situation und der damit einhergehenden Verunsicherung der geburtshilflichen Akteur*innen sind Veränderungen auch in ihrem Handeln erkennbar. Diese Veränderungen unterteilen sich in das Modifizieren allgemeinen Handelns, das Aufrechterhalten allgemeiner Handlungen und das Unterlassen bzw. Reduzieren allgemeiner Handlungen gegenüber Frauen mit Fluchterfahrung.

Modifizieren des allgemeinen Handelns

Geburtshilfliche Akteur*innen reagieren auf neue Situationen in der Betreuung von Frauen mit Fluchterfahrung zumeist mit einer Modifikation ihres Handelns. Sie passen ihre Praktiken und Strategien an – strukturieren sie neu. Sie verdeutlichen, dass sie in der Betreuung von Frauen mit Fluchterfahrung von ihrer Routine abweichen und Ausnahmen machen. Konkrete Bereiche, die sie ansprechen, sind:

- Abläufe in ihrer zeitlichen Reihenfolge anpassen
- Anamnesefragen und -vorlagen modifizieren
- Untersuchungen und Maßnahmen adaptieren (z. B. die vaginale Untersuchung)
- Indikationen für Interventionen anpassen (z. B. stationäre Klinikaufnahmen, Kaiserschnitte oder Geburtseinleitungen weniger medizinisch begründen)
- Netzwerke aufbauen bzw. erweitern

„[...] wir müssen ganz, ganz vieles modifizieren und individuell anpassen [...]."
(Gyn_amb_02: 13–14)

„[...] der Einzelnen kann ich schon helfen, indem ich einfach auch andere Wege gehe, ja. Also, wir hatten mal eine da, die hatte zwei kleine Kinder noch mit dabei. Und wir wollten sie stationär aufnehmen. Und da war die Frage, was machen wir mit den kleinen Kindern? Ja, zurück ins Flüchtlingsheim, da war uns nicht ganz klar, wie die betreut sind. Dann haben wir halt gesagt, okay, jetzt machen wir irgendwas ganz Wildes, wir legen irgendwie alle zusammen in ein Zimmer und gucken morgen, wie wir es irgendwie organisatorisch machen. Das sind so im Einzelnen Lösungen."
(Gyn_stat_29: 277–286)

Aufrechterhalten des allgemeinen Handelns

Allerdings strukturieren geburtshilfliche Akteur*innen ihre Handlungen nicht nur neu, sondern erhalten allgemeine und etablierte Praktiken auch weiter aufrecht. Jedoch konzentrieren sie sich hier auf die medizinisch-körperliche Versorgung von Frauen mit Fluchterfahrung. Denn in der genaueren Betrachtung fällt auf, dass unter dem Aufrechterhalten von Handlungen zuvorderst medizinische Routinen verstanden werden. Geburtshilfliche Akteur*innen halten auf diese Weise das medizinisch Notwendige aufrecht. Hierzu zählen die

- Mutterschaftsvorsorgeuntersuchungen analog der Mutterschaftsrichtlinien und
- Untersuchungen im Allgemeinen (z. B. vaginale Untersuchung, Apparat-Untersuchungen wie Ultraschall/Sonographie oder CTG).

„Und medizinisch versorgen nach Standard. Also sie wird ein CTG kriegen, eine sonografische Untersuchung. Ich würde den Arzt informieren, Blutentnahme, also alles, was dann ansteht medizinisch." *(Heb_stat_17: 344–347)*

„Und dann guck' ich, was machen wir, was müssen wir machen? Die Minimalsachen, die Blutentnahme und so weiter, was wir für die Geburt brauchen, Ultraschall, zeigen nochmal, das Baby noch mal zeigen." (Gyn_stat_12: 297–300)

Unterlassen und Reduzieren des allgemeinen Handelns

Das Aufrechterhalten des Notwendigsten und der medizinischen Versorgung impliziert bereits, dass geburtshilfliche Akteur*innen in der Betreuung von Frauen mit Fluchterfahrung ihr Handeln reduzieren und Tätigkeiten unterlassen. Hierzu zählen vornehmlich:

- der Umfang der Betreuung (z. B. Anzahl der Wochenbettbesuche)
- die Aufklärung und Erläuterung von Maßnahmen, Untersuchungen und Prozessen
- die Partizipation der Frau bzw. das Ermöglichen von Wahlfreiheiten

„Also immer ein bisschen reduziertes Programm [...]." (Gyn_amb_02: 500–501)

„Eben der Umfang. Wir können die Frauen [mit Fluchterfahrung] nicht so betreuen, wie es eine Wochenbettbetreuung vorsehen würde. Dass wir sie in den ersten Tagen täglich sehen. [...] Und da muss ich wirklich sagen, besser als nichts, dass sie uns haben, aber es ist nicht das, was ich als gute Betreuung tatsächlich beschreiben würde." (Heb_amb/Kom_08: 1813–1819)

„Was natürlich völlig hinten rüber fällt, sag ich jetzt, ist mal irgendeine Aufklärung über Pränataldiagnostik, das muss man einfach so sagen. Das im Vorfeld zu besprechen, ob sie irgendeine Wahl haben möchten, wenn was zu entscheiden/ dass die Frauen selbst mitentscheiden können, das fällt völlig hinten rüber, immer noch." (Gyn_amb_22: 234–239)

9.5.4 Erklärungen und Rechtfertigungen für das Handeln

Erklärungen und Rechtfertigungen der geburtshilflichen Akteur*innen für ihr Handeln, sei es das Modifizieren, das Aufrechterhalten oder das Unterlassen von Praktiken, sind unterschiedlicher Art. So sind es manchmal Ängste und Unsicherheiten, die eine Betreuung von Frauen mit Fluchterfahrung von Beginn an ausschließen. Auch unzureichende Möglichkeiten, den Herausforderungen in der Betreuung von Frauen mit Fluchterfahrung zu begegnen, sehen einige von ihnen als Legitimation, diese Frauen nicht umfassend betreuen zu können. Geburtshilfliche Akteur*innen, die sich der Betreuung von Frauen mit Fluchterfahrung annehmen, klagen indes über zu wenig Zeit und damit verbunden auch zu wenig Zeit für eine angemessene Kommunikation mittels Sprachmittlung. Aus diesen

Gründen argumentieren sie mit Pragmatismus und senken ihre Ansprüche an die geburtshilfliche Betreuung von Frauen mit Fluchterfahrung: Weniger sei besser als nichts. Allgemein liegt es sehr am individuellen Engagement der geburtshilflichen Akteur*innen, sich für Frauen mit Fluchterfahrung einzusetzen. Denn grundsätzlich möchten sie gerne auf die Bedürfnisse und die Bedarfe der Frauen mit Fluchterfahrung eingehen und Kompromisse in ihrem Sinne finden.

„Weil man bemerkt dann, wenn die Frauen da sind, was alles nicht geregelt ist und dann liegt es wirklich mal an den persönlichen/ na, habe ich gerade/ hat die Hebamme gerade Zeit dazu, hat die auch vielleicht Lust dazu. Ist es jemand, der sich besonders toll um die Frauen kümmert oder ist das jemand, der nur Dienst nach Vorschrift macht hier. Und da kann das Geburtserlebnis dann für die Frau so oder so ausfallen. Ich glaube, das ist höchst individuell.“ (Heb_stat_17: 771–777)

„[…] leider ging meine, ein Teil meiner Kollegen sich da von vornherein so gewehrt haben und gesagt haben mit verschiedensten Begründungen. Das eine war, wir können sie ja nicht aufklären und dann kommt als nächstes der Rechtsanwalt und wird uns verklagen, wenn wir sie nicht über Nackenfalten oder so einen Dopplertest aufgeklärt haben. Und das mach ich nicht und fertig und damit haben die so die immer gleich wieder weggeschickt.“ (Gyn_amb_21: 312–318)

9.6   Zusammenfassung und Schlussbetrachtung der Ergebnisse

Zusammenfassend sehen geburtshilfliche Akteur*innen drei wesentliche Besonderheiten, die die Gestaltung der geburtshilflichen Betreuung von Frauen mit Fluchterfahrung bedingen:

1. Spezifika der Betreuungssituation, bedingt durch Frauen mit Fluchterfahrung und ihre Problemkonstellation
2. die Arbeitssituation bzw. herausfordernde Arbeitsbedingungen in der Betreuung von Frauen mit Fluchterfahrung
3. Herausforderungen und Probleme in der Kommunikation zwischen geburtshilflichen Akteur*innen und Frauen mit Fluchterfahrung

Frauen mit Fluchterfahrung haben aufgrund ihrer Fluchterfahrungen einen erhöhten Bedarf an medizinischer und psychosozialer Betreuung: Frauen haben teilweise beschwerliche Fluchtwege ohne adäquate (geburtshilfliche) Versorgung hinter sich, woraus sich ein erhöhter medizinischer Bedarf an Betreuung ergibt.

Frauen sind nach Auffassung vieler geburtshilflicher Akteur*innen traumatisiert oder blicken zumindest auf potentiell traumatisierende Erlebnisse zurück,
sodass sich hier ein Bedarf an psychosozialer Betreuung ableiten lässt. Parallel finden sich Frauen mit Fluchterfahrung im deutschen gesundheitlichen
Versorgungssystem nicht zurecht und benötigen hierbei Hilfe und Unterstützung.

Zusätzlich beeinträchtigen die *Arbeitssituation* und *herausfordernde Arbeitsbedingungen* in der Betreuung von Frauen mit Fluchterfahrung eine adäquate
geburtshilfliche Betreuung. Zunächst wirkt sich z. B. die hohe Anzahl der Frauen
mit Fluchterfahrung und ein Mangel an Strukturen auf die Versorgungspraxis der
geburtshilfliche Akteur*innen aus.

Die *Kommunikation* ist in der geburtshilflichen Betreuung von Frauen mit
Fluchterfahrung von hoher Relevanz und stellt eine erhebliche Herausforderung
für geburtshilfliche Akteur*innen dar. Denn die Kommunikation beeinflusst verschiedenste Ebenen der geburtshilflichen Betreuung: auf der rationalen Ebene
sind anamnestische Informationen der Frau zu erheben und entgegengerichtet
Frauen über Prozedere und Maßnahmen zu informieren bzw. aufzuklären. Auf
der emotionalen Ebene versuchen geburtshilfliche Akteur*innen eine Beziehung
zu Frauen mit Fluchterfahrung zu etablieren und zugleich Sicherheit sowie Gebor-
genheit zu vermitteln. In ihrem Handeln wirken sich Kommunikationsschwierigkeiten auf den Umfang und die Qualität der geburtshilflichen Betreuung aus.
Kommunikationsprobleme bedingen auf diese Weise mittelbar sowie unmittelbar
die geburtshilfliche Betreuung von Frauen mit Fluchterfahrung.

Darüber hinaus beeinflussen veränderte Interaktionsmuster zwischen geburtshilflichen Akteur*innen auch das Selbstverständnis der geburtshilflichen
Akteur*innen sowie die Gestaltung der geburtshilflichen Betreuung von Frauen
mit Fluchterfahrung. So veranlasst die Betreuung von Frauen mit Fluchterfahrung
geburtshilfliche Akteur*innen z. B. zur Reflexion ihres Handelns und Denkens, da
Frauen mit Fluchterfahrung ihnen neue Perspektiven eröffnen und sie dazulernen
lassen.

Die Versorgungspraxis geburtshilflicher Akteur*innen verändert sich aufgrund
dieser Faktoren und Besonderheiten. Auf der einen Seite ergeben sich für sie
zusätzliche Handlungs- und Verantwortungsbereiche, wenn sich deren Handlungsspektrum erweitert (z. B. Lots*innen im Gesundheitssystem sein). Auf der
anderen Seite passen sie ihr Handeln in der Gestaltung der geburtshilflichen
Betreuung von Frauen mit Fluchterfahrung an. Hierfür modifizieren sie Praktiken, halten auf der einen Seite allgemeine Handlungen aufrecht oder reduzieren
Handlungen auf der anderen Seite: Sie modifizieren ihr Handeln oder weichen
von Routinen ab, wenn sie z. B. Untersuchungen und Abläufe adaptieren oder
Indikationen für Interventionen anpassen. Daneben erhalten sie insbesondere die

medizinisch-körperliche Betreuung oder das medizinisch Notwendige aufrecht, indem sie sich an medizinischen Leitlinien und Standards orientieren (z. B. Mutterschaftsrichtlinien). Außerdem unterlassen sie in der Betreuung von Frauen mit Fluchterfahrung allgemeine Praktiken bzw. reduzieren ihre Handlungen. Als Beispiel sei eine eingeschränkte Aufklärung genannt.

Diskussion

10

Im Folgenden werden zunächst die Forschungsfragen, die diesem Dissertationsprojekt zugrunde liegen, beantwortet, indem die vorgestellten Ergebnisse analog zum Erkenntnisinteresse strukturiert zusammengefasst werden. Auf dieser Basis analysiert und diskutiert das darauffolgende Abschnitt 10.1 die Ergebnisse im wissenschaftlichen Kontext und stellt sie dem gegenwärtigen Forschungsstand gegenüber. Im Anschluss erfolgt ein Abgleich bzw. eine Anbindung der empirischen Ergebnisse an die Theorie des professionellen Handelns (Abschnitt 10.2). Ferner werden Schlussfolgerungen für die Praxis der geburtshilflichen Betreuung von Frauen mit Fluchterfahrung gezogen, um Empfehlungen an das Handeln der geburtshilflichen Akteur*innen zu richten (Abschnitt 10.3). Schließlich reflektiert das Abschnitt 10.4 die methodische Vorgehensweise dieses Dissertationsprojektes.

Das Ziel des Dissertationsprojektes war es, die Gestaltung der geburtshilflichen Betreuung von Frauen mit Fluchterfahrung darzulegen sowie das Handeln geburtshilflicher Akteur*innen zu erläutern. Die übergeordnete Forschungsfrage *„Wie gestalten geburtshilfliche Akteur*innen die Betreuung von Frauen mit Fluchterfahrung in Deutschland?"* kann damit beantwortet werden, dass auf verschiedenen Ebenen des Handelns der geburtshilflichen Akteur*innen unterschiedliche Herausforderungen vorliegen. Nachfolgend werden diese zusammengefasst. Dabei unterstützt die Abbildung 10.1 die Ausführungen zur Beantwortung der Forschungsfragen.

Frauen mit Fluchterfahrung haben laut der befragten geburtshilflichen Akteur*innen ihr Herkunftsland aufgrund von Notsituationen oder Zwangslagen verlassen und suchen hierzulande Schutz sowie Zuflucht. Die geburtshilflichen Akteur*innen beobachten teilweise beschwerliche und anstrengende Fluchtwege sowie psychisch belastende Erlebnisse bei Frauen mit Fluchterfahrung. Hinzu

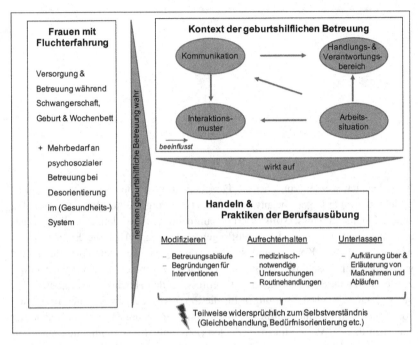

Abbildung 10.1 Die geburtshilfliche Betreuung von Frauen mit Fluchterfahrung. (eigene Darstellung)

kommen Unsicherheiten bzgl. der Bleibeperspektive und Desorientierung (im Gesundheitswesen) in Deutschland.

Die Bedarfe und Bedürfnisse rund um die geburtshilfliche Betreuung unterscheiden sich nach Aussagen der befragten geburtshilflichen Akteur*innen zwischen Frauen mit Fluchterfahrung und Frauen ohne Fluchterfahrung nicht wesentlich. Frauen mit Fluchterfahrung bedürfen ebenso einer Versorgung und Begleitung in der Schwangerschaft, während der Geburt und im Wochenbett. Allerdings analysieren die Befragten, dass ein Mehrbedarf an psychosozialer Betreuung besteht, um psychosomatischen Auswirkungen wie z. B. Hyperemesis (Übelkeit und Erbrechen) oder diffuse Schmerzen in der Schwangerschaft von Frauen mit Fluchterfahrung zu begegnen.

Wenn Frauen mit Fluchterfahrung die geburtshilfliche Betreuung in Deutschland wahrnehmen und sich in den Kontext der geburtshilflichen Betreuung begeben, schreiben die geburtshilflichen Akteur*innen der Kommunikation und

Verständigung zwischen ihnen und Frauen mit Fluchterfahrung eine zentrale Bedeutung zu. Diese ist essentiell, um handeln zu können. So beeinflussen die Kommunikation bzw. Schwierigkeiten in der Kommunikation den Handlungs- und Verantwortungsbereich der geburtshilflichen Akteur*innen sowie die Interaktionsmuster bzw. Beziehungsgestaltung zwischen ihnen und Frauen mit Fluchterfahrung. Hinzu kommt die andersartige Arbeitssituation im Umfeld von Frauen mit Fluchterfahrung, die zusätzlichen Einfluss auf den Handlungs- und Verantwortungsbereich, die Interaktionsmuster/Beziehungsgestaltung sowie die Kommunikation nimmt. Zusammen haben wiederum die Kommunikationsumstände, die Arbeitssituation sowie dadurch ausgelöste Veränderungen (im Handlungs- und Verantwortungsbereich sowie in den Interaktionsmustern) Konsequenzen für das Handeln und die Praktiken der Berufsausübung der geburtshilflichen Akteur*innen.

Die befragten geburtshilflichen Akteur*innen reagieren mit Anpassungen in ihrem Handeln gegenüber Frauen mit Fluchterfahrung, welches das Modifizieren, das Aufrechterhalten und das Unterlassen allgemeiner geburtshilflicher Handlungen umfasst. Sie nennen bspw. angepasste Betreuungsabläufe oder veränderte Indikationen für Maßnahmen und Interventionen als Modifikationen in ihrem Handeln. Beispiele für das Aufrechterhalten allgemeiner Handlungen und Praktiken sind die medizinisch notwendigen Untersuchungen sowie Routineuntersuchungen analog der Richtlinien und Standards in der geburtshilflichen Versorgung. Handlungen, die die geburtshilflichen Akteur*innen in der Betreuung von Frauen mit Fluchterfahrung reduzieren oder unterlassen, sind bspw. die Aufklärung über bzw. das Erklären von Maßnahmen und Abläufen. Dieses Anpassen der Handlungen führt teilweise zu Widersprüchen bzw. Dilemmata mit dem Selbstverständnis der geburtshilflichen Akteur*innen, die z. B. ihrem Grundsatz von Gleichbehandlung oder respektvoller und bedürfnisorientierter Betreuung nicht vollumfänglich gerecht werden können. Das Handeln gegenüber Frauen mit Fluchterfahrung in der geburtshilflichen Betreuung ist vielmehr ein Kompromiss aus der Verbindung von Idealen und der vorliegenden Realität.

10.1 Ergebnisse im wissenschaftlichen Kontext

Die Ergebnisse des Dissertationsprojektes werden im Folgenden anhand des gegenwärtigen Forschungsstandes diskutiert bzw. der verfügbaren Literatur gegenübergestellt. Die Struktur der Ergebnisdiskussion orientiert sich am Betreuungsprozess bzw. den Handlungsabfolgen der geburtshilflichen Versorgung und berücksichtigt dabei folgende Aspekte:

- Fluchthintergründe der Frauen
- Betreuungsbedarfe und -bedürfnisse von Frauen mit Fluchterfahrung
- Kommunikation zwischen geburtshilflichen Akteur*innen und Frauen mit Fluchterfahrung
- Beziehungsgestaltung zwischen geburtshilflichen Akteur*innen und Frauen mit Fluchterfahrung
- Transkulturelles Handeln in der geburtshilflichen Betreuung
- Handeln und Handlungsbereiche der geburtshilflichen Akteur*innen
- Netzwerkarbeit in der geburtshilflichen Betreuung
- Ethisch-moralische Prinzipien geburtshilflicher Akteur*innen

Fluchthintergründe der Frauen

Die befragten geburtshilflichen Akteur*innen bestätigen einen Zuwachs an Frauen mit Fluchterfahrung in der geburtshilflichen Betreuung in den Jahren 2015 und 2016, als die Flucht- und Migrationsbewegungen nach Deutschland zunahmen. Ähnlich wie die formalen Definitionen zu Menschen mit Fluchterfahrung variieren, so unterscheidet sich auch das Verständnis zu Flucht und Fluchterfahrung unter den befragten geburtshilflichen Akteur*innen. Während sie analog zu allgemein anerkannten Definitionen (z. B. der Genfer Flüchtlingskonvention) darin übereinstimmen, dass Frauen mit Fluchterfahrung, aus einer Notlage kommend, Schutz und Zuflucht suchen (UNHCR, 1951), divergieren ihre Ansichten zu den Zwangslagen, die eine Flucht (der Frauen) legitimieren. Krieg und Verfolgung sind für sie akzeptierte Beweggründe, das Herkunftsland zu verlassen. Umstritten sind demgegenüber aber soziale oder ökonomische Zwangslagen, die subjektiv geprägt und objektiv schwer erfassbar sind (Brücker et al., 2016). Darüber hinaus ergänzen die geburtshilflichen Akteur*innen zu ihrem Fluchtverständnis die Art der Fluchtwege, die Dauer der Flucht und Erlebnisse während der Flucht. So werden Frauen, die schnell und einfach, ohne Strapazen, nach Deutschland kamen, weniger als Frau mit Fluchterfahrung angesehen als Frauen, die einen langen und beschwerlichen Weg mit traumatischen Erlebnissen hinter sich haben. Diese Ansichten verdeutlichen, wie stark das Bild der befragten geburtshilflichen Akteur*innen von der medialen Präsenz klassischer Kriegsflüchtlinge oder Fluchtrouten über das Mittelmeer geprägt ist (siehe hierzu Abschnitt 9.3.2.1).

Betreuungsbedarfe und -bedürfnisse

Grundsätzlich berichten die befragten geburtshilflichen Akteur*innen, dass sich die Bedarfe von Frauen mit Fluchterfahrung nicht wesentlich von denen anderer Frauen in der Phase des Mutterwerdens unterscheiden. Z. B. wünschen sich Frauen mit Fluchterfahrung im Wochenbett ebenso Beratung und Tipps rund um das Elternsein, Unterstützung bei der Mutter-Kind-Bindung sowie Stillhilfe. Bei der gesundheitlichen Situation von Frauen mit Fluchterfahrung beobachten die Befragten wenig körperliche Beeinträchtigungen. Allerdings stellen sie analog zu Correa-Velez und Ryan (2012) sowie Gibson-Helm und Kolleg*innen (2014) vermehrt weibliche Genitalverstümmelungen bei Frauen aus der Subsahara-Region fest (Correa-Velez & Ryan, 2012; Gibson-Helm et al., 2014). Auch hypertensive Schwangerschaftserkrankungen beobachten die befragten geburtshilflichen Akteur*innen in der Betreuung von Frauen mit Fluchterfahrung häufiger als bei anderen Frauen. Diese subjektiven Einschätzungen widersprechen den Beobachtungen der Querschnittsstudie von Bozorgmehr et al. (2018), die bei geflüchteten Schwangeren in Deutschland weniger Schwangerschaftskomplikationen feststellten (Bozorgmehr et al., 2018) (siehe Abschnitt 9.3.2.4 und Abschnitt 2.6).

Die befragten geburtshilflichen Akteur*innen betonen vorwiegend psychosoziale Problemlagen und deren somatische Auswirkungen bei Frauen mit Fluchterfahrung. Hier heben sie Übelkeit und Erbrechen sowie diffuse Schmerzen in der Schwangerschaft hervor. Zudem nehmen sie auch Traurigkeit bei Frauen mit Fluchterfahrung wahr und unterstreichen wiederholt, dass diese einer psychosozialen Betreuung bedarf. Dies deckt sich mit den Ergebnissen von Schouler-Ocak & Kurmeyer (2017), die bei Frauen mit Fluchterfahrung in Deutschland vermehrt Depressionen, Angst- und Stressproblematiken beobachteten, die sich negativ auf die Gesundheit und das Wohlbefinden der Frauen auswirkten (Schouler-Ocak & Kurmeyer, 2017) (siehe Abschnitt 9.3.2.1 und 9.3.2.4 sowie Abschnitt 2.5 und 2.6).

Kommunikation

In Übereinstimmung mit internationalen Studienergebnissen benennen die befragten geburtshilflichen Akteur*innen Schwierigkeiten in der Kommunikation als eine zentrale Herausforderung in der Betreuung von Frauen mit Fluchterfahrung (Bennett & Scammell, 2014; Binder et al., 2012; Briscoe & Lavender, 2009; Byrskog et al., 2015; Correa-Velez & Ryan, 2012; Goodwin et al., 2018; Haith-Cooper & Bradshaw, 2013b; Kurth et al., 2010; Lephard & Haith-Cooper, 2016; Lyons et al., 2008; McFadden et al., 2012; Ng & Newbold, 2011; Owens et al., 2016; Reynolds & White, 2010; Tobin et al., 2014; Winn et al., 2018 Correa-Velez & Ryan, 2012). So berichten Reynolds und White (2010) kongruent zu den vorliegenden empirischen Ergebnissen, dass Sprachbarrieren die geburtshilfliche Betreuung wesentlich beeinträchtigen. Probleme der Anamneseerhebung oder mangelhafte Aufklärung von Frauen über Prozesse und Maßnahmen sind die Konsequenz. In der Folge sind eine bedürfnisorientierte und individuelle Betreuung sowie eine informierte Entscheidungsfindung schwer möglich oder mit einem erheblichen Aufwand verbunden, z. B. an Zeitaufwand (Reynolds & White, 2010) (siehe Abschnitt 9.4.1.1 und Abschnitt 4.4 sowie Abschnitt 5.2.3 Seite 57 ff.).

Die vorgeschlagenen Verständigungsalternativen der befragten geburtshilflichen Akteur*innen decken sich mit den Strategien zur Überwindung von Kommunikationsschwierigkeiten in der Literatur. So erkennen die Befragten die Vorteile der Sprachmittlung durch Dritte an, allerdings in Abhängigkeit von der sprachmittelnden Person. Entsprechend präferieren sie ausgebildete Sprachmittler*innen vor anderen Sprachmittler*innen aus dem beruflichen Umfeld, dem persönlichen Umfeld oder dem Umfeld der Frau. Bühlmann und Stauffer (2007) merken hierzu an, dass nicht-ausgebildete, spontane Sprachmittler*innen häufig unvorbereitet in die Situation der Sprachmittlung geraten und zudem nur unzureichend medizinisches Vokabular kennen. Bilinguales Personal verlässt zudem den eigentlichen Arbeitsplatz und vernachlässigt entsprechende Aufgaben (Bühlmann & Stauffer, 2007). Bei der Sprachmittlung durch Personen aus dem privaten Umfeld der Frau setzen sich Lyons et al. (2008) mit dem Einsatz von Kindern auseinander. Sie empfehlen, auf Kinder in der Sprachmittlung zu verzichten, da sie hier insbesondere die Genauigkeit und Angemessenheit der Übersetzung anzweifeln (Lyons et al., 2008). Muela und Kolleg*innen (2008) führen zudem an, dass um Neutralität zu fürchten ist sowie Beziehungen innerhalb der Familie belastet werden können (Muela et al., 2008). Weiterhin in der Auswahl sprachmittelnder Personen abzuwägen ist laut Kurth et al. (2010) das Geschlecht oder das Alter der Sprachmittler*innen (Kurth et al., 2010). Die befragten geburtshilflichen Akteur*innen stimmen dem zu und ergänzen den religiös-kulturellen Hintergrund der Sprachmittler*innen. Ähnlich wie die befragten geburtshilflichen Akteur*innen bemängeln auch Byrskog et al. (2015) den Kontrollverlust innerhalb der Gesprächssituation, wenn Sprachmittler*innen anwesend sind. Allgemein ist der Trialog zwischen geburtshilflicher/m Akteur*in, Frau und Sprachmittler*in ein ungewohnter Umstand, mit welchem sich alle Beteiligten vertraut machen müssen (Byrskog et al., 2015) (siehe Abschnitt 9.4.1.2 und Abschnitt 4.4 sowie Abschnitt 5.2.3 Seite 57 ff.).

Die befragten geburtshilflichen Akteur*innen nutzen außerdem Brückensprachen zur Kommunikation mit Frauen mit Fluchterfahrung. So empfehlen auch Byrskog und Kolleg*innen (2015) den Einsatz von Brückensprachen. Allerdings merken sie sowie Briscoe und Lavender (2009) an, dass es sich stets um sogenannte Behelfssprachen handelt. In diesem Zusammenhang kann es sowohl auf Seiten der Frauen als auch auf Seiten der geburtshilflichen Akteur*innen zu Fehlinterpretationen und Missverständnissen kommen (Briscoe & Lavender, 2009; Byrskog et al., 2015) (siehe Abschnitt 9.4.1.2 und Abschnitt 4.4 sowie Abschnitt 5.2.3 Seite 57 ff.).

In der internationalen Literatur ist nonverbale Kommunikation als eine ergänzende alternative Kommunikationsform beschrieben. Auch die befragten geburtshilflichen Akteur*innen setzen nonverbale Kommunikationsformen ein und erläutern hierzu, dass sie Frauen anlächeln oder berühren. Allerdings beschreiben sie weniger, dass sie auch auf die Frau mit Fluchterfahrung achten. Briscoe und Lavender (2009) empfehlen hierzu, auch die nonverbale Kommunikation der Frau zu registrieren und in der Betreuung zu berücksichtigen. Insbesondere bestärken sie (geburtshilfliche) Akteur*innen in diesem Zusammenhang, die Signale und Hinweise der Frauen wahrzunehmen und zu hinterfragen (Briscoe & Lavender, 2009) (siehe Abschnitt 9.4.1.2 und Abschnitt 4.4 sowie Abschnitt 5.2.3 Seite 57 ff.).

Beziehungsgestaltung und Interaktion

Goodwin et al. (2018) betonen die Relevanz der zwischenmenschlichen Fähigkeiten geburtshilflicher Akteur*innen in der Beziehungsgestaltung von Frauen mit Fluchterfahrung (Goodwin et al., 2018). Die befragten geburtshilflichen Akteur*innen spezifizieren zwischenmenschliche Fähigkeiten als Sensibilität, Offenheit, Zuwendung, Interesse und auch Intuition. Zusätzlich verdeutlichen sie, dass Gespräche sowie das Bewahren von Intimität Einfluss auf die Beziehungsgestaltung nehmen. Domenig (2007) stimmt mit ihren Empfehlungen zur transkulturellen Kompetenz und Empathie darin überein. Auch sie hebt Aufgeschlossenheit und Interesse hervor, um Nähe zwischen Akteur*innen sowie Frauen mit Fluchterfahrung zu erzeugen und auf diese Weise eine Beziehung aufzubauen (Domenig, 2007) (siehe Abschnitt 9.4.2.1 und Abschnitt 9.4.2.4 sowie Abschnitt 3.5 und Abschnitt 4.3 und Abschnitt 5.2.3 Seite 57).

Tobin et al. (2014) beobachten jedoch auch Skepsis und Misstrauen bei Frauen mit Fluchterfahrung gegenüber der geburtshilflichen Betreuung bzw. den geburtshilflichen Akteur*innen. Sie führen dies auf die unbefriedigende Kommunikationssituation zurück (Tobin et al., 2014). Ähnlich erleben die befragten geburtshilflichen Akteur*innen teilweise Vorsicht und Skepsis ihnen gegenüber, die sie jedoch auf die zumeist allgemein unsichere Situation der Frauen und ihrer Familien mit Fluchterfahrung zurückführen. Zudem berichten sie, dass Frauen mit Fluchterfahrung selten Eigeninitiative im Aufsuchen der geburtshilflichen Betreuung zeigen, sondern meist vermittelt werden. Goodwin und Kolleg*innen (2018) bestätigen einen schwierigen Beziehungsaufbau zwischen geburtshilflicher/m Akteur*in und Frau mit dem Umstand, dass Frauen mit Fluchterfahrung sich nicht selbst um eine Betreuung bemühen, sodass insbesondere die erste Begegnung mit Vorsicht erfolgt (Goodwin et al., 2018). Einen weiteren, zumeist negativen Einflussfaktor auf den Beziehungsaufbau zwischen geburtshilflichen

Akteur*innen und Frauen sehen sowohl Goodwin et al. (2018) als auch McFadden et al. (2012) in der Anwesenheit von Familienmitgliedern. Sie erleben z. B. weibliche Familienmitglieder als problematisch, insbesondere wenn konkurrierende Ansichten zur/zum geburtshilflichen Akteur*in bestehen (Goodwin et al., 2018; McFadden et al., 2012). Die befragten geburtshilflichen Akteur*innen können die Qualität des Einflusses von Familienmitgliedern der Frau weniger eindeutig benennen und sind sich hier uneinig. Sie erkennen sowohl Probleme als auch Erleichterungen durch die Anwesenheit von Familienmitgliedern und anderen Begleitpersonen in der Betreuung von Frauen mit Fluchterfahrung (siehe Abschnitt 9.4.2.1 und Abschnitt 9.4.2.2 sowie Abschnitt 5.2.3 Seite 57).

Frauen mit Fluchterfahrung werden von den befragten geburtshilflichen Akteur*innen verschiedenartig in die Gestaltung der Betreuung mit einbezogen. Das berichtete Kontinuum der Partizipation bei Frauen mit Fluchterfahrung reicht von der Selbstbestimmung bis hin zur Fremdbestimmung (siehe Abschnitt 9.4.2.5). Eine Gegenüberstellung der geburtshilflichen Betreuung von Frauen mit Fluchterfahrung und Frauen ohne Fluchterfahrung hinsichtlich berichteter partizipativer Elemente wäre betrachtenswert, um die Beweggründe und Hintergründe geburtshilflicher Akteur*innen differenzierter zu erfassen und ergründen zu können.

Transkulturelles Handeln

Die befragten geburtshilflichen Akteur*innen erwarten bei Frauen mit Fluchterfahrung zunächst Unterschiede im Verhalten und Handeln aufgrund der verschiedenartigen religiös-kulturellen Hintergründe. Diese Annahme verunsichert sie teilweise in der Betreuung. Sie versuchen, dieser Unsicherheit zum Teil mit einem Mehr an Wissen zu begegnen, indem sie nach sogenanntem kulturgebundenem Wissen („Kulturrezepten") suchen. Sie wollen auf diese Weise ihre Expertise und ihr Wissen auf den Gebieten religiöser sowie kultureller Hintergründe der Frauen mit Fluchterfahrung erweitern. Haith-Cooper & Bradshaw (2013b) empfehlen, sich in diesem Zusammenhang den Hintergrund und Kontext, aus dem die Frauen stammen, anzueignen (z. B. über Lehrbücher oder Fortbildungen), um daraus Annahmen über potentielle Bedarfe und Bedürfnisse für die Betreuung ableiten zu können (Haith-Cooper & Bradshaw, 2013b). Auch Correa-Velez & Ryan (2012) schlagen in diesem Zusammenhang Schulungen in Form von Fort- und Weiterbildungen zu religiösen oder kulturellen Hintergründen vor (Correa-Velez & Ryan, 2012). Ebenso antizipieren die befragten geburtshilflichen Akteur*innen teilweise die Wünsche der Frauen mit Fluchterfahrung und beziehen sich hierbei auf ihre Vorerfahrungen in der Betreuung von Frauen mit Fluchterfahrung oder Migrationserfahrung bzw. „Kulturrezepte" aus Wörterbüchern und anderen

Ratgebern. In der Folge handeln geburtshilfliche Akteur*innen zwar in der guten Absicht, Frauen mit Fluchterfahrung bedürfnisorientiert zu betreuen, jedoch auch auf der Basis von Stereotypen (siehe Abschnitt 9.4.2.4 und Abschnitt 4.3 sowie Abschnitt 5.2.3 Seite 59 f.).

Die Antizipation und Berücksichtigung von Stereotypen vernachlässigt die individuellen Präferenzen der Frau und ihrer Familie, denn auch die Bedarfe und Bedürfnisse von Frauen mit Fluchterfahrung sind vielfältig und von Frau zu Frau individuell (Domenig, 2007). Briscoe & Lavender (2009) raten geburtshilflichen Akteur*innen daher zu einer ganzheitlichen und individuellen Betreuung von Frauen mit Fluchterfahrung. Mit Respekt und Interesse für die Ansichten, Einstellungen und Fragen der Frau können Herkunft, Ethnizität und Religion im Kennenlernen und der weiteren Beziehungsgestaltung außen vorgelassen werden (Briscoe & Lavender, 2009). Auch einige der befragten geburtshilflichen Akteur*innen treten Frauen mit Fluchterfahrung offen und ohne Vorannahmen gegenüber, um ihre persönlichen Einstellungen zu erkennen und in die individuelle Betreuung einfließen lassen zu können. Darin übereinstimmend empfehlen Bennett und Scammell (2014) ähnlich wie auch McFadden et al. (2012), Fortbildungen zu allgemeineren Prinzipien und Betreuungskonzepten aufzusuchen (z. B. zu Kommunikationsformen bzw. Ausdrucksweisen), um sich von Stereotypen zu lösen und die Individualität jeder einzelnen Frau wahrzunehmen (Bennett & Scammell, 2014; McFadden et al., 2012). So befreien sich auch teilweise die befragten geburtshilflichen Akteur*innen von Annahmen und Prägungen gegenüber Frauen mit Fluchterfahrung (siehe Abschnitt 9.4.2.4 und Abschnitt 4.3 sowie Abschnitt 5.2.3 Seite 59 f.).

Ergänzend hierzu legt Domenig (2001, 2007) das Konzept der transkulturellen Kompetenz vor, welches sich weniger an kulturgebundenem Wissen orientiert, als vielmehr die Interaktion zwischen gesundheitlichen Akteur*innen und Patient*innen fokussiert. Durch transkulturelle Kompetenz werden kulturgebundenes Wissen („Kulturrezepte") in der Betreuung überwunden, Stereotype reduziert sowie z. B. Kenntnisse zu Kommunikationsformen ausgebaut, um Frauen kontext- und situationsbezogen betreuen zu können (Domenig, 2007). Diese Ansätze transkultureller Kompetenz sind auch im Handeln einiger der befragten geburtshilflichen Akteur*innen erkennbar, wenn sie beschreiben, dass sie Frauen mit Fluchterfahrung beobachten, erzählen lassen, um die auf diese Weise gewonnene Informationen in der weiteren Betreuung zu berücksichtigen. Einige von ihnen liefern Beispiele der gelebten Empathie, die Domenig in ihrer transkulturellen Kompetenz zu beschreiben versucht: es ist sowohl das aufrichtige Interesse an der Frau als auch eine Aufmerksamkeit ihr gegenüber, um Nähe herzustellen und eine bedürfnisorientierte bzw. frau-zentrierte Betreuung zu gewährleisten (Domenig,

2007; Dornheim, 2007) (siehe Abschnitt 9.4.2.4, Abschnitt 3.5 und Abschnitt 4.3 sowie Abschnitt 5.2.3 Seite 59 f.).

Wenn die befragten geburtshilflichen Akteur*innen ihr Handeln hinterfragen und überdenken, offenbaren sie ihre Ansichten und Einstellungen gegenüber Frauen (mit Fluchterfahrung). Durch Selbstreflexion (z. B. den Abgleich von Einstellungen und Handeln) sowie Perspektivübernahme kann eine individuelle und bedürfnisorientierte Betreuung eingeleitet werden. Dies führt teilweise auch dazu, dass die befragten geburtshilflichen Akteur*innen beabsichtigen, ihr zukünftiges Handeln gegenüber Frauen mit Fluchterfahrung, aber auch anderen Frauen gegenüber anzupassen und zu verändern (siehe Abschnitt 9.2.3–9.4.2.4 und Abschnitt 4.3 sowie Abschnitt 5.2.3 Seite 59 f.).

Handeln und Handlungsbereiche

Die befragten geburtshilflichen Akteur*innen passen ihr Handeln in der Betreuung von Frauen mit Fluchterfahrung an. Sie modifizieren ihr Handeln, halten Handlungen aufrecht und unterlassen bzw. reduzieren andere Handlungen (siehe Abschnitt 9.5.3). Als zentralen Einflussfaktor auf das Handeln nennen sie die Kommunikation, die zu einem Mehraufwand in der Betreuung von Frauen mit Fluchterfahrung führt. Außerdem ergänzen sie die knappe Zeitressource im Zusammenhang mit der Sprachmittlung in der Betreuung von Frauen mit Fluchterfahrung. Auch Kennedy und Murphy-Lawless (2001) zeigen einen erhöhten Betreuungsaufwand von Frauen mit Fluchterfahrung auf und benennen den damit einhergehenden Zeitbedarf für die Sprachmittlung (Kennedy & Murphy-Lawless, 2001). Zu ähnlichen Erkenntnissen gelangen Correa-Valez und Ryan (2012), die berichten, dass die zur Verfügung stehende Zeit in der Betreuung von Frauen mit Fluchterfahrung den Einsatz von Sprachmittler*innen bedingt zulassen (Correa-Velez & Ryan, 2012). Einige der befragten geburtshilflichen Akteur*innen legitimieren hierdurch, die Kommunikation und in der Folge auch den Betreuungsumfang deutlich zu reduzieren. So erleben sie die Betreuung von Frauen mit Fluchterfahrung gar als unkomplizierter und kürzer. Auch Lyons et al. (2008) beschreiben das Herunterfahren des Betreuungsumfangs und der Betreuungsintensität, wenn keine Sprachmittlung möglich ist (Lyons et al., 2008). Ähnlich berichtet Stuker (2007), dass das Aufrechterhalten von Handlungsroutinen aufgrund von Kommunikationsschwierigkeiten erschwert ist und in der Folge Handlungen minimiert werden (Stuker, 2007). Ng und Newbold (2011) geben hierbei zu bedenken, dass dabei das Versorgungsniveau nicht beeinträchtigt werden sollte, und plädieren dafür, die medizinischen Bedarfe analog vorhandener Richtlinien und Leitlinien abzudecken (Ng & Newbold, 2011). So folgen die befragten geburtshilflichen Akteur*innen diesem Ansatz, indem sie insbesondere die medizinisch notwendige Betreuung aufrechterhalten und sich z. B.

an den Mutterschaftsrichtlinien des GBA (GBA, 2016) orientieren. Doch unterlassen sie in der Betreuung von Frauen mit Fluchterfahrung auch Handlungen: vordergründig Praktiken der Beratung und Aufklärung sowie die Berücksichtigung psychosozialer Aspekte in der Betreuung. Sie verfolgen bei Frauen mit Fluchterfahrung weniger einen ganzheitlichen Ansatz in der Betreuung. Diese Arbeitsweise empfinden einige der befragten geburtshilflichen Akteur*innen als effizienter. Briscoe und Lavender (2009) merken an, dass dieser Fokus weniger einem Arbeiten „mit Frauen" als vielmehr einem Arbeiten entlang von Richtlinien und Standards entspricht (Briscoe & Lavender, 2009).

Bei der Modifikation von Handlungen erläutern die befragten geburtshilflichen Akteur*innen, dass sie z. B. Indikationen von Maßnahmen und Interventionen gegenüber Frauen mit Fluchterfahrung nicht zwingend medizinisch begründen, sondern eher auf die sozialen Umstände der Frau verweisen. In der gegenwärtigen Literatur konnte diese Strategie in der Versorgung von Frauen mit Flucht- oder Migrationserfahrung nicht identifiziert werden, ebenso wenig Strategien, die sich daran anlehnen (siehe Abschnitt 9.5.2.2 und Abschnitt 9.5.3.2, die Abschnitt 3.2–3.4 und Abschnitt 5.2.3 Seite 56).

Winn et al. (2018) geben zu bedenken, dass geburtshilfliche Akteur*innen auch den Bedürfnissen der Frauen mit Fluchterfahrung gerecht werden sollten. Der vielfach angeführte Mehraufwand in der Betreuung von Frauen mit Fluchterfahrung steckt in dem zusätzlichen Engagement der geburtshilflichen Akteur*innen, auch über die medizinisch notwendige und vorgeschriebene Versorgung hinaus, Frauen auf psychosozialer Ebene zu betreuen. Dies kann bedeuten, dass Handlungs- und Verantwortungsbereiche erweitert werden müssen, die teilweise nicht der originären geburtshilflichen Betreuung zuzuordnen sind (Winn et al., 2018). Kurth et al. (2010) nennen hierfür als Beispiele sowohl die Verbesserung der Wohnverhältnisse der Frauen als auch den Aufbau eines Unterstützungsnetzes für Frauen und ihre Familien (Kurth et al., 2010). Die befragten geburtshilflichen Akteur*innen stimmen dem zu und führen darüber hinaus an, Frauen mit Fluchterfahrung Orientierung im System zu geben, Brückenbauer*innen zu sein oder administrative Aufgaben zu erfüllen – ähnlich der Arbeit von Sozialarbeiter*innen. McCarthy und Haith-Cooper (2013) stellen vor diesem Hintergrund ein Peer-Projekt aus England vor, in welchem Multiplikator*innen Frauen mit Fluchterfahrung zum Gesundheitssystem sowie dessen Angeboten und Leistungen aufklären und auf diese Weise Akteur*innen in der geburtshilflichen Versorgung entlasten (McCarthy & Haith-Cooper, 2013). Einen wesentlichen Anteil der Tätigkeiten in der Betreuung von Frauen mit Fluchterfahrung nimmt laut der befragten geburtshilflichen Akteur*innen die Organisation der Sprachmittlung ein. Analog hierzu berichten Binder et al. (2012), dass das Hinzuziehen von Sprachmittler*innen für geburtshilfliche Akteur*innen mühselig und kompliziert ist (Binder et al., 2012) (siehe Abschnitt 9.5.2.2 und Abschnitt 9.5.3.2, die Abschnitt 3.2–3.4 und Abschnitt 5.2.3 Seite 56).

Vor dem Hintergrund der Autonomie im professionellen Handeln bzw. des gegebenen Handlungsspielraumes der geburtshilflichen Akteur*innen ist eine Differenzierung im Handeln gegenüber Frauen mit Fluchterfahrung angemessen und erstrebenswert. Allerdings sollte dies stets in Anlehnung an die frau-zentrierte Betreuung erfolgen bzw. individuelle, situationsgerechte Lösungen für jede einzelne Frau mit Fluchterfahrung gefunden werden und weniger mit den Arbeits- und Kontextbedingungen argumentiert werden (siehe Abschnitt 9.5.3.2–9.5.3.3 und Abschnitt 6.2.3 sowie Abschnitt 3.5)

Netzwerkarbeit

Neben dem Aufbau eines Unterstützungsnetzwerkes für Frauen und ihre Familien vernetzen sich die befragten geburtshilflichen Akteur*innen untereinander. Ziel des Vernetzens von Akteur*innen ist es, eine angemessene Gesamtbetreuung für Frauen mit Fluchterfahrung zu realisieren, indem unterschiedliche Akteur*innen bestehende Probleme der Frauen gemeinsam lösen. Das Verständnis der Netzwerkarbeit variiert jedoch zwischen den befragten geburtshilflichen Akteur*innen. Während ein Teil von ihnen eine tatsächliche Zusammenarbeit anstrebt, in welcher gemeinsames Handeln im Sinne der Frau miteinander abgestimmt oder reflektiert wird, beschreibt ein anderer Teil der geburtshilflichen Akteur*innen Netzwerke als ein „Voneinander wissen". Die *Managementkontinuität* nach Freeman et al. (2007) zeigt die Ausgestaltung jener Kooperation innerhalb eines Netzwerkes zwischen Akteur*innen auf, die auch institutionelle und fachliche Bereiche überschreitet. Hierbei werden überwiegend Informationen zu Diagnosen und Befunde zwischen (geburtshilflichen) Akteur*innen untereinander geteilt (Freeman et al., 2007). Kurth et al. (2010) heben die Zusammenarbeit zwischen geburtshilflichen und psychosomatisch tätigen Akteur*innen sowie Sprachmittler*innen als einen wesentlichen Faktor für eine bedarfsgerechte Betreuung hervor (Kurth et al., 2010). Auch der GBA sowic das Nationale Gesundheitsziel *Gesundheit rund um die Geburt* begrüßen in Deutschland die Kooperation zwischen Frauenärzt*innen und Hebammen in der geburtshilflichen Betreuung, sowohl intra- als auch interprofessionell, um die Versorgung zu ergänzen und zu verbessern (BMG, 2017; GBA, 2016). McFadden et al. (2012) weisen hier auch auf eine Zusammenarbeit mit niedrigschwelligen Angeboten oder Initiativen wie etwa Peer-Projekten hin (McFadden et al., 2012).

Reynolds und White (2010) bezeichnen einen Mangel an Austausch von Informationen zwischen Akteur*innen als ein zentrales Problem der gemeinsamen Betreuung von Frauen mit Fluchterfahrung. Bei einem bloßen „Voneinander wissen" fehle es an koordinierter Zusammenarbeit (Reynolds & White, 2010). Winn

et al. (2018) hingegen bewerten auch diese Netzwerkarbeit als eine wichtige Ressource in der Betreuung von Frauen mit Fluchterfahrung, wenn das entsprechende
Weiterleiten der Frauen zu (spezifischen) Angeboten die geburtshilfliche Versorgung der/des einzelnen Akteurin/Akteurs erleichtert (Winn et al., 2018). Auch
die befragten geburtshilflichen Akteur*innen sehen die Vorteile des ausschließli-
chen Vermittelns innerhalb eines Netzwerks, wenn sie Frauen mit Fluchterfahrung
weiterführende und ergänzende Unterstützungsmöglichkeiten aufzeigen können
und sich selbst damit entlasten (siehe Abschnitt 9.5.3.2 sowie Abschnitt 3.1 und
Abschnitt 5.2.3 Seite 56).

Ethisch-moralische Prinzipien
Geburtshilfliche Akteur*innen begründen ihr Handeln auf ethischen Kodizes.
Frauenärzt*innen orientieren sich an der *Genfer Deklaration* (Eigler, 2003;
Weltärztebund, 2006) und Hebammen respektieren den *International Code of
Ethics for Midwives* (DHV, 2017a; ICM, 2014b). Sie stimmen darin überein, ihren
Beruf zum Wohl der Frauen auszuüben, indem sie alle Frauen würdevoll und
menschlich mit Respekt und Achtung behandeln. Auch die befragten geburtshilflichen Akteur*innen rechtfertigen ihr Handeln mit ethisch-moralischen Prinzipien,
wenn sie z. B. ihre „Hebammenethik" anführen. Kurth et al. (2010) legen wider-
sprüchliche Anforderungen an ihr Handeln in der Betreuung von Frauen mit
Fluchterfahrung offen, die zu Konflikten führen können. Neben der geburtshilflichen Versorgung sind sie auch zur Kooperation mit Behörden verpflichtet
(z. B. Ausstellen von objektiven Bescheinigungen im Asylverfahren) und müssen
zudem die Kosteneffizienz in der Versorgung sicherstellen. Diese Aufträge stehen
im Widerspruch zu ihrem beruflichen Kodex, Frauen in allen Lebenslagen und
-umständen zu unterstützen und bestmöglich zu versorgen. Die befragten geburtshilflichen Akteur*innen dieses Dissertationsprojektes thematisieren diese Art von
Widersprüchen kaum. Demgegenüber zeigt sich jedoch eine Ambivalenz zum
beabsichtigten Handeln (analog der ethischen Kodizes) und dem tatsächlichen
Handeln gegenüber Frauen mit Fluchterfahrung, wenn medizinische Behandlungen in den Vordergrund drängen, Entscheidungen für Frauen getroffen werden
und sie nicht nach ihren Wünschen befragt werden. Dies entspricht weniger einer
bedürfnisorientierten Betreuung von Frauen mit Fluchterfahrung und offenbart
erneut die Herausforderungen der befragten geburtshilflichen Akteur*innen, die
versuchen, in der Betreuung von Frauen mit Fluchterfahrung den Kompromiss
zwischen Idealen und der Realität zu finden. Insbesondere die Reflexion der
geburtshilflichen Akteur*innen mit Kolleg*innen in Supervisionen oder informellen Gesprächen verdeutlicht die Auseinandersetzung mit diesem Dilemma (siehe
Abschnitt 9.2 und Abschnitt 6.3).

Beitrag der empirischen Ergebnisse zum gegenwärtigen Forschungsstand
Die Ergebnisse dieses Dissertationsprojektes bestätigen weitestgehend die Kenntnisse aus der Literatur bzw. dem Forschungsstand, aber ergänzen auch neue
Erkenntnisse. In **Übereinstimmung** mit dem Forschungsstand und der gegenwärtigen Literatur zur Betreuung von Frauen mit Fluchterfahrung berichten die
befragten geburtshilflichen Akteur*innen von:

- psychosozialen Problemlagen der Frauen mit Fluchterfahrung und daraus
  resultierenden psychosomatischen Beschwerden in der Phase des Mutterwerdens, die den Bedarf an psychosozialer Betreuung erhöhen
- Kommunikationsschwierigkeiten in der Betreuung von Frauen mit Fluchterfahrung sowie entwickelten Strategien zur Verständigung bzw. Verständigungsalternativen (Sprachmittler*innen, Brückensprachen, nonverbale Kommunikation) und damit einhergehender Vor- und Nachteile
- einem gesteigerten Betreuungsaufwand, der teilweise den Handlungsbe-
  reich der originären geburtshilflichen Versorgung übersteigt und zudem Zeit
  erfordert
- der Relevanz zwischenmenschlicher Fähigkeiten in der Betreuung von Frauen
  mit Fluchterfahrung
- dem Zwiespalt zwischen der Berücksichtigung kulturgebundenen Wissens in
  der Betreuung von Fluchterfahrung sowie der individuellen und situationsge-
  bundenen Betrachtung der einzelnen Frau
- einer verstärkten Orientierung an medizinischen Standards und Richtlinien in
  der Betreuung von Frauen mit Fluchterfahrung
- der Bedeutung der Netzwerkarbeit in der Betreuung von Frauen mit Fluchterfahrung

In einem Aspekt sind **Abweichungen** der empirischen Ergebnisse zur Literatur
erkennbar:

- Die befragten geburtshilflichen Akteur*innen thematisieren Widersprüche
  zu ethisch-moralischen Prinzipien und an sie herangetragene Anforderungen in Form eines Intra-Rollenkonflikts wenig, während geburtshilfliche
  Akteur*innen in der Literatur derartige Konflikte erleben, z. B. das Dilemma,
  Frauen bestmöglich versorgen zu wollen und zugleich kosteneffizient arbeiten
  zu müssen.

Das Dissertationsprojekt kann folgende **neue Aspekte** offenlegen, die bisher in der Literatur zur Betreuung von Frauen mit Fluchterfahrung wenig Berücksichtigung erfahren haben:

- Die Differenzierung des Handelns der geburtshilflichen Akteur*innen (in Modifizieren, Aufrechterhalten und Unterlassen allgemein etablierter Handlungen) zeigt beispielhaft die Muster der Handlungsanpassungen gegenüber Frauen mit Fluchterfahrung auf.
- Das Unterlassen oder Reduzieren von Handlungen (z. B. eingeschränkte Aufklärung) durch die Betreuungssituation und Arbeitssituation der Frauen mit Fluchterfahrung zu legitimieren, ist ein aufgedeckter Aspekt, den es unter geburtshilflichen Akteur*innen zu diskutieren gilt.
- Ebenso ist die adaptierte Indikationsstellung und Begründung von Maßnahmen/Interventionen gegenüber Frauen mit Fluchterfahrung (von weniger medizinischen hin zu sozialen Hintergründen) innerhalb der Disziplinen von Frauenärzt*innen und Hebammen zu reflektieren und zu überprüfen.
- Die Aussagen der befragten geburtshilflichen Akteur*innen zum Fluchtverständnis leisten einen Beitrag zur Diskussion über die Definition und Konzeptualisierung des Begriffs Flucht bzw. Fluchterfahrung, wenn sie z. B. die Art der Fluchtwege, die Dauer der Flucht und Erlebnisse während der Flucht ihrem Fluchtverständnis zuordnen.
- Dieses Dissertationsprojekt ist nach derzeitigem Wissensstand die erste deutsche Studie, die die geburtshilfliche Betreuung von Frauen mit Fluchterfahrung im deutschen Versorgungssystem untersucht.

10.2 Empirie-Theorie-Transfer

Das Abschnitt 6.2 spannt den theoretischen Rahmen auf, der diesem Dissertationsprojekt zugrunde liegt. Hierin wird das professionelle Handeln im Allgemeinen eingeführt und anschließend auf die geburtshilfliche Betreuungssituation bzw. das Handeln geburtshilflicher Akteur*innen im theoretischen Sinn übertragen. Diese theoretischen Anschauungen zum professionellen Handeln in der geburtshilflichen Betreuung sollen im Folgenden kurz wiederholt werden. Im Anschluss daran nimmt dieses Kapitel eine Anbindung der empirischen Ergebnisse zur Theorie vor, indem die theoretischen Zusammenhänge mit der Empirie verknüpft sowie Bestätigungen, aber auch Widersprüche aufgezeigt werden. Folgende Fragen leiten den Empirie-Theorie-Transfer:

- Welche theoretischen Konzepte des professionellen Handelns lassen sich im Handeln der geburtshilflichen Akteur*innen in der Betreuung von Frauen mit Fluchterfahrung identifizieren?
- Inwiefern sind Konzepte und Definitionen der Theorie deckungsgleich mit den Ergebnissen der Empirie?
- Wie kann die Theorie des professionellen Handelns unter Berücksichtigung der empirischen Beobachtungen erweitert werden?

Jene Fragen gilt es nachfolgend zu beantworten.

Abbildung 10.2 stellt die Vorgehensweise zur Theorieerweiterung vor. Die zugrundeliegende Theorie (Theorie A in Bereich1) wird auf einen neuen Bereich (Theorie A in Bereich 2) angewendet und sich daraus ergebende Anpassungen finden sich in einer erweiterten Theorie wieder (Theorie B in Bereich 2) (Walker & Avant, 1995, 1998). Übertragen auf das vorliegende Dissertationsprojekt bedeutet dies, dass die Theorie des professionellen Handelns im Bereich der geburtshilflichen Betreuung von Frauen mit Fluchterfahrung angewendet wird und sich daraus die erweiterte Theorie des professionellen Handelns in der geburtshilflichen Betreuung von Frauen mit Fluchterfahrung ableiten lässt.

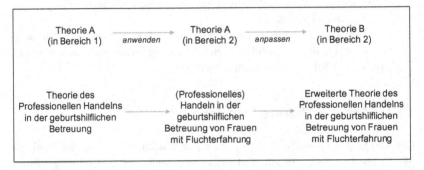

Abbildung 10.2 Theorieanbindung des professionellen Handels in der geburtshilflichen Betreuung von Frauen mit Fluchterfahrung. (eigene Darstellung in Anlehnung an Walker & Avant, 1995, 1998)

Rückbezug zur Theorie des professionellen Handelns geburtshilflicher Akteur*innen

Professionelles Handeln in der geburtshilflichen Betreuung beschreibt die unterstützende bzw. stellvertretende Problemdefinition sowie die daran anschließende

Problembewältigung geburtshilflicher Akteur*innen. Das Arbeitsbündnis zwischen geburtshilflichen Akteur*innen und Frauen ist ein essentielles Element des professionellen Handelns, das die Beziehung zwischen geburtshilflichen Akteur*innen und Frauen kennzeichnet.

Das Arbeitsbündnis ist ein wesentliches Element des professionellen Handelns, da professionelles Handeln stets im Rahmen einer personalen Beziehung stattfindet. Das Arbeitsbündnis charakterisiert die Beziehung zwischen geburtshilflichen Akteur*innen sowie Frauen und gilt als Voraussetzung sowohl für die Problemdefinition als auch die Problembewältigung. Das Arbeitsbündnis bzw. die Beziehung zwischen geburtshilflichen Akteur*innen und Frauen gleicht dabei zumeist einer asymmetrischen Beziehung, z. B. aufgrund des Kompetenzgefälles (Wissensunterschied).

In der ersten Phase der Problemdefinition versuchen geburtshilfliche Akteur*innen, das diffus vorliegende Problem bzw. den Hilfebedarf der Frau zu erfassen und zu konkretisieren. In der daran anschließenden Phase der Problembewältigung planen geburtshilfliche Akteur*innen der Theorie folgend Maßnahmen zur Problemlösung und setzen diese kontextsensibel und situationsgerecht um. Dieses Handeln beinhaltet auf der einen Seite die Beachtung von Standards und Richtlinien der geburtshilflichen Versorgung und berücksichtigt auf der anderen Seite die spezifisch-individuelle Situation der jeweiligen Frau. In beiden Phasen (Problemdefinition und Problembewältigung) ist das Wissen der geburtshilflichen Akteur*innen in ihrem Handlungs- und Verantwortungsbereich von Relevanz. Denn zum einen müssen sie den Hilfebedarf bzw. die Problemkonstellation der Frau identifizieren und ihrem Handlungsfeld zuordnen. Auf der anderen Seite begründen sie Handlungsoptionen und Entscheidungen auf jener Wissensbasis. Hinzu kommen der Wertbezug bzw. die ethisch-moralischen Prinzipien geburtshilflicher Akteur*innen. Sie orientieren sich in ihrem Handeln daran bzw. rechtfertigen ihr Handeln dadurch. Aus diesen Ausführungen lässt sich die Autonomie im Handeln der geburtshilflicher Akteur*innen ableiten; sie handeln stets unabhängig und einzelfallbezogen, um den Bedürfnissen und individuellen Kontexten der Frauen gerecht werden zu können.

Gegenüberstellung und Abgleich des (professionellen) Handelns geburtshilflicher Akteur*innen in Theorie und Empirie
Tabelle 10.1 fasst die Elemente und Merkmale der Theorie des professionellen Handelns zusammen und stellt ihnen die Ergebnisse der Empirie – des Handelns der geburtshilflichen Akteur*innen in der Betreuung von Frauen mit Fluchterfahrung – gegenüber. Im Anschluss werden die Inhalte der Tabelle ausführlich diskutiert.

Tabelle 10.1 Gegenüberstellung des professionellen Handelns geburtshilflicher Akteur*innen in Theorie und Empirie

Elemente/ Merkmale		Theorie *Professionelles Handeln der geburtshilflichen Akteur*innen*	Empirie *Handeln der geburtshilflichen Akteur*innen gegenüber Frauen mit Fluchterfahrung*
Kontext (Ist-Situation)	Problembereich	• Phase des Mutterwerdens • personale Dienstleistung zwischen geburtshilflichen Akteur*innen und Frauen • einzelfallbezogenes Handeln in komplexen Situationen	• Phase des Mutterwerdens **und** Fluchterfahrung/-hintergrund treffen aufeinander • personale Dienstleistung zwischen geburtshilflichen Akteur*innen und Frau mit Fluchterfahrung • aufgrund der komplexen Problemkonstellation ist einzelfallbezogenes Handeln in besonderem Maße bei Frauen mit Fluchterfahrung angezeigt
Arbeitsbündnis		Interaktionsabhängigkeiten bzw. Asymmetrien in der Beziehung prägen das professionelle Handeln (z. B. Kompetenzgefälle durch Wissensunterschiede)	• Kommunikation als zentrale Interaktionsform mit entscheidenden Auswirkungen auf das professionelle Handeln • veränderte Interaktionsmuster unterstreichen Interaktionsabhängigkeiten (z. B. heterogene (Rollen-)Erwartungen) • Verstärkung asymmetrischer Beziehungsmuster zwischen geburtshilflichen Akteur*innen und Frauen mit Fluchterfahrung durch Kenntnisse des (Gesundheits-)Systems, Sprachkenntnisse • Voraussetzungen der Beziehungsgestaltung sind Ruhe, Interesse, Nähe, Kontinuität, Fähigkeiten zur Empathie und Perspektivübernahme • zögerlicher Vertrauensaufbau bei Frauen mit Fluchterfahrung • persönliche Motivation und Antrieb der geburtshilflichen Akteur*innen von Relevanz
Problem- definition		Problembereich rekonstruieren bzw. konkretisieren und dem eigenen Handlungsfeld zuordnen (durch Anamneseerhebung und Untersuchungen)	• Problembereich der Frauen mit Fluchterfahrung nur eingeschränkt rekonstruierbar bzw. zu konkretisieren • Intuition und Berufserfahrung als Alternative bzw. Ergänzung zur verbalen Anamneseerhebung

(Fortsetzung)

Tabelle 10.1 (Fortsetzung)

Elemente/ Merkmale		Theorie Professionelles Handeln der geburtshilflichen Akteur*innen	Empirie Handeln der geburtshilflichen Akteur*innen gegenüber Frauen mit Fluchterfahrung
Handlungsfeld		Geburtshilfliche Versorgung	Geburtshilfliche Versorgung und zusätzliches Handlungs- und Aufgabenspektrum (z. B. Organisation der Sprachmittlung)
Problembewältigung		Lösungen finden und aufzeigen unter Berücksichtigung von Standards und Richtlinien sowie der individuellen Präferenzen der Frau	• starke Orientierung an Standards und Richtlinien • einzelfallbezogenes Handeln (z. B. in der Organisation der Weiterbetreuung) • Einschränkung der Berücksichtigung individueller Präferenzen der Frau • Zurückgreifen auf „Kulturrezepte" und Antizipieren auf Grundlage von Stereotypen • teilweise Verzicht auf medizinische Begründungen für Maßnahmen • Netzwerkarbeit
Autonomie		unabhängiges und eigenverantwortliches Handeln ermöglichen individuelle und situationsgerechte Anpassungen	
Wissensbasis		spezifischer Wissensfundus der Geburtshilfe	Erweiterung des Wissensfundus um bspw. andersartiges Erkrankungsspektrum bei Frauen mit Fluchterfahrung
Wertbezug		Orientierung an berufsspezifischen Ethikkodizes	

Die befragten geburtshilflichen Akteur*innen beschreiben die **Ist-Situation** (Problembereich) innerhalb der Betreuung von Frauen mit Fluchterfahrung als komplex, unstrukturiert und unübersichtlich. In diesem Kontext ist professionelles Handeln durch geburtshilfliche Akteur*innen angezeigt. Der Problembereich bzw. Hilfebedarf der Frauen rund um die Phase des Mutterwerdens erweitert sich um die Fluchterfahrung bzw. den Fluchthintergrund der Frauen und veranlasst individuelles und einzelfallbezogenes Handeln.

Das professionelle Handeln ist durch Interaktionsabhängigkeiten gekennzeichnet. Auch die befragten geburtshilflichen Akteur*innen beschreiben ungewohnte und andersartige Interaktionsmuster innerhalb des **Arbeitsbündnisses**. Als zentrale Bedeutung aller Interaktionen benennen die befragten geburtshilflichen Akteur*innen die Kommunikation. Denn die Kommunikation zwischen geburtshilflichen Akteur*innen und Frauen hat Auswirkungen auf alle Elemente und Bereiche des professionellen Handelns in der geburtshilflichen Betreuung, zuvorderst im Rahmen des Arbeitsbündnisses bzw. der Beziehungsgestaltung und darüber hinaus auch auf die Prozesselemente der Problemdefinition und der Problembewältigung.

Die befragten geburtshilflichen Akteur*innen begründen veränderte Interaktionsmuster unter anderem mit heterogenen (Rollen-)Erwartungen (sowohl von geburtshilflichen Akteur*innen an Frauen mit Fluchterfahrung als auch von Frauen mit Fluchterfahrung an geburtshilfliche Akteur*innen). Beispiele für (Rollen-)Erwartungen sind das Inanspruchnahmeverhalten von Leistungen durch Frauen mit Fluchterfahrung in der geburtshilflichen Versorgung. So kümmern sich Frauen mit Fluchterfahrung selten proaktiv um eine geburtshilfliche Betreuung, suchen im Bedarfsfall häufig die Notaufnahme oder eine Klinik auf und nehmen z. B. Termine der Schwangerenvorsorge unregelmäßig wahr. Demgegenüber antizipieren die befragten geburtshilflichen Akteur*innen teilweise Interaktionsmuster bei Frauen mit Fluchterfahrung, wenn sie sich auf „Kulturrezepte" oder Vorerfahrungen bzw. Stereotype aus der Betreuung von Migrantinnen beziehen und diese auf die individuelle Frau übertragen.

Interaktionsabhängigkeiten und Asymmetrien in der Beziehung zwischen geburtshilflichen Akteur*innen und Frauen werden in der Betreuung von Frauen mit Fluchterfahrung verstärkt. Die befragten geburtshilflichen Akteur*innen nennen folgende Differenzen zwischen ihnen und Frauen mit Fluchterfahrung: Fachwissen/Expertise, Kenntnisse zum (Gesundheits-)System, Sprachkenntnisse. Weiterhin nennen sie auch Gelingensbedingungen für das Arbeitsbündnis und die damit verbundene Beziehungsgestaltung in der Betreuung von Frauen mit Fluchterfahrung: Ruhe, Interesse, zwischenmenschliche Nähe und Kontinuität. Das Handeln geburtshilflicher Akteur*innen verlangt zudem Empathie und die Fähigkeit zur Perspektivübernahme. Die befragten geburtshilflichen Akteur*innen erläutern, dass sie Einblicke in persönliche und intime Bereiche der Frauen erhalten, wenn sie deren Wünsche, Bedürfnisse, Beweggründe und andere Besonderheiten kennenlernen. Diese versuchen sie in der Betreuung zu berücksichtigen, wenn sie stellvertretend für Frauen handeln und in jene Privatsphäre auch eingreifen. So sind Vertrauen und Compliance der Frauen für das professionelle Handeln erforderlich. Doch berichten die befragten geburtshilflichen Akteur*innen, dass insbesondere Frauen mit Fluchterfahrung zunächst skeptisch und vorsichtig ihnen gegenüber sind. Der Vertrauensaufbau gestaltet sich teilweise zögerlich. Darüber hinaus führen sie an, dass die persönliche Motivation zur Betreuung von Frauen mit Fluchterfahrung eine wesentliche Rolle im (professionellen) Handeln spielt. So engagieren sich die befragten geburtshilflichen Akteur*innen gezielt und teilweise vermehrt für Frauen mit Fluchterfahrung.

In der **Problemdefinition** treffen die befragten geburtshilflichen Akteur*innen bei Frauen mit Fluchterfahrung auf bekannte Anliegen, Hilfebedarfe und Bedürfnisse in der geburtshilflichen Betreuung. Zugleich ergeben sich Unsicherheiten, da sie den spezifischen Problembereich der Frauen mit Fluchterfahrung nur eingeschränkt rekonstruieren bzw. konkretisieren können. Aufgrund von Kommunikationsschwierigkeiten ist ihnen z. B. die verbale Anamneseerhebung erschwert. Sie können teilweise nur bedingt medizinische Daten erfassen oder die persönlichen Bedürfnisse der Frau mit Fluchterfahrung ermitteln. Die befragten geburtshilflichen Akteur*innen beschreiben, dass sie hier intuitiv und auf ihre Berufserfahrung vertrauend vorgehen. Zudem stoßen sie in der Betreuung von Frauen mit Fluchterfahrung auch auf ihnen unbekannte Problemkonstellationen (z. B. weibliche Genitalverstümmelung, Traumatisierung oder psychosoziale Belastungen). Hinzu kommt, dass der erweiterte Problembereich von Frauen mit Fluchterfahrung nicht (mehr) eindeutig dem originären *Handlungsfeld* der geburtshilflichen Akteur*innen zuzuordnen ist; z. B. sehen sich einige der Befragte in der Verantwortung, die Unterbringungssituation von Frauen zu organisieren.

In der **Problembewältigung** lösen geburtshilfliche Akteur*innen Probleme der Frauen. Hierfür greifen sie auf Standards und Richtlinien der geburtshilflichen Versorgung – also regelgeleitetes Handeln – zurück und ergänzen, der Theorie des professionellen Handelns folgend, diese mit den individuellen Präferenzen der Frau bzw. passen Entscheidungen kontextspezifisch an die Situation der Frau an. Da die Hintergründe der Frauen mit Fluchterfahrung sehr heterogen sind, eignet sich dieses individualisierte und flexible Handeln für die Betreuung von Frauen mit Fluchterfahrung. So versuchen auch die befragen geburtshilflichen Akteur*innen die Anliegen der Frauen mit Fluchterfahrung trotz teilweise lückenhafter Grundlagen (mangelhafte Anamnese, fehlende medizinische Daten) zu bearbeiten.

Unter den gegebenen Einschränkungen aufgrund der Kommunikationsschwierigkeiten berücksichtigen sie in der Problembewältigung die individuellen Präferenzen der Frau mit Fluchterfahrung bestmöglich. Sie orientieren sich am Einzelfall, wenn sie z. B. zusätzliche Aufgaben übernehmen wie bspw. die Organisation der Sprachmittlung oder der Weiterbetreuung einzelner Frauen. Parallel dazu berichten die befragten geburtshilflichen Akteur*innen jedoch auch, dass sie sich

in der Betreuung von Frauen mit Fluchterfahrung stark an Behandlungsstandards/-
richtlinien orientieren. Anpassungen im Handeln, die versuchen, die Präferenzen
der Frau mit Fluchterfahrung zu berücksichtigen, erfolgen teilweise auf der
Grundlage antizipierter religiöser sowie kultureller Besonderheiten der Frauen.
Dieses vermeintliche kontextspezifische Handeln stellt jedoch kein individuelles und kein situationsgerechtes Handeln dar, wenn die individuellen Bedarfe,
Bedürfnisse und Präferenzen der einzelnen Frau mit Fluchterfahrung außen vorgelassen werden. Teilweise begründen befragte geburtshilfliche Akteur*innen
Maßnahmen und Handlungen auch vor sozialen Hintergründen der Frau und verzichten auf medizinischen Indikationen (z. B. die Bevorzugung der Vollnarkose
bei einer Kaiserschnittgeburt, da die Kommunikation bei einer Teilnarkose der
Frau mit Fluchterfahrung herausfordernder ist). Sie betonen in der Betreuung von
Frauen mit Fluchterfahrung und der damit einhergehenden Problembewältigung
die Netzwerkarbeit. Die gemeinsame Suche nach Lösungen durch eine intra- und
interdisziplinäre Zusammenarbeit oder die Weitervermittlung stellt für sie eine
zusätzliche Unterstützung in der Problembewältigung dar.

Die *Autonomie* im Handeln geburtshilflicher Akteur*innen eröffnet die Möglichkeiten, unabhängig und eigenverantwortlich zu handeln sowie Anpassungen
im Handeln vorzunehmen. Das autonome Handeln eröffnet die Möglichkeiten,
Frauen mit Fluchterfahrung individuell und einzelfallbezogen zu betreuen. Jedoch
beschreiten die befragten geburtshilflichen Akteur*innen teilweise auch weniger
individuelle Wege im Sinne der einzelnen Frau, sondern greifen in ihrem Handeln auf Vorannahmen oder Stereotype zurück. Sie begründen dieses Vorgehen
meist mit fehlenden Informationen und Präferenzen der Frau mit Fluchterfahrung,
die sich aufgrund der Kommunikationsschwierigkeiten ergeben. Zugleich merken
die befragten geburtshilflichen Akteur*innen an, dass ihre bisherige *Wissensbasis*
unzureichend ist – die Problemkonstellation ist meist komplexer als das zur Verfügung stehende Wissen. Sie halten ihr Wissen auf verschiedenen Gebieten für
ausbaufähig (z. B. Krankheitsspektrum bei Frauen mit Fluchterfahrung).

Der *Wertbezug* der geburtshilflichen Akteur*innen zeigt die Orientierung
an berufsspezifischen Ethikkodizes in ihrem Handeln auf. Die Interviewpartner*innen vervollständigen, dass sie zudem allgemeine sozial und gesellschaftlich
etablierte Normen auch in der Betreuung von Frauen mit Fluchterfahrung beachten bzw. diese den Ethikkodizes inhärent sind. Aufgeführte Beispiele sind eine
respektvolle Behandlung und keine Benachteiligung aufgrund von Herkunft, Religion, Alter oder Ähnlichem. Zugleich wird hier das Dilemma der befragten
geburtshilflichen Akteur*innen offengelegt. Denn diese wollen Frauen mit Fluchterfahrung wie auch andere Frauen individuell und bedürfnisorientiert betreuen,
doch sind ihnen die individuellen Bedarfe und Bedürfnisse der Frauen mit

Fluchterfahrung nicht (umfassend) bekannt und teilweise auch nicht erfassbar (aufgrund von Kommunikationsschwierigkeiten). Die befragten geburtshilflichen Akteur*innen reflektieren diese Situation sowie daraus folgende Konflikte, indem sie unter anderem in den kollegialen Austausch gehen und auf diese Weise nach Lösungen suchen.

Anregungen zur Theorieerweiterung des professionellen Handelns
Der Vorschlag zur Theorieerweiterung greift die Basis der Theorie des professionellen Handelns in ihrer Struktur, ihrer Konzeptualisierung sowie ihren Begrifflichkeiten auf und bindet die empirischen Ergebnisse zum Handeln der geburtshilflichen Akteur*innen in der Betreuung von Frauen mit Fluchterfahrung an diese an. Die *erweiterte Theorie des professionellen Handels in der geburtshilflichen Betreuung von Frauen mit Fluchterfahrung* berücksichtigt schließlich Konzepte, Aspekte und Überlegungen

a) aus der Theorie des professionellen Handelns,
b) aus der Empirie zum Handeln geburtshilflicher Akteur*innen gegenüber Frauen mit Fluchterfahrung und
c) aus der Diskussion sowie der Literatur zum Handeln geburtshilflicher Akteur*innen.

Abbildung 10.3 illustriert die erweiterte Theorie des professionellen Handelns in der geburtshilflichen Betreuung von Frauen mit Fluchterfahrung und wird im Nachgang erläutert.

Die Ausgangssituation des professionellen Handelns in der geburtshilflichen Betreuung wird durch Frauen mit Fluchterfahrung besetzt. Dies bewirkt eine Veränderung der **Ist-Situation** bzw. des Problembereichs. Der Umstand von Schwangerschaft, Geburt und Wochenbett erweitert sich um mögliche zusätzliche körperliche Beeinträchtigungen und/oder psychosoziale Belastungen der Frauen mit Fluchterfahrung. Diese Veränderung zieht weitere Änderungen und Anpassungen nach sich, welche sich wiederum auf das professionelle Handeln auswirken und in der Theorieerweiterung berücksichtigt werden.

Die erweiterte Theorie des professionellen Handelns ergänzt das Konzept der **Arbeitssituation,** in der geburtshilfliche Akteur*innen Frauen mit Fluchterfahrung betreuen. So können Arbeits-/Versorgungsformen, Settings und die Angebotslandschaft das Handeln der geburtshilflichen Akteur*innen beeinflussen. Als ein illustratives Beispiel sei hier das Fehlen von Versorgungsstrukturen genannt. Dieser Mangel an Strukturen führt zu einem erhöhten Arbeitsaufwand

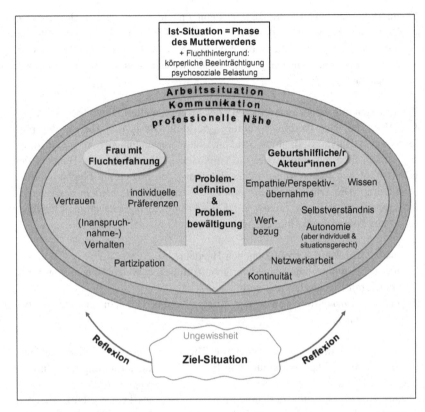

Abbildung 10.3 Erweiterte Theorie des professionellen Handelns in der geburtshilflichen Betreuung von Frauen mit Fluchterfahrung. (eigene Darstellung)

und verlangt einen alternativen Arbeitsstil bzw. ein angepasstes Arbeitsmanagement – kurz: eine Anpassung im professionellen Handeln. Unter das Konzept der Arbeitssituation fällt auch der Aspekt der Zeit. Zeit ist ein Faktor, der das professionelle Handeln maßgeblich beeinflusst. Ausreichend Zeit erlaubt professionelles Handeln – wenn Kommunikation ermöglicht, Beziehungen aufgebaut, Bedarfe und Bedürfnisse aufgedeckt und Probleme gelöst werden können. Geburtshilfliche Akteur*innen sind gefordert, die Arbeitssituation, also äußere Kontexte und Rahmenbedingungen, mit ihrem Handeln zu vereinbaren und ihr professionelles Handeln bestmöglich aufrechtzuerhalten.

Die erweiterte Theorie des professionellen Handelns ist um das Konzept der **Kommunikation** ergänzt. Aufgrund der herausgearbeiteten zentralen Bedeutung der Kommunikation wird dieses Konzept nicht dem Arbeitsbündnis untergeordnet. Die Relevanz einer adäquaten Kommunikation im professionellen Handeln konnte in der Betreuung von Frauen mit Fluchterfahrung wirkungsvoll verdeutlicht werden. Aufgrund von Kommunikation können das zugrundeliegende Problem bzw. der Hilfebedarf der Frau definiert (Problemdefinition), Optionen zur Problembewältigung aufgezeigt und das Arbeitsbündnis bzw. die Beziehung zwischen geburtshilflichen Akteur*innen und Frauen mit Fluchterfahrung aufgebaut werden. Kommunikation ist der Schlüssel zum professionellen Handeln.

Als zentrales Element des professionellen Handelns gilt das Arbeitsbündnis. Das Arbeitsbündnis kennzeichnet die besondere Interaktionsabhängigkeit im professionellen Handeln und verdeutlicht zugleich die Relevanz der Beziehungsgestaltung. Die erweiterte Theorie des professionellen Handelns formuliert dieses Konzept in **Professionelle Nähe** um. Diese Begrifflichkeit umfasst sowohl die Notwendigkeit der Beziehungsgestaltung als auch die angestrebte Qualität jener Beziehung. Denn in der Beziehungsgestaltung zwischen geburtshilflichen Akteur*innen und Frauen mit Fluchterfahrung gilt es, eine angemessene Verbindung aufzubauen, um von Frauen sowohl persönliche und intime Auskünfte zu erhalten als auch in jenen privaten und vertraulichen Kontexten für sie agieren zu können. Die befragten geburtshilflichen Akteur*innen formulieren Voraussetzungen auf Seiten der geburtshilflichen Akteur*innen, die eine professionelle Nähe ermöglichen wie *Empathie/Perspektivübernahme* (einschließlich Aufgeschlossenheit, Interesse und Zuwendung) sowie das *Selbstverständnis* (z. B. persönlicher Hintergrund oder Motivation). Ein der professionellen Nähe (zuvor *Arbeitsbündnis*) inhärentes Merkmal ist die *Beziehungsasymmetrie* zwischen geburtshilflichen Akteur*innen und Frauen mit Fluchterfahrung, z. B. durch ein Kompetenzgefälle aufgrund des ausgedehnten Fachwissens der geburtshilflichen Akteur*innen. In der Betreuung von Frauen mit Fluchterfahrung ergeben sich zusätzliche Asymmetrien wie z. B. die Kenntnisse zum Gesundheitssystem oder die Sprachkenntnisse. Geburtshilfliche Akteur*innen sollten sich diese Asymmetrien vergegenwärtigen. Statt diese auszunutzen oder gar zu missbrauchen, können geburtshilfliche Akteur*innen durch Empathie und Perspektivübernahme im Sinne der Frau handeln und unausweichliche Asymmetrien der professionellen Nähe beschränken bzw. abmildern. Die professionelle Nähe zwischen geburtshilflichen Akteur*innen und Frauen mit Fluchterfahrung ist weiter geprägt von *individuellen Präferenzen* der Frauen sowie dem entgegengebrachten *Vertrauen* der Frauen und ihrem *(Inanspruchnahme-)Verhalten*. Statt bloßer Compliance (Adhärenz und

Befolgen von Therapieanweisungen und Empfehlungen) werden Frauen zur *Partizipation* befähigt. Entsprechend binden geburtshilfliche Akteur*innen Frauen mit Fluchterfahrung bestmöglich in Entscheidungsprozesse ein und lassen sie partizipieren.

Die **Problemdefinition** verlangt von geburtshilflichen Akteur*innen, komplexe und unklare Problemkonstellationen der Frauen mit Fluchterfahrungen zu entwirren und schließlich innerhalb des eigenen Handlungs- und Verantwortungsbereichs (ihres Handlungsspektrums) zu bearbeiten (Problembewältigung). Die **Problembewältigung** erfolgt (wie auch die Problemdefinition) auf Grundlage von *(Fach-)Wissen*, welches in der Betreuung von Frauen mit Fluchterfahrung ggf. erweitert werden muss. Hinzu kommt der *Wertbezug* geburtshilflicher Akteur*innen, der sich in ihrem Handeln an ethisch-moralischen Prinzipien sowie berufsspezifischen Ethikkodizes orientiert. Die erweiterte Theorie des professionellen Handelns fügt hier das *Selbstverständnis* der geburtshilflichen Akteur*innen gegenüber Frauen mit Fluchterfahrung hinzu und verdeutlicht die Bereitschaft, sich der Probleme der Frauen anzunehmen bzw. an der Lösungsfindung mitzuarbeiten. In der Problembewältigung handeln geburtshilfliche Akteur*innen *autonom*, indem sie individuelle und situationsgerechte Lösungen suchen und diese den Frauen mit Fluchterfahrung aufzeigen, um sie an der Entscheidungsfindung partizipieren zu lassen. Hierfür können sie als Einzelne/r handeln oder sich mit anderen Akteur*innen vernetzen. Die erweiterte Theorie des professionellen Handelns wird um die *Netzwerkarbeit* ergänzt. Die Netzwerkarbeit kann unterschiedlich ausgestaltet sein und von enger Zusammenarbeit zu ausschließlicher Weitervermittlung reichen, um die gewünschte Zielsituation der Frau mit Fluchterfahrung zu erreichen. Insbesondere, wenn die Übergänge und Grenzen der Handlungs- und Verantwortungsbereiche diffus erscheinen, kann das Vernetzen mit anderen Akteur*innen eine Unterstützung und Erleichterung in der Bewältigung von Problemen der Frauen mit Fluchterfahrung bzw. im professionellen Handeln sein. Der erweiterten Theorie des professionellen Handelns wird des Weiteren die *Kontinuität* hinzugefügt. Eine Kontinuität ist in der geburtshilflichen Betreuung von Frauen mit Fluchterfahrung anzustreben, da sowohl die professionelle Nähe als auch die Lösung von Problemen vereinfacht werden können.

Während des professionellen Handelns sowie um zu beurteilen, ob die Zielsituation erreicht wurde, sind geburtshilfliche Akteur*innen gefordert, ihr Handeln zu reflektieren (**Reflexion**). Dieses selbstkritische Nachdenken und Hinterfragen stößt geburtshilfliche Akteur*innen zum Korrigieren, Revidieren und Anpassen ihres Handelns gegenüber Frauen mit Fluchterfahrung an und leistet einen Beitrag dazu, die Qualität der Betreuung aufrechtzuerhalten bzw. zu verbessern.

Insbesondere die Betreuung von Frauen mit Fluchterfahrung ist komplex und wenig standardisierbar. Infolgedessen sind geburtshilfliche Akteur*innen gefordert, ihre Strategien und Vorgehensweisen der Problembewältigung fortwährend zu adaptieren und anzupassen. Eine Reflexion als iterativer Prozess sowie der hervorgebrachten Ergebnisse und Auswirkungen auf die Betreuungssituation ist dringend erforderlich.

10.3 Handlungsempfehlungen für geburtshilfliche Akteur*innen in der Betreuung von Frauen mit Fluchterfahrung

Im Folgenden werden Empfehlungen für die geburtshilfliche Betreuung von Frauen mit Fluchterfahrung unter Berücksichtigung der erarbeiteten Ergebnisse und Diskussion dieses Dissertationsprojektes vorgestellt. Es kristallisieren sich zehn zentrale und zweckdienliche Handreichungen zur geburtshilflichen Betreuung von Frauen mit Fluchterfahrung heraus, die die Ebenen

a) persönliche Anforderungen an geburtshilfliche Akteur*innen (1. Aufgeschlossenheit, 2. Wertbezug, 3. Reflexion);

b) allgemeine Prinzipien in der Betreuung (4. Individualität, 5. Partizipation, 6. Kontinuität) und

c) Strukturen der geburtshilflichen Versorgung (7. Kapazitäten, 8. Kommunikationsmöglichkeit, 9. Netzwerkarbeit, 10. Fort- und Weiterbildung) umfassen.

1. Aufgeschlossenheit
Geburtshilfliche Akteur*innen treten der Frau mit Fluchterfahrung aufgeschlossen und offen gegenüber. Aufgeschlossenheit im Miteinander von geburtshilflichen Akteur*innen und Frauen mit Fluchterfahrung impliziert: geburtshilfliche Akteur*innen zeigen Interesse an der Frau und wenden sich ihr zu; geburtshilfliche Akteur*innen hören der Frau zu und nehmen ihre Fragen sowie persönlichen Ansichten wahr; geburtshilfliche Akteur*innen bringen der Frau Empathie entgegen und entwickeln die Fähigkeit bzw. Bereitschaft zur Perspektivübernahme. Dies bedeutet, dass geburtshilfliche Akteur*innen Frauen unvoreingenommen, frei von Vorurteilen und Vorannahmen begegnen sowie auf das Antizipieren von Bedürfnissen bzw. das Diktieren von Maßnahmen verzichten.

2. Wertbezug

Geburtshilfliche Akteur*innen halten ethisch-moralische Prinzipien in der Betreuung von Frauen mit Fluchterfahrung aufrecht. Das bedeutet, dass allen Frauen ungeachtet ihrer Herkunft, Religion, Ansichten sowie Vorlieben eine respektvolle, würdevolle und individuelle Betreuung zukommt. Im Hinblick auf Gerechtigkeitsaspekte kann dies auch eine Ungleichbehandlung bedeuten, wenn andersartige Wege beschritten werden (müssen), um auf unterschiedliche Bedarfe und Bedürfnisse reagieren zu können.

3. Reflexion

Geburtshilfliche Akteur*innen reflektieren ihr Handeln und Arbeiten in der Betreuung von Frauen mit Fluchterfahrung vor dem Hintergrund ständiger Anpassungen in ihrem Handeln. Der Austausch mit Kolleg*innen, anderen Akteur*innen des Gesundheitssystems oder fachfremden und unbefangenen Personen kann ihnen dabei helfen, die Betreuungsqualität von Frauen mit Fluchterfahrung zu adaptieren, ohne dabei minderwertige Kompromisse einzugehen, die Betreuungsqualität zu senken oder Ungerechtigkeiten aufkommen zu lassen.

4. Individualität

Geburtshilfliche Akteur*innen erkennen die Individualität der Frau mit Fluchterfahrung an und berücksichtigen diese in der Betreuung. Es ist die Aufgabe der geburtshilflichen Akteur*innen, die Bedarfe und die Bedürfnisse von Frauen mit Fluchterfahrung in der geburtshilflichen Betreuung zu erkennen und zu ermitteln. Darüber hinaus sind sie dazu angehalten, die Persönlichkeit und Individualität der Frau mit Fluchterfahrung wahrzunehmen und in der weiteren Betreuung anzuerkennen sowie darauf basierend individuelle, situationsgerechte Lösungsvorschläge bzw. Begründungen für Maßnahmen zu finden.

5. Partizipation

Geburtshilfliche Akteur*innen beziehen Frauen mit Fluchterfahrung durch Partizipation in die geburtshilfliche Betreuung mit ein. Die Partizipation von Frauen mit Fluchterfahrung in der geburtshilflichen Betreuung können geburtshilfliche Akteur*innen unterschiedlich gestalten: Die Frau formuliert ihren Hilfebedarf und Problembereich sowie relevante Aspekte (individuelle Präferenzen und Wünsche) eigenständig und geburtshilfliche Akteur*innen registrieren dies aufmerksam. Im weiteren Verlauf zeigen sie Lösungs- und Handlungsoptionen für den Problembereich der Frau auf und diskutieren mögliche Wege und Maßnahmen gemeinsam mit der Frau, indem sie Vor- und Nachteile abwägen und kontext- und situationsgerecht entscheiden (lassen).

6. Kontinuität

Geburtshilfliche Akteur*innen stärken die Kontinuität in der geburtshilflichen Betreuung von Frauen mit Fluchterfahrung. Wenn eine persönliche Betreuungskontinuität nicht möglich ist, ist die adäquate Dokumentation und Weiterleitung von Informationen zu garantieren, um doppelte Untersuchungen einschließlich der Anamneseerhebung zu vermeiden und die weiterführende Betreuung durch Kolleg*innen zu erleichtern.

7. Kapazitäten

Geburtshilfliche Akteur*innen benötigen ausreichend Kapazitäten in ihrem Arbeitsumfeld für die Betreuung von Frauen mit Fluchterfahrung. Relevante Ressourcen sind in der Betreuung von Frauen mit Fluchterfahrung zu berücksichtigen und einzuplanen. Hierzu zählen unter anderem die Ressource Zeit, angemessene sowie ausreichende Angebote und etablierte Strukturen.

8. Kommunikationsmöglichkeit

Geburtshilfliche Akteur*innen stellen eine angemessene Kommunikation und Verständigung zwischen ihnen und der Frau mit Fluchterfahrung sicher, damit ein Verstehen und ein Verstandenwerden gewährleistet sind. Im Vorhinein sind geburtshilfliche Akteur*innen dazu angehalten, Antworten auf folgende Fragen zu finden:

Welche Sprache(n) spreche ich als geburtshilfliche/r Akteur*in?
Welche Sprache(n) spricht die Frau mit Fluchterfahrung?
Gibt es Überschneidungen, die eine angemessene Kommunikation ermöglichen?
Wie identifiziere und engagiere ich angemessen qualifizierte Sprachmittler*innen?
Welche angemessenen Alternativen zur Sprachmittlung stehen mir zu Verfügung, falls keine qualifizierten Sprachmittler*innen zur Verfügung stehen?
Wie bewerte ich alternative Sprachmittlungen (Vor-/Nachteile)?

9. Netzwerkarbeit

Geburtshilfliche Akteur*innen vernetzen sich in der Betreuung von Frauen mit Fluchterfahrung mit intra- und interdisziplinären Akteur*innen. Die Netzwerkarbeit repräsentiert ein Vernetzen und ein Zusammenarbeiten. In der engen Zusammenarbeit und gemeinsamen Betreuung arbeiten unterschiedliche Akteur*innen gemeinsam mit der Frau an der Lösung von Problemen bzw. der Zielerreichung, indem sie sich gegenseitig unterstützen, abstimmen, austauschen und auch voneinander lernen. Des Weiteren kann das Vernetzen ein Weiterleiten und Vermitteln der Frau darstellen, wenn der Hilfebedarf der Frau den eigenen Handlungs- und Verantwortungsbereich der/des geburtshilflichen Akteurs/Akteurin überschreitet oder überfordert.

10. Fort- und Weiterbildung
Geburtshilfliche Akteur*innen sollen ermutigt werden, Fort- und Weiterbildungen zu besuchen. Die Inhalte der Fort- und Weiterbildungen für geburtshilfliche Akteur*innen in der Betreuung von Frauen mit Fluchterfahrung richten sich an übergreifenden Konzepten und Prinzipien der Betreuungsgestaltung aus (Beispiele hierfür können sein: Umgang mit und Abbau von Stereotypen; Gestaltung von Trialogen zwischen geburtshilflicher/m Akteur*in, Frau und Sprachmittler*in; Kommunikationsformen sowie unterstützende non-/paraverbale Kommunikation).

10.4   Methodenkritische Reflexion

Das methodische Vorgehen des Dissertationsprojektes wird im Folgenden kritisch reflektiert. Mit Hilfe der nachfolgenden Gütekriterien qualitativer Forschung werden die

- Planung und Vorbereitung,
- Durchführung und Datenerhebung sowie
- Analyse und Auswertung

des Dissertationsprojektes diskutiert. Tabelle 10.2 illustriert die Verknüpfung der Gütekriterien mit den einzelnen Schritten des Forschungsprozesses, welche nachfolgend erläutert werden.[1] Abschließend beleuchtet das Kapitel zudem die Zusammensetzung der Studienpopulation kritisch.

Die **intersubjektive Nachvollziehbarkeit** fordert eine transparente Darstellung und Erläuterung des methodischen Vorgehens über alle Phasen des Forschungsprojektes (Vorbereitung, Datenerhebung und Datenauswertung) hinweg. Das qualitative Forschungsprojekt ist aufgrund der begrenzten Standardisierbarkeit nicht wiederholbar und somit auch schwieriger überprüfbar als eine quantitative Untersuchung (Helfferich, 2011; Steinke, 2017). Diesem Umstand

---

[1]Die Gütekriterien sind in ihrer Terminologie und Konzeptualisierung angelehnt an Stamer et al. (2015) und Steinke (2017).

Tabelle 10.2 Methodenkritische Reflexion anhand der Gütekriterien qualitativer Forschung

	Planung und Vorbereitung	Durchführung und Datenerhebung	Analyse und Auswertung
intersubjektive Nachvollziehbarkeit	transparente Darstellung und Erläuterung des Vorgehens		
Indikation der Forschung	Begründungen für (Auswahl-)Entscheidungen im Forschungsprozess		
	Relevanz der Forschungsfrage	Expert*innen-Interviews	Qualitative Inhaltsanalyse
subjektive Reflexivität	• informelles Schreiben: Forschungstagebuch, Memos • inter-/disziplinärer Austausch in Forschungswerkstätten		

begegnend, ist die konkrete Vorgehensweise dieses Dissertationsprojektes im Kapitel 8 dokumentiert. Auf diese Weise können Lesende den Forschungsprozess nachvollziehen und regelgeleitete Arbeitsweisen (z. B. bei der qualitativen Inhaltsanalyse) wiederfinden.

Auch die **Indikation der Forschung**, also die Begründung und Rechtfertigung von Auswahlentscheidungen, ist im Kapitel 8 offengelegt. In der *Planung und Vorbereitung* des Dissertationsprojektes galt es, die Forschungsfragen und das Erkenntnisinteresse zu begründen. Die Relevanz der Forschungsfragen setzte sich aus mehreren Bausteinen zusammen. Es war der öffentliche Diskurs zu Flucht- und Migrationsbewegungen in den Jahren 2015 und 2016, der zunächst den Anlass zum *Forschungskolleg FlüGe*[2] gab. Die interdisziplinäre Zusammenarbeit im *Forschungskolleg FlüGe* unterstützte das Dissertationsprojekt auf verschiedenen Ebenen: Inspiration zur projektspezifischen Fragestellung und Zielsetzung, intensive Auseinandersetzung mit Begriffen und Konzepten rund um die Themen Flucht und Gesundheit, gemeinsame Diskussionen zum Erkenntnisinteresse sowie Klärung wechselseitiger Fragen und schließlich das Identifizieren von Forschungslücken. Während das Forschungskolleg sich übergeordnet mit der Gesundheit und Gesundheitsversorgung von Menschen mit Fluchterfahrung befasst, beleuchtet das vorliegende Teilprojekt die geburtshilfliche Betreuung und Versorgung von Frauen mit Fluchterfahrung.

Auch das persönliche Anliegen der Forscherin gab Anstoß zur Auseinandersetzung mit der Thematik. So ist die Forscherin selbst Hebamme mit praktischer

---

[2]Das NRW-Forschungskollegs „FlüGe – Herausforderungen und Chancen globaler Flüchtlingsmigration für die Gesundheitsversorgung in Deutschland" wird mit einer Projektlaufzeit von 2016–2020 vom Ministerium für Kultur und Wissenschaft des Landes Nordrhein-Westfalen gefördert.

Erfahrung in der geburtshilflichen Betreuung und zudem daran interessiert, insbesondere vulnerable Gruppen, wie Frauen mit Fluchterfahrung, einzubeziehen und zu berücksichtigen. Das vorliegende Dissertationsprojekt untersucht vor diesem Hintergrund die geburtshilfliche Betreuungssituation und Versorgungspraxis von Frauen mit Fluchterfahrung in Deutschland. Hierzu wurden die Perspektiven der geburtshilflichen Akteur*innen erfasst und strukturiert dargestellt. Um die geburtshilfliche Betreuungssituation von Frauen mit Fluchterfahrung umfassend zu erklären, ist es empfehlenswert, in einem anschließenden Schritt auch die Perspektive der Frauen zu erfassen bzw. in den Fokus zu rücken und ihre Einschätzungen und Wahrnehmungen zu untersuchen.

Die *Datenerhebung* erfolgte über ein problemzentriertes Vorgehen mittels Expert*innen-Interviews mit geburtshilflichen Akteur*innen. Dieses Verfahren war dazu geeignet, sowohl das Kontext- als auch das Prozess- und Erfahrungswissen sowie subjektive Relevanzen und Sichtweisen der geburtshilflichen Akteur*innen aufzudecken. Die Interviews wurden von November 2017 bis April 2018 geführt, ca. zwei Jahre nach dem Anstieg der Anzahl an Menschen mit Fluchterfahrung in Deutschland. So konnten sich die befragten geburtshilflichen Akteur*innen an die Herausforderungen der damaligen Zeit erinnern sowie bereits entwickelte Strategien, Lösungen und Handlungsroutinen gegenüber Frauen mit Fluchterfahrung im Interview teilen. Die vorab ausgehändigte projektspezifische Studieninformation sowie der eingesetzte Interviewleitfaden limitierten das Prinzip der Offenheit der qualitativen Forschung, wenn die offengelegte thematische Fokussierung die Unvoreingenommenheit der befragten geburtshilflichen Akteur*innen einschränkte. Das adressierte Forschungsthema könnte sie dazu veranlasst haben, vermehrt komplementäres Wissen *über* Frauen mit Fluchterfahrung in Deutschland teilen zu wollen, anstatt das eigene Handeln und Erleben in der Betreuung von Frauen mit Fluchterfahrung in den Fokus des Interviews zu stellen. Einige Befragte versuchten bspw. die Situation der Frauen mit Fluchterfahrung in Deutschland zu schildern, denn es entspricht auch einem Wunsch der geburtshilflichen Akteur*innen, mehr Wissen zu und über Frauen mit Fluchterfahrung zu generieren. Aus diesem Grund lenkte die Forscherin im Verlauf des Interviews die Aufmerksamkeit der Interviewpartner*innen zurück auf die Auswirkungen der Umstände von Frauen mit Fluchterfahrung auf die geburtshilfliche Betreuung.

Der Forschungsprozess der qualitativen Forschung ist durch ein iteratives und flexibles Vorgehen gekennzeichnet. So ist die Modifikation des Forschungsvorgehens zulässig, um dem Forschungsgegenstand sowie dessen Rahmenbedingungen angemessen zu begegnen (Meyer et al., 2012). Im Verlauf dieses Dissertationsprojektes drängte sich die Frage in den Vordergrund, warum geburtshilfliche Akteur*innen die Betreuung von Frauen mit Fluchterfahrung bewusst bzw. aktiv ablehnen oder nicht mehr anbieten. Vom Forschungsinteresse geleitet, wurden schließlich zusätzlich gezielt Personen rekrutiert, die dem Forschungsgegenstand kritisch gegenüberstehen (maximales Variationssampling hinsichtlich der Haltung und Ansichten der geburtshilflichen Akteur*innen). Auf diese Weise sollten die Perspektiven kritischer geburtshilflicher Akteur*innen zur Versorgungspraxis, samt notwendiger Bedingungen, Fertigkeiten und Kompetenzen in der Betreuung von Frauen mit Fluchterfahrung ermittelt werden.

Die *Analyse* der Interviews erfolgte mittels qualitativer Inhaltsanalyse, die es erlaubt, Gesagtes zu deuten und das Material inhaltlich zu strukturieren. Dieses Analyseverfahren ermöglichte es, das bisher unzureichende Forschungsfeld der geburtshilflichen Betreuung von Frauen mit Fluchterfahrung zu erfassen und die aktuelle Situation zu beschreiben. Denn es gilt, die Reaktion der geburtshilflichen Akteur*innen mit der zumeist unvorbereiteten Konfrontation von Frauen mit Fluchterfahrung zu beleuchten. Ferner ermöglichte das strukturgebende Verfahren der qualitativen Inhaltsanalyse es, die Fülle des vorliegenden Interviewmaterials auf erkenntnisrelevante Daten zu reduzieren. Auf die vorliegende Analyse aufbauend, können vertiefende und rekonstruktive Analyseverfahren etablierte Praktiken und Strategien der geburtshilflichen Akteur*innen hinterfragen, indem latente Deutungsmuster und Sinnstrukturen untersucht werden (z. B. mittels Dokumentarischer Methode[3]).

Ferner erfolgte die Auswertung der Interviews aus einer theoretischen Perspektive – der Theorie des professionellen Handelns. Infolgedessen wurde eine fokussierte, auf die einzelne Theorie eingeschränkte Auswertung durchgeführt. Mögliche ergänzende oder auch alternative theoretische Perspektiven auf das Handeln der geburtshilflichen Akteur*innen können die Betrachtung von Benachteiligungsmustern der geburtshilflichen Akteur*innen gegenüber Frauen mit Fluchterfahrung (z. B. Intersektionalitätstheorie) oder das Ineinandergreifen und Bedingen von Prozessen in der geburtshilflichen Betreuung (Pfadabhängigkeitstheorie) sein. Gegenstand des Dissertationsprojektes war zudem nicht die isolierte und erschöpfende Theorie(weiter)entwicklung, sondern vielmehr eine theoretische Reflexion der empirischen Ergebnisse vor dem Hintergrund der Theorie des professionellen Handelns. Diese Herangehensweise kann ein initialer Beitrag zur Entwicklung weiterführender Theorien in den Gesundheitswissenschaften sein und nachfolgende Forschungsprojekte zur Theorie(weiter)entwicklung anstoßen.

---

[3]Für weitere qualitative Methoden der rekonstruktiven Sozialforschung siehe Bohnsack (2014).

Die **subjektive Reflexivität** stellt das Reflektieren der Forscherin zu ihrer Rolle im Forschungsprojekt dar. Über den *gesamten Forschungsprozess* hinweg half informelles Schreiben in Form eines Forschungstagebuches oder durch Memos dabei, persönliche Gedanken, Positionen, Wertvorstellungen und Vorannahmen zu dokumentieren und im weiteren Verlauf zu sortieren, zu klären und weiterzuentwickeln. Parallel zum informellen Schreiben fanden zu unterschiedlichen Zeitpunkten des Forschungsprozesses Forschungswerkstätten statt, die einen (inter-)disziplinären Austausch mit und Unterstützung durch andere Forschende ermöglichten.

Während der *Planungsphase* wurden in der Literatur identifizierte Konzepte, Ansichten und Darstellungen einander gegenübergestellt und reflektiert; die Grundhaltung und persönliche Einschätzung der Forscherin hatten hierauf erkennbaren Einfluss. Aus diesem Grund wurde in dieser Phase das Forschungstagebuch intensiv geführt und der Austausch mit anderen Forschenden gesucht. Hier waren es vorwiegend Kollegiat*innen des *Forschungskollegs FlüGe*, die sich gemeinsam mit der Forscherin mit (Prä-)Konzepten und Begrifflichkeiten sowie methodischen Ansätzen auseinandersetzten. Des Weiteren beleuchteten wir im Kollektiv Vor- und Nachteile verschiedener Konzeptionen (z. B. Wahl der Bezeichnung von Menschen mit Fluchterfahrung). Darüber hinaus fand die Entwicklung des Interviewleitfadens in Zusammenarbeit mit Kolleginnen statt, die keine Berührungspunkte zu den Forschungsthemen Flucht und Migration oder zur geburtshilflichen Betreuung hatten, um auch Fragen und Aspekte berücksichtigen zu können, die der Forscherin aufgrund ihrer Vorprägung entfallen waren. Hierdurch konnte dem Spannungsfeld aus Vorwissen und Offenheit begegnet werden.

Während der *Datenerhebung* war der konstruktive Umgang mit der Subjektivität der Forscherin von besonderer Bedeutung. Die Forscherin führte die Interviews eigenständig durch und präsentierte sich den befragten geburtshilflichen Akteur*innen als studierte Hebamme. Auf der einen Seite konnte dies als Chance gelten, gewissermaßen als ein Teil des Feldes angesehen zu werden, Vorwissen und ein gemeinsames Verständnis zu haben. Aufgrund eines Zusammengehörigkeitsgefühls bzw. der gleichen Sozialisation innerhalb der geburtshilflichen Versorgung als Hebamme mussten der Forscherin Fachbegriffe, Abläufe und Maßnahmen nicht zusätzlich erläutert werden. Der Gesprächsfluss im Interview konnte sich natürlich entwickeln. Andererseits kann das Antwortverhalten jedoch auch so beeinflusst gewesen sein, dass Erläuterungen ausgelassen wurden, da sie als bekannt vorausgesetzt wurden. Demgegenüber konnte etabliertes Hierarchiedenken aus der medizinischen Versorgung auf die Interviewsituation übertragen werden und so den Interviewverlauf bzw. die Gesprächsatmosphäre beeinflussen. Als Beispiel sei hier genannt, dass befragte Hebammen der Forscherin überdurchschnittlich häufig das Du anboten. Andererseits blieben die Forscherin und Frauenärzt*innen fast ausschließlich beim Sie. Die Tatsache, dass die Forscherin Hebamme mit einem akademischen Abschluss ist, führte auf Seiten der befragten geburtshilflichen Akteur*innen teilweise zu Skepsis. Zum einen wird die Akademisierung des Hebammenberufes sowohl von Frauenärzt*innen als auch von den Hebammen selbst teilweise kritisch betrachtet (DHV, 2019b; German Board and College of Obstetrics and Gynecology (GBCOG), 2019), zum anderen war die Forscherin nicht (mehr) praktisch tätig, sodass ihr womöglich fachspezifisch-praktische Kompetenzen abgesprochen wurden.

Nach jedem Interview wurden individuelle Interview-Memos angefertigt, die die Gesprächssituation sowie Besonderheiten in der Interaktion festhielten. In Ergänzung zu den Interview-Memos wurden Auffälligkeiten und interessante Phänomene im Forschungstagebuch notiert. Zusätzlich tauschte sich die Forscherin regelmäßig mit anderen Personen sowie Forschenden über ihre Erfahrungen und Beobachtungen während der Feldarbeit aus.

Über den gesamten *Analyseprozess* hinweg halfen erneut informelles Schreiben im Forschungstagebuch oder in Codier-Memos der Forscherin, Analyseideen, Interpretationen und (Zwischen-)Ergebnisse festzuhalten, zu hinterfragen und zu überprüfen. Zudem waren Forschungswerkstätten während der Analyse- und Auswertungsphase von zentraler Bedeutung, um blinde Flecke und nicht antizipierte Themen in Interviews bzw. Interviewpassagen aufzudecken bzw. herauszuarbeiten. Verschiedene Lesarten von inter-/disziplinär Forschenden aus den Gesundheitswissenschaften, aber auch anderen Disziplinen (z. B. der Philosophie, Rechtswissenschaft oder Religionswissenschaft) konnten so in die Deutung und Interpretation einfließen. In den Forschungswerkstätten konnten im offenen Format freie sowie unbeeinflusste Deutungen geteilt und diskutiert werden. Ferner dienten Forschungswerkstätten auch der Schärfung und Validierung von bereits erarbeiteten Analyse(zwischen)ergebnissen, die den Forschungswerkstattteilnehmenden zur Diskussion vorgelegt wurden. Ein illustratives Beispiel hierfür ist die Inter-Coder-Übereinstimmung, bei welcher voneinander unabhängige Personen identisches Interviewmaterial mit dem (vorläufigen) Kategoriensystem codierten. Die angefertigten Codierungen wurden miteinander verglichen und Abweichungen im Diskurs abgestimmt. Auf diese Weisen konnten einzelne Kategorien, Themenbereiche sowie das gesamte Kategoriensystem erweitert bzw. Kategoriendefinitionen geschärft werden.

Zusammensetzung der Studienpopulation

Das Geschlechterverhältnis der Studienpopulation mit einem Anteil von 90 % Frauen entspricht weitgehend dem Verhältnis der Geschlechterverteilung in beiden Berufsgruppen[4]. Der Umfang der Stichprobe von 31 Befragten ist vor dem Hintergrund der Heterogenität der Studienpopulation bzgl. der Berufsgruppenzugehörigkeit, des Arbeitssettings und des Leistungsangebots der geburtshilflichen Akteur*innen für qualitative Studien angemessen (Marshall, 1996; Patton, 2002). Ziel war es, relevante und bedeutsame Informationen von geburtshilflichen Akteur*innen unterschiedlicher Hintergründe zu erheben und damit die Möglichkeit zu minimieren, Informationen bzw. Perspektiven zu übersehen oder nicht zu erfassen. Mit Hilfe der Kombination unterschiedlicher Samplingstrategien (siehe Abschnitt 8.2.1) konnten die Ansichten einer heterogenen Studienpopulation erhoben werden und auf diese Weise ein umfangreiches Bild der geburtshilflichen Betreuung von Frauen mit Fluchterfahrung in Deutschland gezeichnet werden. Von einer Verallgemeinerung der Aussagen aus dem Dissertationsprojekt auf alle geburtshilflichen Akteur*innen (in Deutschland) ist dennoch abzusehen, da es sich bei den Erkenntnissen um subjektive Sichtweisen und Sinnstrukturen der befragten geburtshilflichen Akteur*innen handelt.

Die Studienpopulation setzt sich aus geburtshilflichen Akteur*innen zusammen, die über persönliche Kontakte, Kliniken, Institutionen und Verbände rekrutiert wurden. Der Aufruf zur Teilnahme sowie die projektspezifische Studieninformation wurden deutschlandweit gestreut, sodass eine angemessene Reichweite gegeben war. Dennoch sind vermutlich Fälle bzw. potentielle Interviewpartner*innen verloren gegangen, da die Rekrutierung auf Selbstmelder*innen setzte und die Nichtreaktion geburtshilflicher Akteur*innen nicht erfasst werden konnte. Die Studienpopulation stellt somit eine motivierte Teilpopulation der geburtshilflichen Akteur*innen dar, die dem Thema aufgeschlossen gegenüberstand sowie Erfahrungen und Erlebnisse bereitwillig mitteilte.

In der Vorbereitung der individuellen Interviews konnten Interviewpartner*innen den Termin sowie den Interviewort weitestgehend frei wählen. Hierbei ließ sich ein Unterschied zwischen Hebammen und Frauenärzt*innen beobachten: Während Hebammen das Interview überwiegend in ihrer Freizeit terminierten und die Forscherin zu sich nach Hause einluden, bestellten Frauenärzt*innen die

---

[4]In Deutschland sind knapp 70 % weibliche Frauenärztinnen tätig (Bundesärztekammer, 2019). Die Anzahl der weiblichen Hebammen in Deutschland beträgt nahezu 100 % (DHV, 2019a; Statistisches Bundesamt, 2018).

Forscherin während der Arbeitszeit an ihren Arbeitsplatz ein (in die Klinik während des Dienstes oder in die Praxis). Dies lässt möglicherweise Rückschlüsse auf die Haltung und Anerkennung gegenüber der Interviewsituationen oder dem Forschungsthema, aber auch der Wertschätzung dem Beruf und dem Arbeitsplatz gegenüber zu.

Fazit

In der geburtshilflichen Betreuung von Frauen mit Fluchterfahrung treffen geburtshilfliche Akteur*innen auf Frauen, deren Bedarfe sich hinsichtlich der geburtshilflichen Betreuung zunächst nicht wesentlich von denen der Frauen ohne Fluchterfahrung unterscheiden. Unterschiede werden jedoch in der genaueren Betrachtung sichtbar, wenn die spezifischen und komplexen Problemkonstellationen der Frauen mit Fluchterfahrung analysiert werden. Hierzu zählen z. B. im Zusammenhang mit der Flucht stehende Erlebnisse. Frauen mit Fluchterfahrung weisen aufgrund ihrer Fluchterfahrungen einen erhöhten Bedarf an medizinischer und psychosozialer Betreuung auf. Aber auch ihre aktuelle Lebenssituation kann problematisch sein, wenn unsichere Zukunftsperspektiven, unpassende Wohnsituationen, mangelnde soziale Anbindung und/oder unzureichendes Zurechtfinden in Deutschland (einschließlich im gesundheitlichen Versorgungssystem) vorliegen.

Die andersartige Arbeitssituation im Umfeld von Frauen mit Fluchterfahrung erschweren eine angemessene geburtshilfliche Betreuung, z. B. durch unzureichende Strukturen und mangelnde Angebote in der Versorgung von Frauen mit Fluchterfahrung. So ergeben sich erweiterte Handlungs- und Verantwortungsbereiche für geburtshilfliche Akteur*innen, wenn diese bspw. als Lots*innen im Gesundheitssystem agieren und/oder weitreichendere Netzwerkarbeit leisten müssen. Im Kontext der geburtshilflichen Betreuung existieren zudem Kommunikationsprobleme zwischen geburtshilflichen Akteur*innen und Frauen mit Fluchterfahrung, die geburtshilfliche Akteur*innen vor diverse und zugleich bedeutende Herausforderungen stellen. Dies kann eine erschwerte Anamneseerhebung, eine eingeschränkte Beratung und Aufklärung der Frau zu Prozessen und erforderlichen Maßnahmen oder aber auch eine beeinträchtigte Beziehungsgestaltung zwischen geburtshilflicher/m Akteur*in und Frau sein.

© Der/die Autor(en), exklusiv lizenziert durch Springer Fachmedien Wiesbaden GmbH, ein Teil von Springer Nature 2021
A. Kasper, *Die geburtshilfliche Betreuung von Frauen mit Fluchterfahrung*,
https://doi.org/10.1007/978-3-658-33413-0_11

Auf der Interaktionsebene sowie in ihrer Versorgungspraxis passen die
geburtshilfliche Akteur*innen ihr Handeln gegenüber Frauen mit Fluchterfahrung an. Handlungen und Praktiken der geburtshilflichen Betreuung werden
gegenüber Frauen mit Fluchterfahrung von geburtshilflichen Akteur*innen modifiziert, aufrechterhalten oder reduziert. So modifizieren sie z. B. die Kommu-
nikationswege. Um Kommunikationsschwierigkeiten zu begegnen, greifen die
geburtshilflichen Akteur*innen auf Brückensprachen, Sprachmittler*innen oder
non-verbale Kommunikation zurück. Weitere Modifikationen nehmen geburtshilflichen Akteur*innen in ihren Arbeitsabläufen oder in der Indikationsstellung von
Eingriffen der geburtshilflichen Versorgung vor. In der Betreuung von Frauen mit
Fluchterfahrung fokussieren die geburtshilflichen Akteur*innen die medizinisch-
körperliche Behandlung und orientieren sich dabei an anerkannten Standards und
Leitlinien. Auf diese Weise erhalten sie die medizinisch notwendige Betreuung
und Versorgung aufrecht. Daneben reduzieren geburtshilfliche Akteur*innen in
der Betreuung von Frauen mit Fluchterfahrung den Umfang der Betreuung (z. B.
Anzahl der Wochenbettbesuche) oder kürzen Erläuterungen zu Maßnahmen bzw.
zu Untersuchungen gegenüber Frauen mit Fluchterfahrung. Außerdem verzichten
geburtshilfliche Akteur*innen teilweise auf die Partizipation bzw. Einwilligung
der Frau mit Fluchterfahrung in Entscheidungsprozessen. Sie begründen dies mit
eingeschränkten oder fehlenden Kommunikationsmöglichkeiten oder mangelnder
Ressourcen und Strukturen in ihrem Arbeitsumfeld.

Geburtshilfliche Akteur*innen sind zumeist aufgrund ihres Selbstverständnisses und subjektiver Einstellungen motiviert, Frauen mit Fluchterfahrung zu
betreuen, und setzen sich persönlich für die Frauen ein. Darüber hinaus ver-
anlassen die Veränderungen und Umstände in der geburtshilflichen Betreuung
von Frauen mit Fluchterfahrung sie vermehrt dazu, ihr Handeln und Denken
gegenüber Frauen mit Fluchterfahrung zu reflektieren. So hinterfragen einzelne
geburtshilfliche Akteur*innen ihre Praktiken und Handlungen gegenüber Frauen
mit Fluchterfahrung und tauschen sich vermehrt mit intra- und interdisziplinären
Kolleg*innen aus, um die Qualität der Betreuung von Frauen mit Fluchterfahrung
aufrechtzuerhalten und zu verbessern.

**Theorieerweiterung – professionelles Handeln in der Betreuung von Frauen
mit Fluchterfahrung**
Im Handeln der geburtshilflichen Akteur*innen gegenüber Frauen mit Fluchterfahrung sind die Elemente und die Konzepte der Theorie des professionellen
Handelns sichtbar. Die Empirie – die Betrachtung der Ergebnisse – zeigt dar-
überhinausgehend zusätzlich zu beachtende Aspekte auf, die in einem Vorschlag
zur Theorieerweiterung eingearbeitet wurden. Zur Modifikation der Theorie des

professionellen Handelns zählen neben kleineren Ergänzungen auch die Einführung der als wesentlich erachteten Konzepte der *Arbeitssituation* und der *Kommunikation*.

Die *Arbeitssituation* umfasst Aspekte wie den Betreuungsaufwand, die Arbeits- und Versorgungsformen, das Arbeitssetting und die Angebotslandschaft. Diese beeinflussen das Handeln der geburtshilflichen Akteur*innen und erfordern in der Folge vielfach eine Anpassung des professionellen Handelns. Die geburtshilflichen Akteur*innen sind infolgedessen gefordert, ihr Handeln mit der Arbeitssituation zu vereinbaren, um so ihr professionelles Handeln bestmöglich aufrechtzuerhalten.

Das Konzept der *Kommunikation* zwischen den geburtshilflichen Akteur*innen und der Frauen stellt die Grundlage für eine bedarfs- und bedürfnisgerechte geburtshilfliche Betreuung dar. Ohne Kommunikation ist professionelles Handeln in der geburtshilflichen Betreuung nur schwer realisierbar. Auf der einen Seite gilt es, den Problembereich der Frauen mit Fluchterfahrung zu definieren, um auf diese Weise die Bedarfe und Bedürfnisse der Frau zu erfassen. Auf der anderen Seite sind bei der Problembewältigung die Abläufe und notwendigen Maßnahmen sowie Eingriffe gegenüber der Frau zu erklären, zu erläutern und mit ihr abzustimmen bzw. zu entscheiden.

Das Konzept des Arbeitsbündnisses aus der Theorie des professionellen Handelns wird in *professionelle Nähe* abgewandelt. Die Begrifflichkeit umschreibt treffend die Interaktionsabhängigkeit im professionellen Handeln sowie die Relevanz und Qualität der Beziehungsgestaltung, die mit diesem Konzept einhergeht. Respektvolle Nähe – in Form von Vertrauen, Empathie und Perspektivübernahme – erlaubt es den geburtshilflichen Akteur*innen, Einblicke und Eingriffe in persönliche Lebensbereiche und intime körperliche Sphären der Frau zu erlangen bzw. zu vollziehen sowie sich damit auseinanderzusetzen und Lösungen aufzuzeigen.

Schließlich konnten aus den empirischen Ergebnissen sowie deren Diskussion vor dem wissenschaftlichen und theoretischen Hintergrund Handlungsempfehlungen für geburtshilfliche Akteur*innen in der Betreuung von Frauen mit Fluchterfahrung abgeleitet werden. Diese richten sich an die

- persönlichen Anforderungen der geburtshilflichen Akteur*innen:
  Aufgeschlossenheit, Wertbezug, Reflexion
- allgemeinen Prinzipien in der geburtshilflichen Betreuung:
  Individualität, Partizipation, Kontinuität
- Strukturen der geburtshilflichen Versorgung:

ausreichend Kapazitäten, Kommunikation ermöglichen, erweiterte Netzwerkarbeit, Fort- und Weiterbildung

Forschungsbezogene Implikationen

Nachdem dieses Dissertationsprojekt erstmals das Handeln der geburtshilflichen
Akteur*innen gegenüber Frauen mit Fluchterfahrung in Deutschland analysiert
hat, sind Anpassungen in der Datenanalyse und -auswertung denkbar. Bspw. können rekonstruktive Analyseverfahren tiefergehende Einblicke in das professionelle
Handeln der geburtshilflichen Akteur*innen eröffnen.

Darüber hinaus kann das Verständnis zur geburtshilflichen Betreuung von
Frauen mit Fluchterfahrung weiter ergänzt werden, indem die methodische Herangehensweise angepasst wird. Ein Beispiel kann die Erhebung von Daten durch
teilnehmende Beobachtungen sein, sodass Interaktionen zwischen geburtshilflichen Akteur*innen und Frauen mit Fluchterfahrung sowie Handlungen der
geburtshilflichen Akteur*innen nicht nur aus der Erinnerung berichtet werden,
sondern blinde Flecke durch Dritte (Forschende) unmittelbar erfasst werden
können.

Das vorliegende Dissertationsprojekt beleuchtet die Perspektive geburtshilflicher Akteur*innen. Die Ergänzung der Ansichten von Frauen mit Fluchterfahrung
kann in einem nächsten Schritt das Bild zur geburtshilflichen Betreuung von
Frauen mit Fluchterfahrung vervollständigen. Bei der Erfassung der Frauen-
Perspektive gilt es, eng mit Sprachmittler*innen zusammenzuarbeiten und mehrsprachige Forschende in die Arbeit einzubeziehen, um die Güte der Ergebnisse
aufrechtzuerhalten.

Auch können Fragestellungen interessant sein, die das (professionelle) Handeln der Berufsgruppen oder Settings einander gegenüberstellen und vergleichen
(z. B. ein Vergleich des Handelns von Frauenärzt*innen und Hebammen in
der Betreuung von Frauen mit Fluchterfahrung oder eine Gegenüberstellung der
Praktiken in der ambulanten und stationären Versorgung), um eine differenzier-
tere Betrachtung zu ermöglichen. Außerdem stellen sich weiterführende Fragen,
die über den Versorgungsbereich der geburtshilflichen Betreuung hinausgehen:
Wie sieht das Handeln gesundheitlicher Akteur*innen (z. B. Psycholog*innen
oder Psychotherapeut*innen) gegenüber Menschen mit Fluchterfahrung aus? Treffen Akteur*innen anderer Versorgungsbereiche auf ähnliche Herausforderungen,
und welche Strategien haben diese entwickelt, um Hindernissen zu begegnen? Was können Akteur*innen über verschiedene Versorgungsbereiche hinweg
voneinander lernen?

Auf konzeptioneller und theoretischer Ebene erscheinen die Auseinandersetzung und ein übergreifender Diskurs zu Definitionen und Konzeptionen zentraler

Begriffe in der Betreuung von Frauen mit Fluchterfahrung (wie bspw. Flucht oder Trauma) und deren Anwendung bzw. Handhabbarkeit im praktischen Arbeitsalltag geburtshilflicher Akteur*innen empfehlenswert. Denn sowohl in der Literatur als auch in den Ausführungen der geburtshilflichen Akteur*innen liegen unterschiedliche Definitionen und Einschätzungen vor, die sich sowohl überlagern als auch teilweise einander entgegenstehen. Wie beeinflussen Begriffe und die dahinterliegenden Konzeptionen das Handeln der geburtshilflichen Akteur*innen? Ein denkbares Format zur Ergründung und Ausdifferenzierung der verschiedenartigen Konzeptionen können diskursive Workshops mit (theoretisch) Forschenden und praktisch tätigen geburtshilflichen Akteur*innen sein. Die Diskussion zu Definitionen und die Verwendung von Begriffen sowie ihrer möglichen Abwandlungen bieten ferner auch die Chance, Forschungsprojekte bzw. deren Ergebnisse nachvollziehbar sowie reproduzierbar zu gestalten und schließlich vergleichbar zu machen.

Anwendungsbezogene Implikationen

Der diesem Dissertationsprojekt nachgelagerte Schritt ist der Praxistransfer. Diesen gilt es, zu fördern und zu überprüfen: Wie können die entwickelten Handlungsempfehlungen in das praktische Feld der geburtshilflichen Akteur*innen gelangen? Wege der Verbreitung der Handlungsempfehlungen sowie Erkenntnisse zur geburtshilflichen Betreuung von Frauen mit Fluchterfahrung sind Berufsverbände, Fachzeitschriften, Veranstaltungen und Fortbildungen mit der Zielgruppe geburtshilflicher Akteur*innen. Darüber hinaus gilt es, auch die Politik und ihre Akteur*innen bzw. Stakeholder in die Verantwortung zu nehmen. Diese Verantwortlichkeit umfasst die Schaffung von Strukturen, die z. B. einen angemessenen Zeitrahmen für die geburtshilfliche Betreuung von Frauen mit Fluchterfahrung eröffnen, Betreuungskontinuität ermöglichen, Netzwerkarbeit erlauben und eine Sprachmittlung zwischen geburtshilflichen Akteur*innen und Frauen mit Fluchterfahrung sicherstellen, sodass geburtshilfliche Akteur*innen sich ihren originären und wesentlichen Aufgaben und Handlungen zuwenden können. Die Angebotslandschaft in der geburtshilflichen Betreuung von Frauen mit Fluchterfahrung kann ggf. erweitert werden, indem etablierte Konzepte bzw. Betreuungsmodelle für Frauen mit Fluchterfahrung geöffnet und ausgeweitet werden, wie dies z. B. bereits Familienhebammen der *Frühen Hilfen* tun, wenn sie auch Frauen und ihre Familien mit Fluchterfahrung betreuen.

Glossar

Frauen in der Phase des Mutterwerdens
Die Phase des Mutterwerdens ist ein physiologischer Prozess im Leben einer Frau, der sich über die Schwangerschaft, die Geburt und das Wochenbett erstreckt.

Geburtshilfliche Akteur*innen
Geburtshilfliche Akteur*innen sind Frauenärzt*innen und Hebammen in der geburtshilflichen Versorgung, die die physiologischen Prozesse des Mutterwerdens unterstützen sowie komplikationsreiche Verläufe frühzeitig erkennen und entsprechend behandeln.

Geburtshilfliche Betreuung
Die geburtshilfliche Betreuung beschreibt die geburtshilfliche Versorgung auf der Mikroebene bzw. die Interaktionen zwischen Frauen (und Familie) und geburtshilflichen Akteur*innen.

Geburtshilfliche Versorgung
Die geburtshilfliche Versorgung beschreibt jene Form der Gesundheitsversorgung, die sich an Frauen in der Lebensphase des Mutterwerdens (Schwangerschaft, Geburt und Wochenbett) richtet. Die geburtshilfliche Versorgung umfasst dabei die medizinische Betreuung unter Berücksichtigung der psychosozialen und emotionalen Bedürfnisse der Frauen.

Menschen bzw. Frauen mit Fluchterfahrung
Menschen, die aus einer individuellen Notlage bzw. Zwang ihr Herkunftsland verlassen und anderswo Schutz und Zuflucht suchen. Unbeachtet bleiben bei

© Der/die Herausgeber bzw. der/die Autor(en), exklusiv lizenziert durch   233
Springer Fachmedien Wiesbaden GmbH, ein Teil von Springer Nature 2021
A. Kasper, *Die geburtshilfliche Betreuung von Frauen mit Fluchterfahrung*,
https://doi.org/10.1007/978-3-658-33413-0

dieser Betrachtungsweise die objektive Prüfung der Not- bzw. Zwangslage der Menschen sowie deren offizieller Status im Aufnahmeland.

Professionelles Handeln

Professionelles Handeln erfolgt in Problemsituationen, in denen Individuen Hilfe und Beistand suchen. Sogenannte *professionell Handelnde* definieren und bewältigen das vorliegende Problem stellvertretend bzw. gemeinsam mit der betroffenen Person.

Literaturverzeichnis

Alemayehu, A., Gedefaw, L., Yemane, T. & Asres, Y. (2016). Prevalence, Severity, and Determinant Factors of Anemia among Pregnant Women in South Sudanese Refugees, Pugnido, Western Ethiopia. Anemia, 1–11.

Altorfer, A. & Käsermann, M.-L. (2007). Die Bedeutung des Nonverbalen in der Kommunikation. In D. Domenig (Hrsg.), Transkulturelle Kompetenz. Lehrbuch für Pfege-, Gesundheits- und Sozialberufe. 2. Auflage, (S. 237–257). Bern: Hans Huber Verlag.

American Psychological Association. (2019). The road to resilience – What is resilience? Verfügbar unter: https://www.apa.org/helpcenter/road-resilience (29.5.2020).

Andrews, M. & Boyle, J. (2015). Transcultural Concepts in Nursing Care. 7. Auflage. Philadelphia: Lippincott Williams and Wilkins.

Arbeitskreis Frauengesundheit in Medizin Psychotherapie und Gesellschaft e. V. (2016). Von Vielem zu viel, von Wichtigem zu wenig – Versorgungsprobleme während Schwangerschaft, Geburt und Wochenbett und die Folgen für die Frauengesundheit in Deutschland. Verfügbar unter: https://www.arbeitskreis-frauengesundheit.de/wp-content/uploads/2017/03/Positionspapier-Hebammen-032017.pdf (29.5.2020).

Ärztekammer Westfalen-Lippe. (2019). Weiterbildungsordnung vom 9. April 2005 in Kraft getreten am 1. Januar 2019 zuletzt geändert am 30.06.2018, genehmigt durch Erlass des Ministeriums für Arbeit, Gesundheit und Soziales des Landes Nordrhein-Westfalen vom 13.11.2018.

Asylbewerberleistungsgesetz. (2017). Asylbewerberleistungsgesetz in der Fassung der Bekanntmachung vom 5. August 1997 (BGBl. I S. 2022), das zuletzt durch Artikel 4 des Gesetzes vom 17. Juli 2017 (BGBl. I S. 2541; 2019 I 162) geändert worden ist.

Asylgesetz. (2018). Asylgesetz in der Fassung der Bekanntmachung vom 2. September 2008 (BGBl. I S. 1798), das zuletzt durch Artikel 1 des Gesetzes vom 4. Dezember 2018 (BGBl. I S. 2250) geändert worden ist.

Bargfrede, A., Pauli, A. & Hornberg, C. (2004). Gesundheit: Zur gesundheitlichen Situation von Frauen. In R. Becker & B. Kortendiek (Hrsg.), Handbuch Frauen- und Geschlechterforschung. Theorie, Methoden, Empirie. (S. 519–528). Wiesbaden: VS Verlag für Sozialwissenschaften.

Bechell, D., Myers, W. & Smith, D. (2000). Does patient-centred care pay off? Journal on Quality Improvements, 26(7), 400–409.

© Der/die Herausgeber bzw. der/die Autor(en), exklusiv lizenziert durch Springer Fachmedien Wiesbaden GmbH, ein Teil von Springer Nature 2021
A. Kasper, *Die geburtshilfliche Betreuung von Frauen mit Fluchterfahrung*, https://doi.org/10.1007/978-3-658-33413-0

Becker-Lenz, R. & Müller, S. (2009). Der professionelle Habitus in der Sozialen Arbeit. Profession und Fallverstehen. Bern; Wien: Lang.

Bennett, S. & Scammell, J. (2014). Midwives caring for asylum-seeking women: research findings. The Practising Midwife, 17(1), 9–12.

Bergmann, R. & Stricker, S. (2010). Einführung in die deutsche Sprachwissenschaft. 5. Auflage. Heidelberg: Winter Verlag.

Biddle, L. & Bozorgmehr, K. (2019). Gesundheitliche Versorgung von schwangeren, geflüchteten Frauen in Deutschland. pro familia magazin, (1), 9–12.

Binder, P., Johnsdotter, S. & Essén, B. (2012). Conceptualising the prevention of adverse obstetric outcomes among immigrants using the 'three delays' framework in a high-income context. Social Science & Medicine, 75(11), 2028–2036.

Binder, S. & Tosic, J. (2003). Flüchtlingsforschung : Sozialanthropologische Ansätze und genderspezifische Aspekte. SWS-Rundschau, 43(4), 450–472.

Bischoff, A., Bovier, P. A., Rrustemi, I., Gariazzo, F., Eytan, A. & Loutan, L. (2003). Language barriers between nurses and asylum seekers: their impact on symptom reporting and referral. Social Sciences and Medicine, 57, 503–512.

Bischoff, A. & Grossmann, F. (2006). Telefondolmetschen im Spital. For-schungsbericht. Basel.

Bischoff, A. & Steinauer, R. (2007). Pflegende Dolmetschende? Dolmetschende Pflegende? Literaturanalyse. Pflege, 20, 343–351.

Bogner, A., Littig, B. & Menz, W. (2014). Interviews mit Experten. Wiesbaden: Springer.

Bohnsack, R. (2014). Rekonstruktive Sozialforschung Einführung in qualitative Methoden. 9. Auflage. Opladen: Verlag Barbara Budrich.

Bollinger, H., Gerlach, A. & Pfadenhauer, M. (2016). Gesundheitsberufe im Wandel. Soziologische Beobachtungen und Interpretationen. 4. Auflage. Frankfurt am Main: Mabuse-Verlag.

Bouchghoul, H., Hornez, E., Duval-Arnould, X., Philippe, H. J. & Nizard, J. (2015). Humanitarian obstetric care for refugees of the Syrian war. the first 6 months of experience of Gynécologie Sans Frontières in Zaatari Refugee Camp (Jordan). Acta Obstetricia et Gynecologica Scandinavica, 94(7), 755–759.

Bourdieu, P. (1998). Das Elend der Welt. Zeugnisse und Diagnosen alltäglichen Leidens an der Gesellschaft. 2. Auflage. Konstanz: UVK Verlagsgesellschaft.

Bozorgmehr, K., Biddle, L., Preussler, S., Mueller, A. & Szecsenyi, J. (2018). Differences in pregnancy outcomes and obstetric care between asylum seeking and resident women: A cross-sectional study in a German federal state, 2010-2016. BMC Pregnancy and Childbirth, 18(1), 4–11.

Bozorgmehr, K., Mohsenpour, A., Saure, D., Stock, C., Loerbroks, A., Joos, S. et al. (2016). Systematische Übersicht und „Mapping" empirischer Studien des Gesundheitszustands und der medizinischen Versorgung von Flüchtlingen und Asylsuchenden in Deutschland (1990-2014). Bundesgesundheitsblatt, Gesund-heitsforschung, Gesundheitsschutz, 59(5), 599–620.

Bozorgmehr, K., Nöst, S., Thaiss, H. M. & Razum, O. (2016). Die gesundheitliche Versorgungssituation von Asylsuchenden. Bundesweite Bestandsaufnahme über die Gesundheitsämter. Bundesgesundheitsblatt – Gesundheitsforschung – Gesundheitsschutz, 59(5), 545–555.

Bozorgmehr, K., Razum, O. & Noest, S. (2018). Germany: optimizing service provision to asylum seekers Author. In World Health Organization (Hrsg.), Compendium of health system responses to large-scale migration in the WHO European Region. (S. 48–58). Copenhagen: WHO Regional Office for Europe.

Bozorgmehr, K., Wenner, J., Noest, S., Stock, C. & Razum, O. (2018). Germany: financing health services provided to asylum seekers. In World Health Organization (Hrsg.), COMPENDIUM of health system responses to large-scale migration in the WHO European Region. (S. 38–47). Copenhagen: WHO Regional Office for Europe.

Briscoe, L. & Lavender, T. (2009). Exploring maternity care for asylum seekers and refugees. British Journal of Midwifery, 17(1), 17–23.

Brown-Bowers, A., McShane, K., Wilson-Mitchell, K. & Gurevich, M. (2015). Post-partum depression in refugee and asylum-seeking women in Canada: A critical health psychology perspective. Health (United Kingdom), 19(3), 318–335.

Bruce, B., Letourneau, N., Ritchie, J., Larocque, S., Dennis, C. & Elliott, M. (2002). A Multisite Study of Health Professionals' Perceptions and Practices of Family-Centered Care. Journal of Family Nursing, 8, 408–429.

Brücker, H., Rother, N. & Schupp, J. (2016). IAB-BAMF-SOEP-Befragung von Geflüchteten: Überblick und erste Ergebnisse.

Bühlmann, R. & Stauffer, Y. (2007). Die Bedeutung der Kommunikation in der transkulturellen Pflege. In D. Domenig (Hrsg.), Transkulturelle Kompetenz. Lehrbuch für Pfege-, Gesundheits- und Sozialberufe. 2. Auflage, (S. 275–285). Bern: Hans Huber Verlag.

Bundesamt für Migration und Flüchtlinge. (2016). Das Bundesamt in Zahlen 2015. Asyl, Migration und Integration. Nürnberg.

Bundesamt für Migration und Flüchtlinge. (2017). Aktuelle Zahlen zu Asyl. Ausgabe: Dezember 2016.

Bundesamt für Migration und Flüchtlinge. (2018). Aktuelle Zahlen zu Asyl. Ausgabe: Dezember 2017.

Bundesamt für Migration und Flüchtlinge. (2019a). Aktuelle Zahlen zu Asyl. Ausgabe: Dezember 2018.

Bundesamt für Migration und Flüchtlinge. (2019b). Ablauf des deutschen Asylverfahrens. Ein Überblick über die einzelnen Verfahrensschritte und rechtlichen Grundlagen. Nürnberg.

Bundesamt für Migration und Flüchtlinge. (2020). Aktuelle Zahlen. Ausgabe Dezember 2019.

Bundesärztekammer. (2019). Ärztestatistik zum 31. Dezember 2018. Verfügbar unter: https://www.bundesaerztekammer.de/fileadmin/user_upload/downloads/pdf-Ordner/Sta tistik2018/Stat18AbbTab.pdf (29.5.2020).

Bundesärztekammer. (o. J.). Aufgaben der Ärztekammern. Verfügbar unter: https://www. bundesaerztekammer.de/presse/baek-in-kuerze/aerztekammern/aufgaben-der-aerztekam mern/ (29.5.2020).

Bundesministerium für Gesundheit. (2009). Bekanntmachung von Richtlinien über die wissenschaftliche Begleitung und Auswertung von Modellvorhaben nach §4 Absatz 6 Satz 3 des Ergotherapeutengesetzes, §6 Absatz 4 Satz 3 des Hebammengesetzes, §4 Absatz 6 Satz 3 des Logopädengesetzes und §9 Absatz 3 S.

Bundesministerium für Gesundheit. (2015). Ratgeber Gesundheit für Asylsuchende in Deutschland. Bundesministerium für Gesundheit. Verfügbar unter: www.Ratgeber-Ges undheit-fuer-Asylsuchende.de (29.5.2020).

Bundesministerium für Gesundheit. (2017). Nationales Gesundheitsziel: Gesundheit rund um die Geburt. Kooperationsverbund zur Weiterentwicklung des nationalen Gesundheitszieleprozesses. Berlin.

Bundespsychotherapeutenkammer. (2015). BPtK-Standpunkt: Psychische Erkrankungen bei Flüchtlingen. Verfügbar unter: https://www.bptk.de/fileadmin/user_upload/Publik ationen/BPtK-Standpunkte/Psychische_Erkrankungen_bei_Fluechtlingen/20150916_ bptk_standpunkt_psychische_erkrankungen_fluechtlinge.pdf (29.5.2020).

Bundesregierung der Bundesrepublik Deutschland. (2015). Antwort der Bundesregierung auf die Kleine Anfrage der Abgeordneten Ulle Schauws, Luise Amtsberg, Dr. Franziska Brantner, weiterer Abgeordneter und der Fraktion BÜNDNIS 90/DIE GRÜNEN – Integration geflüchteter Frauen und Mädchen. Bundesanzeiger Verlag GmbH, (18/8451).

Bundesverband der Belegärzte. (o. J.). Definition des Belegarztes. Verfügbar unter: https:// www.bundesverband-belegaerzte.de/wir-ueber-uns/belegarzt/ (29.5.2020).

Bundesverband der Dolmetscher und Übersetzer e.V. (2014). Berufs- und Ehrenordnung. Verfügbar unter: https://bdue.de/de/der-bdue/statuten/berufs-und-ehrenordnung/ (29.5.2020).

Byrskog, U., Olsson, P., Essén, B. & Allvin, M.-K. (2015). Being a bridge: Swedish antenatal care midwives' encounters with Somali-born women and questions of violence; a qualitative study. BMC Pregnancy and Childbirth, 15(1), 1–11.

Carolan, M. (2010). Pregnancy health status of sub-Saharan refugee women who have resettled in developed countries: a review of the literature. Midwifery, 26(4), 407–414.

Chenail, R. (2009). Bringing Method to the Madness: Sandelowski and Barroso's Handbook for Synthesizing Qualitative Research. The Qualitative Report, 13(4), 8–12.

Christ, S., Meininghaus, E. & Röing, T. (2017). „All Day Waiting" Konflikte in Unterkünften für Geflüchtete in NRW. BICC Working Paper.

Combe, A. & Helsper, W. (1996). Einleitung: Pädagogische Professionalität. In W. Helsper & A. Combe (Hrsg.), Pädagogische Professionalität – Untersuchungen zum Typus pädagogischen Handelns. (S. 9–48). Frankfurt am Main: Suhrkamp.

Correa-Velez, I. & Ryan, J. (2012). Developing a best practice model of refugee maternity care. Women and Birth, 25(1), 13–22. Australian College of Midwives.

Critical Appraisal Skills Programme. (2018). CASP Qualitative Checklist.

Daheim, H. & Schönbauer, G. (1993). Soziologie der Arbeitsgesellschaft. Grundzüge und Wandlungstendenzen der Erwerbsarbeit (Grundlagentexte Soziologie. Weinheim: Juventa-Verlag.

Dahrendorf, R. (2010). Homo sociologicus. 17. Auflage. Wiesbaden: VS-Verlag.

Deutsche Gesellschaft für Public Health. (2020). Public Health – Eine Einführung. Verfügbar unter: https://www.dgph.info/info-ueberblick/inf-ueberblick/ (29.5.2020).

Deutscher Bundestag. (2017). Sachstand – Dolmetscher im Rahmen der gesundheitlichen Versorgung. Anspruch und Kostenübernahme.

Deutscher Ethikrat. (2016). Patientenwohl als ethischer Maßstab für das Krankenhaus. Stellungnahme. Berlin. Verfügbar unter: https://www.ethikrat.org/fileadminPublikationen/ Stellungnahmen/deutsch/stellungnahme-patientenwohl-als-ethischer-massstab-fuer-das- krankenhaus.pdf

Deutscher Hebammenverband. (2017a). Eine Ethik für Hebammen. Verfügbar unter: https:// www.hebammenverband.de/verband/ethik/index.php?eID=tx_nawsecuredl&u=0&g= 0&t=1578302062&hash=1fea9831c23b65a02a253330abdd9e1a13017cb2&file=/filead min/user_upload/pdf/Verband/180108_DHV_Eine_Ethik_fuer_Hebammen_web.pdf (29.5.2020).

Deutscher Hebammenverband. (2017b). Satzung Deutscher Hebammenverband vom 23. November 2007 zuletzt geändert am 24.11.2017.

Deutscher Hebammenverband. (2019a). Zahlenspiegel zur Situation der Hebammen 4/2019.

Deutscher Hebammenverband. (2019b). Offener Brief an die Abgeordneten des Deutschen Bundestages: Antwort auf die Behauptungen im offenen Brief der Deutschen Gesellschaft für Gynäkologie und Geburtshilfe und des Berufsverbands der Frauenärzte vereint im German Board and College of.

Deutscher Hebammenverband. (o. J.). Allgemeines zur Ausbildung. Verfügbar unter: https://www.hebammenverband.de/beruf-hebamme/ausbildung/ (29.5.2020).

Dewe, B. & Otto, H.-U. (2015a). Profession. In H.-U. Otto, H. Thiersch, R. Treptow & H. Ziegler (Hrsg.), Handbuch Soziale Arbeit – Grundlagen der Sozialarbeit und Sozialpädagogik. 5. Auflage, (S. 1131–1142). München: Reinhardt.

Dewe, B. & Otto, H.-U. (2015b). Professionalität. In H.-U. Otto, H. Thiersch, R. Treptow & H. Ziegler (Hrsg.), Handbuch Soziale Arbeit – Grundlagen der Sozialarbeit und Sozialpädagogik. 5. Auflage, (S. 1143–1153). München u. a.: Reinhardt.

Die Beauftragte der Bundesregierung für Migration Flüchtlinge und Integration. (2014). Bericht der Beauftragten der Bundesregierung für Migration, Flüchtlinge und Integration über die Lage der Ausländerinnen und Ausländer in Deutschland. Berlin.

Domenig, D. (2001). Einführung in die Transkulturelle Pflege. In D. Domenig (Hrsg.), Professionelle Transkulturelle Pflege. (S. 139–158). Bern: Hans Huber Verlag.

Domenig, D. (2007). Das Konzept der transkulturellen Kompetenz. In D. Domenig (Hrsg.), Transkulturelle Kompetenz. Lehrbuch für Pfege-, Gesundheits- und Sozialberufe. 2. Auflage, (S. 165–189). Bern: Hans Huber Verlag.

Dornheim, J. (2007). Kultur als Begriff und als Ideologie – historisch und aktuell. In D. Domenig (Hrsg.), Transkulturelle Kompetenz. Lehrbuch für Pfege-, Gesundheits- und Sozialberufe. (S. 29–48). Bern: Hans Huber Verlag.

Drechsel, P., Schmidt, B. & Gölz, B. (2000). Kultur im Zeitalter der Globalisierung. Von Identität zu Differenzen. Frankfurt am Main: IKO – Verlag für Interkulturelle Kommunikation.

Dresing, T. & Pehl, T. (2015). Praxisbuch Interview, Transkription & Analyse. 6. Auflage. Marburg: Eigenverlag.

Ebert, J. (2008). Reflexion als Schlüsselkategorie professionellen Handelns in der Sozialen Arbeit. Hildesheimer Schriftenreihe zur Sozialpädagogik und Sozialarbeit. Hildesheim: Olms.

Eigler, F. (2003). Der hippokratische Eid. Ein zeitgemäßes Gelöbnis? Deutsches Ärzteblatt, 100(34–35), 2203–2204.

Endruweit, G., Trommsdorff, G. & Burzan, N. (2014). Wörterbuch der Soziologie. UTB Soziologie. 3. Auflage. Konstanz; München: UVK Verlagsgesellschaft.

Europäische Union. (2013). Richtlinie 2013/55/EU des Europäischen Paralaments und des Rates vom 20. November 2013 zur Änderung der Richtlinie 2005/36/EG über die Anerkennung von Berufsqualifikationen.

Europäisches Parlament. (2016). Bericht über die Lage weiblicher Flüchtlinge und Asylsuchender in der EU. A8–0024/2016. Verfügbar unter: https://www.europarl.europa.eu/doceo/document/A-8-2016-0024_DE.pdf(29.5.2020).

Fellmeth, G., Plugge, E., Paw, K. M., Charunwatthana, P., Nosten, F. & McGready, R. (2015). Pregnant migrant and refugee women's perceptions of mental illness on the Thai-Myanmar border: a qualitative study. BMC Pregnancy and Childbirth, 15(1), 1–11.

Flatten, G., Gast, U., Hofmann, A., Knaevelsrud, C., Lampe, A., Liebermann, P. et al. (2011). S3-Leitlinie Posttraumatische Belastungsstörung ICD-10: F43.1. TRAUMA & GEWALT, 5(3), 202–210.

Flick, U. (2019). Gütekriterien qualitativer Sozialforschung. In J. Baur, N., Blasius (Hrsg.), Handbuch Methoden der empirischen Sozialforschung. (S. 473–488). Wiesbaden: Springer VS.

Flick, U. (2020). Gütekriterien qualitativer Forschung. In K. Mey, G., Mruck (Hrsg.), Handbuch Qualitative Forschung in der Psychologie. (S. 1–17). Wiesbaden: Springer.

Franzkowiak, P. (2018). Gesundheitswissenschaften/Public Health. Leitbegriffe der Gesundheitsförderung und Prävention. Glossar zu Konzepten, Strategien und Methoden. (S. 550–559). Köln: Bundeszentrale für gesundheitliche Aufklärung.

Freeman, G., Woloshynowych, M., Baker, R., Boulton, M., Guthrie, B., Car, J. et al. (2007). Continuity of care 2006 : what have we learned since 2000 and what are policy imperatives now? National Co-ordinating Centre for NHS Service Delivery and Organisation. Verfügbar unter: https://www.netscc.ac.uk/hsdr/files/project/SDO_FR_08–1609–138_V01. pdf

Fuß, S. & Karbach, U. (2014). Grundlagen der Transkription. Opladen; Stuttgart: UTB.

Gäbel, U., Ruf, M., Schauer, M., Odenwald, M. & Neuner, F. (2006). Prävalenz der Posttraumatischen Belastungsstörung (PTSD) und Möglichkeiten der Ermittlung in der Asylverfahrenspraxis. Zeitschrift fur Klinische Psychologie und Psychotherapie, 35(1), 12–20.

Geisel, B., Widders, G., Schmidt, A., Seewald, M., Poldrack, R., Jessen, F. et al. (2015). Rahmen-Hygieneplan gemäß §36 Infektionsschutzgesetz. Gemeinschaftsunterkünfte für Flüchtlinge, Asylbewerber, Spätaussiedler und Obdachlose. Verfügbar unter: https://www.uminfo.de/rahmenhygieneplaene/lak-gemeinschaftseinrichtungen/rhp-lak-gemeinschaftsunterkuenfte-fluechtlinge-asyl-2016.pdf

Gemeinsamer Bundesausschuss. (2016). Richtlinien des Gemeinsamen Bundesausschusses über die ärztliche Betreuung während der Schwangerschaft und nach der Entbindung („Mutterschafts-Richtlinien") in der Fassung vom 10. Dezember 1985 (veröffentlicht im Bundesanzeiger Nr. 60 a vom 27. März 1986). Bundesanzeiger Nr. 124.

Gerlinger, T. & Burkhardt, W. (2014). Strukturen und Versorgungsformen. Verfügbar unter: https://www.bpb.de/politik/innenpolitik/gesundheitspolitik/72594/strukturen-und-versorgungsformen?p=all (29.5.2020).

German Board and College of Obstetrics and Gynecology. (2019). Offener Brief anlässlich der Öffentlichen Anhörung im Ausschuss für Gesundheit des Deutschen Bundestages am Mittwoch, 26. Juni 2019, zum Thema „Entwurf eines Gesetzes zur Reform der Hebammenausbildung". Berlin.

Gesellschaft für Qualität in der außerklinischen Geburtshilfe e. V. (2018). Qualitätsbericht 2017 – Außerklinische Geburtshilfe in Deutschland. Verfügbar unter: https://quag.de/downloads/QUAG_bericht2017.pdf (29.5.2020).

Gewalt, S., Berger, S., Szecsenyi, J. & Bozorgmehr, K. (2019). „If you can, change this system" -Pregnant asylum seekers' perceptions on social determinants and material circumstances affecting their health whilst living in state-provided accommodation in Germany—a prospective, qualitative case study. BMC Public Health, 19, 287.

Gewalt, S., Berger, S., Ziegler, S., Szecsenyi, J. & Bozorgmehr, K. (2018). Psychosocial health of asylum seeking women living in state-provided accommodation in Germany during pregnancy and early motherhood: A case study exploring the role of social determinants of health. PLoS ONE, 13(12), 1–22.

Gibson-Helm, M., Teede, H., Block, A., Knight, M., East, C., Wallace, E. et al. (2014). Maternal health and pregnancy outcomes among women of refugee background from African countries: A retrospective, observational study in Australia. BMC Pregnancy and Childbirth, 14(1).

GKV-Spitzenverband & Berufsverbände der Hebammen. (o. J.). Vertrag über die Versorgung mit Hebammenhilfe nach § 134a SGB V. Verfügbar unter: https://www.gkv-spitzenve rband.de/media/dokumente/krankenversicherung_1/ambulante_leistungen/hebammen/ aktuelle_dokumente/1_Vertragstext._Hebammenhilfevertrag_09–2017.pdf (29.5.2020).

Goffman, E. (2019). Wir alle spielen Theater. 18. Auflage. München: Piper.

Goode, W. (1972). Professionen und die Gesellschaft. Die Struktur ihrer Beziehungen. In T. Luckmann & W. Sprondel (Hrsg.), Berufssoziologie. (S. 157–167). Köln: Kiepenheuer & Witsch.

Goodwin, L., Hunter, B. & Jones, A. (2018). The midwife–woman relationship in a South Wales community: Experiences of midwives and migrant Pakistani women in early pregnancy. Health Expectations: An International Journal of Public Participation in Health Care & Health Policy, 21(1), 347–357.

Goosen, S., Uitenbroek, D., Wijsen, C. & Stronks, K. (2009). Induced abortions and teenage births among asylum seekers in The Netherlands: Analysis of national surveillance data. Journal of Epidemiology and Community Health, 63(7), 528–533.

Grant, M. J. & Booth, A. (2009). A typology of reviews: An analysis of 14 review types and associated methodologies. Health Information and Libraries Journal, 26(2), 91–108.

Greening, M., Ramsayer, B. & Spikofski, W. (2016). Die Mitgliederversammlung der Deutschen Gesellschaft für Hebammenwissenschaft (DGHWi) hat ihr Leitbild verabschiedet. Zeitschrift für Hebammenwissenschaft, 3, 1–4.

Grundgesetz für die Bundesrepublik Deutschland. (2019). Grundgesetz für die Bundesrepublik Deutschland in der im Bundesgesetzblatt Teil III, Gliederungsnummer 100–1, veröffentlichten bereinigten Fassung, das zuletzt durch Artikel 1 des Gesetzes vom 28. März 2019 (BGBl. I S. 404) geändert worden ist.

Haggerty, J., Reid, R., Freeman, G., Starfield, B., Adair, C. & McKendry, R. (2003). Continuity of care: a multidisciplinary review. BMJ, 327, 1219–1221.

Haith-Cooper, M. & Bradshaw, G. (2013a). Meeting the health and social care needs of pregnant asylum seekers; midwifery students' perspectives. Part 3; „The pregnant woman within the global context"; an inclusive model for midwifery education to address the needs of asylum seeking women in the UK. Nurse Education Today, 33, 1045–1050.

Haith-Cooper, M. & Bradshaw, G. (2013b). Meeting the health and social needs of pregnant asylum seekers; midwifery students' perspectives. Part 2; Dominant discourses and approaches to care. Nurse Education Today, 33(8), 772–777.

Hartmann, H. (1972). Arbeit, Beruf, Profession. In T. Luckmann & W. Sprondel (Hrsg.), Berufssoziologie. (S. 36–52). Köln: Kiepenheuer & Witsch.

Hebammengesetz. (2016). Hebammengesetz vom 4. Juni 1985 (BGBl. I S. 902), das zuletzt durch Artikel 17b des Gesetzes vom 23. Dezember 2016 (BGBl. I S. 3191) geändert worden ist.

Hebammenreformgesetz. (2019). Entwurf eines Gesetzes zur Reform der Hebammenausbildung und zur Änderung des Fünften Buches Sozialgesetzbuch (Hebammenreformgesetz – HebRefG). Verfügbar unter: https://dipbt.bundestag/dip21/btd/18/112/1811277.pdf (29.5.2020).

Heiner, M. (2004). Professionalität in der sozialen Arbeit. Theoretische Konzepte, Modelle und empirische Perspektiven. Stuttgart: Kohlhammer.

Helfferich, C. (2011). Die Qualität qualitativer Daten. 4. Auflage. Wiesbaden: VS Verlag für Sozialwissenschaften.

Helsper Krüger, H.-H. & Rabe-Kleberg, U. (2000). Professionstheorie, Professions- und Biographieforschung – Einführung in den Themenschwerpunkt. Zeitschrift für qualitative Bildungs-, Beratungs- und Sozialforschung, 1(5–19).

Heslehurst, N., Brown, H., Pemu, A., Coleman, H. & Rankin, J. (2018). Perinatal health outcomes and care among asylum seekers and refugees: A systematic review of systematic reviews. BMC Medicine, 16, 89.

Hodnett, E. (2008). Continuity of Caregivers for Care During Pregnancy and Childbirth. The Cochrane Collaboration.

Hutchfield, K. (1999). Family-centred Care: A concept analysis. Journal of Advanced Nursing, 29(5), 90–95.

Hutchinson, M. & Dorsett, P. (2012). What does the literature say about resilience in refugee people? Implications for practice. Journal of Social Inclusion, 3(2), 55–78.

Institute for Patient- and Family-Centered Care. (o. J.). Mission/Vision. Verfügbar unter: https://www.ipfcc.org/about/mission.html (29.5.2020).

Inter-agency Working Group on Reproductive Health in Crises. (2010). Inter-agency Field Manual on Reproductive Health in Humanitarian Settings.

International Confederation of Midwives. (2013). Essential competencies for basic midwifery practice. Verfügbar unter: https://www.internationalmidwives.org/assets/uploads/documents/CoreDocuments/ICM Essential Competencies for Basic Midwifery Practice 2010, revised 2013.pdf (29.5.2020).

International Confederation of Midwives. (2014a). Philosophy and Model of Midwifery Care. Verfügbar unter: https://www.internationalmidwives.org/assets/files/definitions-files/2018/06/eng-philosophy-and-model-of-midwifery-care.pdf (29.5.2020).

International Confederation of Midwives. (2014b). International Code of Ethics for Midwives. Verfügbar unter: https://www.internationalmidwives.org/assets/files/general-files/2019/10/eng-international-code-of-ethics-for-midwives.pdf (29.5.2020).

International Confederation of Midwives. (2017a). International definition of the midwife. Verfügbar unter: https://www.internationalmidwives.org/assets/files/definitions-files/2018/06/eng-definition_of_the_midwife-2017.pdf (29.5.2020).

International Confederation of Midwives. (2017b). Definition of Midwifery. Verfügbar unter: https://www.internationalmidwives.org/assets/files/definitions-files/2018/06eng-definition_midwifery.pdf (29.5.2020).

International Organization for Migration. (2019). Glossary on Migration. No. 34. Geneva: International Organization for Migration (IOM).

Johnson, M., Stewart, H., Langdon, R., Kelly, P. & Yong, L. (2003). Woman-centred care and caseload models of midwifery. Collegian, 10(1), 30–34.

Kahler, L., Sobota, C., Hines, C. & Griswold, K. (1996). Pregnant women at risk: An evaluation of the health status of refugee women in buffalo, New York. Health Care for Women International, 17(1), 15–23.

Karbach, U., Stamer, M., Holmberg, C., Güthlin, C., Patzelt, C. & Meyer, T. (2012). Qualitative Studien in der Versorgungsforschung – Diskussionspapier, Teil 2: Stand qualitativer Versorgungsforschung in Deutschland – ein exemplarischer Überblick. Gesundheitswesen, 74(8–9), 516–525.

Kennedy, P. & Murphy-Lawless, J. (2001). Maternity care needs of refugee and asylum-seeking women: a summary of research. Northern Area Health Board. Verfügbar unter: https://hdl.handle.net/10147/42903 (29.5.2020).

Khanlou, N., Haque, N., Skinner, A. & Landy, K. (2017). Scoping Review on Maternal Health among Immigrants and Visible Minority Women in Canada: Postnatal Care (in progress). Journal of Pregnancy, 1–14.

Kizilhan, I. (2007). Potentiale und Belastungen psychosizialer Netzwerke in der Migration. In M. David & T. Borde (Hrsg.), Migration und psychische Gesundheit. Belastungen und Potentiale. Frankfurt am Main: Mabuse-Verlag.

Köhler, G. (2010). Sprache. In J. Kopp & B. Schäfers (Hrsg.), Grundbegriffe der Soziologie. 10. Auflage, (S. 303–306). Wiesbaden: VS Verlag für Sozialwissenschaften.

Kuckartz, U. (2018). Qualitative Inhaltsanalyse. Methoden, Praxis, Computer-unterstützung. 4. Auflage. Weinheim; Basel: Beltz Juventa.

Kuckartz, U. (2019). Qualitative Inhaltsanalyse : von Kracauers Anfängen zu heutigen Herausforderungen. Forum Qualitative Sozialforschung (FQS), 20(3).

Kurth, E., Jaeger, F. N., Zemp, E., Tschudin, S. & Bischoff, A. (2010). Reproductive health care for asylum-seeking women—a challenge for health professionals. BMC Public Health, 10, 659.

Kurtz, T. (2002). Berufssoziologie. Einsichten. Bielefeld: Transcript-Verlag. Verfügbar unter: https://media.obvsg.at/AC03417906-1001

Kurtz, T. (2005). Das professionelle Handeln und die neuen Wissensberufe. In M. Pfadenhauer (Hrsg.), Professionelles Handeln. (S. 243–252). Wiesbaden: VS Verlag für Sozialwissenschaften.

Kutscher, N. (2002). Moralische Begründungsstrukturen professionellen Handelns in der Sozialen Arbeit: Eine empirische Untersuchung zu normativen Deutungs- und Orientierungsmustern in der Jugendhilfe. Bielefeld: Universität Bielefeld.

Lamnek, S. & Krell, C. (2016). Qualitative Sozialforschung. 6. Auflage. Weinheim; Basel: Beltz.

Langer, A. (2005). Professionsethik, Effizienz und professionelle Organisation. In M. Pfadenhauer (Hrsg.), Professionelles Handeln. (S. 165–178). Wiesbaden: VS Verlag für Sozialwissenschaften.

Leininger, M. (1978). Transcultural Nursing: Concepts, Theories and Practices. New York: John Wiley & Sons.

Leininger, M. (1991). Culture Care Diversity and Universality: A Theory of Nursing. National League for Nursing Press.

Lephard, E. & Haith-Cooper, M. (2016). Pregnant and seeking asylum: Exploring women's experiences „from booking to baby". British Journal of Midwifery, 24(2), 130–136.

Lersner, von U., Rieder, H. & Elbert, T. (2008). Psychische Gesundheit und Rückkehrvorstellungen am Beispiel von Flüchtlingen aus dem ehemaligen Jugoslawien. Zeitschrift für Klinische Psychologie und Psychotherapie, 37(2), 112–121.

Leyer, E. (1994). Familiendynamische Aspekte bei Migrantenfamilien. In D. Kiesel, S. Kriechhammer-Yagmur & H. von Lüpke (Hrsg.), Kränkung und Krankheit. Psychische und psychosomatische Folgen der Migration. (S. 39–53). Frankfurt am Main: Haag und Herchen Verlag.

Liberati, A., Altman, D., Tetzlaff, J., Mulrow, C., Gøtzsche, P., Ioannidis, J. et al. (2009). The PRISMA statement for reporting systematic reviews and meta-analyses of studies that evaluate health care interventions: Explanation and elaboration. PLoS Medicine, 6(7).

Lindert, J., Brähler, E., Wittig, U., Mielck, A. & Priebe, S. (2008). Depressivität, Angst und posttraumatische Belastungsstörung bei Arbeitsmigranten, Asylbewerbern und Flüchtlingen. Systematische Übersichtsarbeit zu Originalstudien. PPmP – Psychotherapie · Psychosomatik · Medizinische Psychologie, 58, 109–122.

Loncarevic, M. (2007). Migration und Gesundheit. In D. Domenig (Hrsg.), Transkulturelle Kompetenz. Lehrbuch für Pfege-, Gesundheits- und Sozialberufe. 2. Auflage, (S. 139–161). Bern: Hans Huber Verlag.

Luckmann, T. & Sprondel, W. (1972). Einleitung. In Thomas Luckmann & Walter Sprondel (Hrsg.), Berufssoziologie. (S. 11–21). Köln: Kiepenheuer & Witsch.

Di Luzio, G. (2005). Professionalismus – eine Frage des Vertrauens? In M. Pfadenhauer (Hrsg.), Professionelles Handeln. (S. 69–85). Wiesbaden: VS Verlag für Sozialwissenschaften.

Lyons, S., O'Keeffe, F., Clarke, A. & Staines, A. (2008). Cultural diversity in the Dublin maternity services: The experiences of maternity service providers when caring for ethnic minority women. Ethnicity and Health, 13(3), 261–276.

Mantovani, N. & Thomas, H. (2014). Choosing motherhood: The complexities of pregnancy decision-making among young black women „looked after" by the State. Midwifery, 30(3), e72–e78.

Maputle, M. S. & Donavon, H. (2013). Woman-centred care in childbirth: A concept analysis (Part 1). Curationis, 36(1).

Marshall, M. (1996). Sampling for qualitative research. Family Practice, 13(6), 522–525.

Mayring, P. (2015). Qualitative Inhaltsanalyse: Grundlagen und Techniken. 12. Auflage. Weinheim; Basel: Beltz Verlag.

McCarthy, R. & Haith-Cooper, M. (2013). Evaluating the impact of befriending for pregnant asylum-seeking and refugee women. British Journal of Midwifery, 21(6), 404–409.

McFadden, A., Renfrew, M. J. & Atkin, K. (2012). Does cultural context make a difference to women's experiences of maternity care? A qualitative study comparing the perspectives of breast-feeding women of Bangladeshi origin and health practitioners. Health Expectations, 16(4), e124–e135.

Medizinischer Dienst des Spitzenverbandes Bund der Krankenkassen e.V. (o. J.). IGeL Monitor – Kurz und bündig. Verfügbar unter: https://www.igel-monitor.de/ueber-igel/kurz-und-buendig.html (29.5.2020).

Meulemann, H. (2013). Soziologie von Anfang an. Eine Einführung in Themen, Ergebnisse und Literatur. 3. Auflage. Wiesbaden: Springer VS.

Meuser, M. (2005). Professionelles Handeln ohne Profession? In M. Pfadenhauer (Hrsg.), Professionelles Handeln. (S. 253–264). Wiesbaden: VS Verlag für Sozialwissenschaften.

Meuser, M. & Nagel, U. (2009). Das Experteninterview – konzeptionelle Grundlagen und methodische Anlage. In S. Pickel, G. Pickel, H.-J. Lauth & D. Jahn (Hrsg.), Methoden der vergleichenden Politik- und Sozialwissenschaft. Neue Entwicklungen und Anwendungen. (S. 465–479). Wiesbaden: VS Verlag für Sozialwissenschaften.

Meyer, T., Karbach, U., Holmberg, C., Güthlin, C., Patzelt, C. & Stamer, M. (2012). Qualitative Studien in der Versorgungsforschung – Diskussionspapier, Teil 1: Gegenstandsbestimmung. Gesundheitswesen, 74(8–9), 510–515.

Ministerium für Gesundheit, Emanzipation, Pflege und Alter des Landes Nordrhein-Westfalen. (2015). Gesundheitskarte für Flüchtlinge. Verfügbar unter: https://www.land.nrw/de/pressemitteilung/ministerin-steffens-wichtiger-schritt-zur-gesundheitskarte-fuer-fluechtlinge (29.5.2020).

Moher, D., Liberati, A., Tetzlaff, J., Altman, D. & The PRISMA Group. (2009). Preferred Reporting Items for Systematic Reviews and Meta-Analyses: The PRISMA Statement. PLoS Medicine, 6(7), e1000097.

Muela, R., Hausmann-Muela, S., Grietens, K. & Toomer, E. (2008). Is the use of inter-preters in medical consultations justified? A critical review of the literature.

Nationales Zentrum Frühe Hilfen. (2014). Leitbild Frühe Hilfen. Beitrag des NZFH-Beirats. Paderborn.

Ng, C. & Newbold, K. B. (2011). Health care providers' perspectives on the provision of prenatal care to immigrants. Culture, Health and Sexuality, 13(5), 561–574.

Nittel, D. (2011). Von der Profession zur sozialen Welt pädagogisch Tätiger? Vorarbeiten zu einer komparativ angelegten Empirie pädagogischer Arbeit. Zeitschrift für Pädagogik (Beiheft), (57), 40–59.

Nordhausen, T. & Hirt, J. (2020). Manual zur Literaturrecherche in Fachdatenbanken. RefHunter. Verfügbar unter: https://refhunter.eu/files/2020/01/Manual_4.0_VFinal.pdf

Noyes, J., Popay, J., Pearson, A., Hannes, K. & Booth, A. (2008). Qualitative Research and Cochrane Reviews. In J. Higgins & S. Green (Hrsg.), Cochrane Handbook for Systematic Reviews of Interventions. 5. Auflage, (S. 571–591). West Sussex: John Wiley & Sons Ltd.

Oevermann, U. (1996). Theoretische Skizze eienr revidierten Theorie profes-sionalisierten Handelns. In A. Combe & W. Helsper (Hrsg.), Pädagogische Professionalität – Untersuchungen zum Typus pädagogischen Handelns. (S. 70–182). Frankfurt am Main: Suhrkamp.

Organisation for Economic Co-operation and Development. (o. J.). DAC List of ODA Recipients Effective for reporting on 2014, 2015, 2016 and 2017 flows. Verfügbar unter: https://www.oecd.org/dac/stats/documentupload/DAC_List_ODA_Recipients2014to2017_flows_En.pdf (29.5.2020).

Origlia Ikhilor, P., Hasenberg, G., Kurth, E., Stocker Kalberer, B., Cignacco, E. & Pehlke-Milde, J. (2018). Barrier-free communication in maternity care of allophone migrants: BRIDGE study protocol. Journal of Advanced Nursing, 74(2), 472–481.

Owens, C., Dandy, J. & Hancock, P. (2016). Perceptions of pregnancy experiences when using a community-based antenatal service: A qualitative study of refugee and migrant women in Perth, Western Australia. Women and Birth, 29(2), 128–137.

Pangas, J., Ogunsiji, O., Elmir, R., Raman, S., Liamputtong, P., Burns, E. et al. (2019). Refugee women's experiences negotiating motherhood and maternity care in a new country: A meta-ethnographic review. International Journal of Nursing Studies, 90, 31–45.

Parsons, T. (1964). The structure of social action. 3. Auflage. New York: Free Press of Glencoe.

Parsons, T. (1967). The social system. London: Routledge & Kegan Paul.

Parsons, T. (1978). Action theory and the human condition. New York: Free Press.

Parusel, B. (2009). Unbegleitete minderjährige Migranten in Deutschland: Aufnahme, Rückkehr und Integration. Bundesamt für Migration und Flüchtlinge.

Patton, M. (2002). Qualitative Research & Evaluation Methods. 3. Auflage. Thousands Oaks: Sage Publications.

Perkonigg, A., Kessler, R., Storz, S. & Wittchen, H. (2000). Traumatic events and post-traumatic stress disorder in the community: Prevalence, risk factors and comorbidity. Acta Psychiatrica Scandinavica, 101, 46–59.

Petersen, M., Cohen, J. & Parsons, V. (2004). Family-Centered Care: Do We Practice What We Preach? Journal of Obstetric, Gynecologic, & Neonatal Nursing, 33, 421–427.

Pfadenhauer, M. (2005). Die Definition des Problems aus der Verwaltung der Lösung. Professionelles Handeln revisited. In M. Pfadenhauer (Hrsg.), Professionelles Handeln. (S. 9–22). Wiesbaden: VS Verlag für Sozialwissenschaften.

pro familia Bundesverband. (2018a). Forschung zu Schwangerschaft und Flucht. Aktuelle Befunde und Forschugnslücken. Frankfurt am Main.

pro familia Bundesverband. (2018b). Medizinische und psychosoziale Angebote für schwangere, geflüchtete Frauen. Eine Bestandsaufnahme. Frankfurt am Main.

pro familia Bundesverband. (2019). Fachkräfte im Dialog. Erkenntnisse und Handlungsempfehlungen. Abschlussbericht des Modellprojekts Fachdialognet für schwangere, geflüchtete Frauen. Frankfurt am Main.

Rabe, H. (2015). Effektiver Schutz vor geschlechts spezifischer Gewalt – auch in Flüchtlingsunterkünften. Berlin.

Razum, O., Reeske, A. & Spallek, J. (2011). Schwangerschaft, Geburt und erstes Lebensjahr in der Migration: Gesundheitliche Herausforderungen. Frankfurt am Main: Mabuse Verlag.

Razum, O., Saß, A. & Bozorgmehr, K. (2016). Gesundheitliche Versorgung von Geflüchteten: Herausforderungen und Lösungsansätze. Bundesge-sundheitsblatt – Gesundheitsforschung – Gesundheitsschutz, 59(5), 543–544.

Reeske, A. (2011). Inanspruchnahme von Schwangerenvorsorge – Literaturübersicht. In O. Razum, A. Reeske & J. Spallek (Hrsg.), Challenges in Public Health. Frankfurt am Main: Peter Lang.

Reynolds, B. & White, J. (2010). Seeking asylum and motherhood: health and wellbeing needs. Community practitioner, 83(3), 20–23.

Rosner, R., Powell, S. & Butollo, W. (2003). Posttraumatic Stress Disorder three years after the siege of Sarajevo. Journal of Clinical Psychology, 59(41–55).

Russo, A., Lewis, B., Joyce, A., Crockett, B. & Luchters, S. (2015). A qualitative exploration of the emotional wellbeing and support needs of new mothers from Afghanistan living in Melbourne, Australia. BMC Pregnancy and Childbirth, 15(1), 1–13. BMC Pregnancy and Childbirth.

Sander, T. (2014). Soziale Ungleichheit und Habitus als Bezugsgrößen profes-sionellen Handelns: Berufliches Wissen, Inszenierung und Rezeption von Professionalität. Habi-tussensibilität – Eine neue Anforderung an professionelles Handeln. Wiesbaden: Springer VS.

Saultz, J. & Albedaiwi, W. (2004). Interpersonal Continuity of Care and Patient Satisfaction: A critical review. Annals of Family Medicine, 2(5), 445–451.

Saultz, J. & Lochner, J. (2005). Interpersonal Continuity of Care and Care Outcomes: A critical review. Annals of Family Medicine, 3(2), 159–166.

Sayn-Wittgenstein, F. zu. (2007). Geburtshilfe neu denken. Bericht zur Situation und Zukunft des Hebammenwesens in Deutschland. Bern: Hans Huber Verlag.

Schäfers, R. & Kolip, P. (2015). Zusatzangebote in der Schwangerschaft: Sichere Rund-umversorfung oder Geschäft mit der Unsicherheit?. Gesundheitsmonitor 2015. Band 3.

Scherr, A. (2010). Kommunikation. In J. Kopp & B. Schäfers (Hrsg.), Grundbegriffe der Soziologie. 10. Auflage, (S. 136–140). Wiesbaden: VS Verlag für Sozial-wissenschaften.

Schouler-Ocak, M. & Kurmeyer, C. (2017). Study on Female Refugees. Abschlussbe-richt. Verfügbar unter: https://female-refugee-study.charite.de/fileadmin/user_upload/mic rosites/sonstige/mentoring/Abschlussbericht_Final_-1.pdf (29.5.2020).

Schreier, M. (2014). Varianten qualitativer Inhaltsanalyse: Ein Wegweiser im Dickicht der Begrifflichkeiten. Forum Qualitative Sozialforschung (FQS), 15(1).

Schütz, A. & Luckmann, T. (2017). Strukturen der Lebenswelt. Frankfurt am Main: Suhrkamp.

Schütze, F. (1996). Organisationszwänge und hoheitsstaatliche Rahmenbe-dingungen im Sozialwesen – Ihre Auswirkungen auf die Paradoxien des professionellen Handelns. In W. Helsper & A. Combe (Hrsg.), Pädagogische Professionalität – Untersuchungen zum Typus pädagogischen Handelns. (S. 183–275). Frankfurt am Main: Suhrkamp.

Schütze, F. (2000). Schwierigkeiten bei der Arbeit und Paradoxien des profes-sionellen Handelns. Ein grundlagentheoretischer Aufriß. Zeitschrift für qualitative Bildungs-, Beratungs- und Sozialforschung, 1, 49–96.

Schwarze, A. & Junge, F. (2013). Sprach- und Integrationsmittlung: Ein praxis-bewährtes Instrument zum Umgang mit sprachlicher und kultureller Vielfalt (nicht nur) im Kranken-haus. In R. Bouncken, M. Pfannstiel & A. Reuschl (Hrsg.), Dienstleistungsmanagement im Krankenhaus I: Prozesse, Produktivität und Diversität. Wiesbaden: Springer Verlag.

Seyler, H. (2015). Sexuelle und reproduktive Gesundheit bei MigrantInnen. pro familia medizin – der Familienplanungsrundbrief, 3, 5–9.

Shaffer, C. (2002). Factors Influencing the Access to Prenatal Care by Hispanic Pregnant Women. Journal of the American Academy of Nurse Practitioners, 14(2), 93–96.

Sheridan, C., Yekinni, I., Oyeye, G., Ogunleye, K., Oluyede, G., O'Sullivan, K. et al. (2011). Comparing birth plan preferences among Irish and Nigerian women. British Journal of Midwifery, 19(3), 172–177.

Shields, L. (2015). What is "family-centered care"? European Journal for Person Centered Healthcare, 3(2), 139–144.

Shields, L., Pratt, J. & Hunter, J. (2006). Family centred care: A review of qualitative studies. Journal of Clinical Nursing, 15, 1317–1323.

Sombre, de S. & Mieg, H. (2005). Professionelles Handeln aus der Perspektive einer kogni-tiven Professionssoziologie. In M. Pfadenhauer (Hrsg.), Professionelles Handeln. (S. 55–66). Wiesbaden: VS Verlag für Sozialwissenschaften.

Sozialgesetzbuch Fünf. (2018). Das Fünfte Buch Sozialgesetzbuch – Gesetzliche Kranken-versicherung – (Artikel 1 des Gesetzes vom 20. Dezember 1988, BGBl. I S. 2477, 2482), das durch Artikel 6 des Gesetzes vom 23. Dezember 2016 (BGBl. I S. 3234) geändert worden ist.

Spallek, J., Zeeb, H. & Razum, O. (2010). Prevention among immigrants: The example of Germany. BMC Public Health, 10.

Stamer, M., Güthlin, C., Holmberg, C., Karbach, U., Patzelt, C. & Meyer, T. (2015). Qualitative Studien in der Versorgungsforschung – Diskussionspapier, Teil 3: Qualität qualitativer Studien. Gesundheitswesen, 77(12), 966–975.

Statistisches Bundesamt. (2018). Zahl der Woche 11 077 Hebammen und Entbindungspfle-ger leisteten 2016 Geburtshilfe in Krankenhäusern. Pressemitteilung Nr. 17 vom 24. April 2018. Wiesbaden. Verfügbar unter: https://www.destatis.de/DE/Presse/Pressemittei lungen/Zahl-der-Woche/2018/PD18_17_p002.html (29.5.2020).

Steinke, I. (2017). Gütekriterien qualitativer Forschung. In U. Flick, E. von Kardorff & I. Steinke (Hrsg.), Qualitative Forschung: Ein Handbuch. 12. Auflage, (S. 319–331). Reinbek bei Hamburg: Rowohlt.

Stewart, D., Gagnon, A., Merry, L. & Dennis, C.-L. (2012). Risk Factors and Health Profiles of Recent Migrant Women Who Experienced Violence Associated with Pregnancy. Journal of Women's Health, 21(10), 1100–1106.

Stichweh, R. (1996). Professionen einer funktional differenzierten Gesellschaft. In W. Hel-sper & A. Combe (Hrsg.), Pädagogische Professionalität – Untersuchungen zum Typus pädagogischen Handelns. (S. 49–69). Frankfurt am Main: Suhrkamp.

Strübing, J., Hirschauer, S., Ayaß, R., Krähnke, U. & Scheffer, T. (2018). Gütekriterien qualitativer Sozialforschung. Ein Diskussionsanstoß. Zeitschrift fur Soziologie, 47(2), 83–100.

Stuker, R. (2007). Professionelles Übersetzen. In D. Domenig (Hrsg.), Transkulturelle Kom-petenz. Lehrbuch für Pfege-, Gesundheits- und Sozialberufe. 2. Auflage, (S. 221–235). Bern: Hans Huber Verlag.

Stupka-Gerber, E. (2014). Ohne Deutsch im Kreißsaal. Stuttgart: Hippokrates Verlag.

Tiong, A., Patel, M., Gardiner, J., Ryan, R., Linton, K., Walker, K. et al. (2006). Health issues in newly arrived Afican refugees attending general practice clinics in Melbourne. Medical Journal of Australia, 185(11–12), 602–606.

Tobin, C., Murphy-Lawless, J. & Beck, C. (2014). Childbirth in exile: Asylum seeking women's experience of childbirth in Ireland. Midwifery, 30(7), 831–838.

Trovato, A., Reid, A., Takarinda, K., Montaldo, C., Decroo, T., Owiti, P. et al. (2016). Dan-gerous crossing: Demographic and clinical features of rescued sea migrants seen in 2014 at an outpatient clinic at Augusta Harbor, Italy. Conflict and Health, 10(1), 1–11.

Tylor, E. (1970). The origins of culture. Primitive culture. Gloucester, Massachusetts: Smith.

United Nations High Commissioner for Refugees. (2016). Global Trends. Forced Displace-ment in 2015.

United Nations High Commissioner for Refugees. (2017). Global Trends. Forced Displace-ment in 2016.

United Nations High Commissioner for Refugees. (2018). Global trends: Forced displacement in 2017.

United Nations High Commissioner for Refugees. (2019). Global Trends. Forced Displace-ment in 2018.

United Nations High Commissioner for Refugees. (2020). Global Trends. Forced Displacement in 2019. Verfügbar unter: www.unhcr.org/5c6fb2d04

United Nations High Commissioner for Refugees. (1951). Abkommen über die Rechtsstellung der Flüchtlinge vom 28. Juli 1951 / Protokoll über die Rechtsstellung der Flüchtlinge vom 31. Januar 1967. Die Genfer Flüchtlingskonvention.

United Nations Refugee Agency, United Nations Population Fund & Women's Refugee Commission. (2016). Initial Assessment Report: Protection Risks for Women and Girls in the European Refugee and Migrant Crisis. Greece and the former Yugoslav Republic of Macedonia.

Uzarewicz, C. (1999). Transkulturalität. In I. Kollak & S. Hesook (Hrsg.), Pflegetheoretische Grundbegriffe. (S. 113–128). Bern: Hans Huber Verlag.

Wächter-Raquet, M. (2016). Einführung der Gesundheitskarte für Asylsuchende und Flüchtlinge. Der Umsetzungsstand im Überblick der Bundesländer.

Wächter, M. & Vanheiden, T. (2015). Sprachmittlung im Gesundheitswesen. Erhebung und einheitliche Beschreibung von Modellen der Sprachmittlung im Gesundheitswesen.

Walker, L. & Avant, K. (1995). Strategies for Theory Construction in Nursing. 3rd editio. Norwalk: Appleton & Lange.

Walker, L. O. & Avant, K. C. (1998). Theoriebildung in der Pflege. Wiesbaden: Ullsetin Medical.

Walsh, D. & Downe, S. (2005). Meta-synthesis method for qualitative research: A literature review. Journal of Advanced Nursing, 50(2), 204–211.

Watzlawick, P., Beavin, J. & Jackson, D. (2017). Menschliche Kommunikation. Fomen, Störungen, Paradoxien. 13. Auflage. Bern: Hogrefe Verlag.

Welsch, W. (1998). Transkulturalität. Zwischen Globalisierung und Partikularisierung. Interkulturalität. Grundprobleme der Kulturbegegnung. (S. 45–72). Mainz: Mainzer Universitätsgeschpräche Sommersemester 1998.

Weltärztebund. (2006). Deklaration von Genf. Verfügbar unter: https://www.bundes-aerztekammer.de/fileadmin/user_upload/downloads/pdf-Ordner/International/Deklaration_von_Genf_DE_2017.pdf (29.5.2020).

Wenzel, H. (1990). Die Ordnung des Handelns: Talcott Parsons' Theorie des allgemeinen Handlungssystems. Frankfurt am Main: Suhrkamp Verlag.

Wicker, H.-R. (1996). Von der komplexen Kultur zur kulturellen Komplexität. In Hans-Rudolf Wicker, J.-L. Alber, C. Bolzman, R. Fibbi, K. Imhof & A. Wimmer (Hrsg.), Das Fremde in der Gesellschaft. (S. 373–392). Zürich: Seismo.

Wiese-Batista Pinto, E. & Burhorst, I. (2007). The Mental Health of Asylum-seeking and Refugee Children and Adolescents Attending a Clinic in the Netherlands. Transcultural Psychiatry, 44(4), 596–613.

Williamson, M. & Harrison, L. (2010). Providing culturally approriate care: A literature review. International Journal of Nursing Studies, 47, 761–769.

Wilson-Mitchel, K. & Rummens, J. (2013). Perinatal outcomes of uninsured immigrant, refugee and migrant mothers and newborns living in Toronto, Canada. International Journal of Environmental Research and Public Health, 10(6), 2198–2213.

Winn, A., Hetherington, E. & Tough, S. (2018). Caring for pregnant refugee women in a turbulent policy landscape: perspectives of health care professionals in Calgary, Alberta. International Journal for Equity in Health, 17(91).

Winslow, C. (1920). The Untilled Fields of Public Health. Science, 51(1306), 23–33.

Witzel, A. (2000). Das problemzentrierte Interview. Forum Qualitative Sozial-forschung (FQS), 1(1).

World Health Organization. (2002). Environmental Health in Emergencies and Disasters. A practical guide.

World Health Organization. (2017). Maternal Health—Guidelines approved by the WHO Guidelines Review Committee. WHO Reference Number: WHO/MCA/17.10. Verfügbar unter: https://www.who.int/publications-detail/WHO-MCA-17.10 (29.5.2020).

Yelland, J., Riggs, E., Szwarc, J., Casey, S., Dawson, W., Vanpraag, D. et al. (2015). Bridging the Gap: Using an interrupted time series design to evaluate systems reform addressing refugee maternal and child health inequalities. Implementation Science, 10(1), 1–13.

Printed in the United States
by Baker & Taylor Publisher Services